# 奈特简明人体解剖学图谱
## NETTER'S ANATOMY FLASH CARDS
### （第5版）

手册版

原　著　John T. Hansen

主　译　张卫光　陈春花

副主译　方　璇

译　者　（按姓名汉语拼音排序）

安倬玉　陈春花　崇　杉　丁慧如　方　璇　刘怀存

栾丽菊　南　燕　石献忠　王佳雯　王　君　杨晓梅

袁婧楚　张卫光　张　艳

秘　书　丁慧如

北京大学医学出版社

NAITE JIANMING RENTI JIEPOUXUE TUPU(DI 5 BAN)(SHOUCEBAN)

## 图书在版编目（CIP）数据

奈特简明人体解剖学图谱：第 5 版：手册版 /（美）
约翰 T. 汉森等原著；张卫光，陈春花主译. — 北京：
北京大学医学出版社，2022.1
书名原文：Netter's Anatomy Flash Cards，Fifth
Edition
ISBN 978-7-5659-2513-9

Ⅰ. ①奈… Ⅱ. ①约… ②张… ③陈… Ⅲ. ①人体解剖学—图谱 Ⅳ. ①R322-64

中国版本图书馆 CIP 数据核字（2021）第 195414 号

北京市版权局著作权合同登记号：图字：01-2021-4822

Elsevier (Singapore) Pte Ltd.

3Killiney Road, #08–01 Winsland House I, Singapore 239519

Tel: (65) 6349–0200; Fax: (65) 6733–1817

Netter's Anatomy Flash Cards, Fifth Edition
Copyright © 2019, 2014, 2011, 2007, 2002 by Elsevier Inc. All rights reserved.
ISBN-13: 9780323530507

This translation of Netter's Anatomy Flash Cards, Fifth Edition by John T. Hansen was undertaken by
Peking University Medical Press and is published by arrangement with Elsevier (Singapore) Pte Ltd.
Netter's Anatomy Flash Cards, Fifth Edition by John T. Hansen 由北京大学医学出版社进行翻译，并根
据北京大学医学出版社与爱思唯尔（新加坡）私人有限公司的协议约定出版。

奈特简明人体解剖学图谱（第 5 版）（张卫光 陈春花 主译）
ISBN：9787565925139
Copyright © 2021 by Elsevier (Singapore) Pte Ltd. and Peking University Medical Press.
All rights reserved. No part of this publication may be reproduced or transmitted in any form or by any
means, electronic or mechanical, including photocopying, recording, or any information storage and
retrieval system, without permission in writing from Elsevier (Singapore) Pte Ltd and Peking University
Medical Press.

Published in China by Peking University Medical Press under special arrangement with Elsevier (Singapore)
Pte Ltd. This edition is authorized for sale in the People's Republic of China only, excluding Hong Kong
SAR, Macau SAR and Taiwan. Unauthorized export of this edition is a violation of the contract.

**奈特简明人体解剖学图谱（第 5 版）（手册版）**

主　　译：张卫光　陈春花
出版发行：北京大学医学出版社
地　　址：（100191）北京市海淀区学院路 38 号　北京大学医学部院内
电　　话：发行部 010–82802230；图书邮购 010–82802495
网　　址：http://www.pumpress.com.cn
E–mail：booksale@bjmu.edu.cn
印　　刷：北京信彩瑞禾印刷厂
经　　销：新华书店
责任编辑：冯智勇　　责任校对：靳新强　　责任印制：李 啸
开　　本：880 mm×1230 mm　1/64　印张：10.75　字数：537 千字
版　　次：2022 年 1 月第 1 版　　2022 年 1 月第 1 次印刷
书　　号：ISBN 978–7–5659–2513–9
定　　价：120.00 元
版权所有，违者必究
（凡属质量问题请与本社发行部联系退换）

# 译 者 前 言

这是一本绘图精美的解剖学图谱。书中的图片来源于奈特博士绘制的著名的人体解剖学图谱。奈特博士是杰出的医学家和艺术家，他绘制的人体解剖学图谱已被翻译成16种语言文字，成为全世界医学生首选的解剖学图谱。

在本图谱中，奈特博士团队采用独特的视角，把人体各部位的结构栩栩如生地展现在我们面前，既有油画的层次感，还有鲜明的主题，可谓设计新颖、构思奇妙、寓意深刻，每一张图都是人体结构与艺术的完美结合。

这是一本内容丰富的解剖学图谱。书中内容涉及人体的头颈部、脊部和脊柱区、胸部、腹部、盆部和会阴、上肢、下肢等诸多区域，以骨关节、肌肉、神经、血管及脏器为主线，显示了运动系统、神经系统、心血管系统、消化系统、呼吸系统和生殖系统等人体各功能系统中各个器官的形态、结构、位置和毗邻等，还以局部或临床视角呈现了器官间重要的神经、血管、淋巴管或筋膜结构等。

这是一本个性化的解剖学图谱。每张图片中的解剖学名词采用中英文对照，并配有对相应解剖结构的简要文字描述，如肌肉的起点、止点、作用、神经支配、注释等，还包括该解剖结构的临床拓展内容，突出了解剖学图谱的实用性。

本书译自 *NETTER'S ANATOMY FLASH CARDS*（5th ed），英文版原书为卡片式，我们根据中文阅读习惯重新进行了编排，它有效地补充了解剖学教科书在学习资源上的不足，适合临床、口腔、基础、护理、预防等专业的医学生、医务工作者及有兴趣深入了解人体知识的读者使用。

　　衷心希望本书在帮助您更加轻松地学习解剖学知识的同时，还有对生命的敬畏和尊重，以及对人体美的享受。

张卫光

# 原 著 前 言

祝贺您购买这本精美的解剖学图谱。本书提供了一个独特的学习资源，以补充其他解剖学教科书、图谱的不足，以及用于临床医学、口腔医学、护理学、预防医学及综合医疗保健的人体解剖学学习。本书借鉴了 Frank H. Netter 博士的医学插图，不仅包括骨骼肌肉系统，而且包含了重要的神经、血管和内脏结构。

本书包括人体的头颈部、背部和脊柱区、胸部、腹部、骨盆和会阴、上肢和下肢等诸多区域。在每个区域内按如下顺序编排：骨关节、肌肉、神经、血管及内脏。每张图都附有注释，对图中的主要结构信息，如肌肉的起点、止点、作用/运动和神经支配等提供解剖学描述。大多数图片还附有临床拓展内容，以突出所描述解剖结构的临床相关性。

关于肌肉附着点或关节活动度等具体的解剖学细节，在不同的解剖学教科书中可能有很大差异。事实上，人体解剖学上的变异也是很常见的。因此，本书提供的解剖细节描述，尽可能代表普遍接受的信息。

感谢以下优质解剖学图书的作者或编辑：

*Gray's Anatomy for Students*, 3rd ed. Drake R, Vogl W, Mitchell A. Philadelphia, Elsevier, 2014.

*Gray's Anatomy*, 40th ed. Standring S. Philadelphia, Elsevier, 2008.

*Netter's Clinical Anatomy*, 4th ed. Hansen JT. Philadelphia, Elsevier, 2018.

*Clinically Oriented Anatomy*, 7th ed. Moore KL, Dalley DR, Agur AMR. Philadelphia, Lippincott Williams Wilkins, 2014.

*Grant's Atlas of Anatomy*, 13th ed. Agur AMR, Dalley AF. Philadelphia, Lippincott Williams Wilkins, 2013.

希望本书能让您的学习变得更加愉快和富有成效。对解剖学的学习将激发您对人体的敬畏和尊重。

**John T. Hansen, PhD**

Professor and Associate Dean
Department of Neuroscience
University of Rochester Medical Center
Rochester, New York

# 目 录

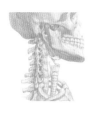

# 第 1 章

## 头颈部

# 头颈部

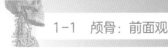

## 1–1 颅骨：前面观

1. 额骨　Frontal bone
2. 眶上切迹（孔）
   Supraorbital notch (foramen)
3. 鼻骨　Nasal bone
4. 泪骨　Lacrimal bone
5. 颧骨　Zygomatic bone
6. 眶下孔
   Infraorbital foramen
7. 上颌骨　Maxillary bone
8. 颏孔　Mental foramen
9. 下颌骨　Mandible
10. 筛骨（眶板）
    Ethmoid bone (Orbital plate)
11. 蝶骨　Sphenoid bone
12. 颞骨　Temporal bone
13. 顶骨　Parietal bone

---

### 🄥 注释

　　脑颅骨之间借不可移动的纤维性连结（如颅缝）相互融合。

　　颅骨可分为容纳大脑的**脑颅骨**（共 8 块）和**面颅骨**（共 14 块），脑颅骨包括额骨、枕骨、筛骨、蝶骨以及成对的颞骨和顶骨。常说的"**头盖骨**"是指部分的脑颅骨。

　　头部的骨还包括听小骨（每侧 3 块，位于中耳腔内）和 1 块舌骨。因此，颅部共有 29 块骨（牙包含在上颌骨和下颌骨内，且不单独计数）。

---

> **📷 临床拓展**
>
> 临床上可将**面中部骨折**按 Le Fort 骨折分型分为如下三型：
> * Le Fort Ⅰ型骨折：上颌骨沿鼻腔底的水平骨折；
> * Le Fort Ⅱ型骨折：上颌骨锥形骨折，骨折可波及上颌骨、鼻骨、眶下缘和眶底；
> * Le Fort Ⅲ型骨折：包括 Le Fort Ⅱ型骨折及颧骨骨折，可能会造成气道梗阻、鼻泪管阻塞和脑脊液鼻漏。

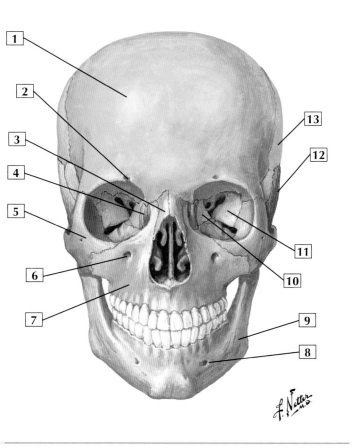

1. 顶骨　Parietal bone
2. 冠状缝　Coronal suture
3. 蝶骨　Sphenoid bone
4. 泪骨　Lacrimal bone
5. 上颌骨（额突、牙槽突）Maxillary bone (Frontal process; Alveolar process)
6. 颧骨　Zygomatic bone
7. 枕骨（枕外隆凸）Occipital bone (External occipital protuberance)
8. 人字缝　Lambdoid suture
9. 颞骨（鳞部、颧突、外耳道/门、乳突）Temporal bone (Squamous part; Zygomatic process; External acoustic meatus; Mastoid process)

## ⓘ 注释

　　侧面观可显示多块颅骨和多条颅缝及其之间不可活动性纤维连结。冠状缝位于额骨和成对顶骨之间，人字缝位于成对顶骨和枕骨之间。

　　翼点位于额骨、顶骨、蝶骨和颞骨的汇合处，该处受到撞击或发生骨折非常危险，因为此处骨质较薄且深处有脑膜中动脉走行。星点位于颞骨、顶骨和枕骨的交汇点。

---

### 🛡 临床拓展

**颅骨骨折**可分为如下几类：
- 线性骨折：有明显骨折线；
- 粉碎性骨折：有多个骨碎片（如果碎片向内挤压，可能撕裂硬脑膜）；
- 离断性骨折：沿颅缝发生骨折；
- 颅底骨折：发生于颅底部的骨折。

　　翼点处的外伤可能损伤其深处的脑膜中动脉（或其分支），导致硬膜外血肿（颅骨和硬脑膜之间的出血）。

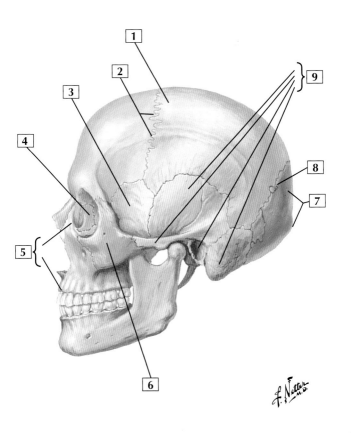

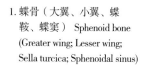

1. 蝶骨（大翼、小翼、蝶鞍、蝶窦） Sphenoid bone (Greater wing; Lesser wing; Sella turcica; Sphenoidal sinus)
2. 额骨（额窦） Frontal bone (Frontal sinus)
3. 筛骨（垂直板） Ethmoid bone (Perpendicular plate)
4. 上颌骨（切牙管、腭突） Maxillary bone (Incisive canal; Palatine process)
5. 犁骨 Vomer
6. 腭骨 Palatine bone
7. 枕骨 Occipital bone
8. 颞骨（鳞部、岩部） Temporal bone (Squamous part; Petrous part)
9. 顶骨 Parietal bone

**❶ 注释**

本图示脑颅骨内侧面和鼻中隔。8块脑颅骨包括不成对的额骨、枕骨、筛骨、蝶骨和成对的颞骨、顶骨。14块面颅骨包括成对的泪骨、鼻骨、腭骨、下鼻甲（本图未显示）、上颌骨和颧骨（未显示）以及不成对的犁骨和下颌骨（未显示）。

**鼻中隔**由筛骨垂直板、犁骨、腭骨和鼻中隔软骨组成。

**颞骨岩部**深处有中耳鼓室、内耳管腔及前庭系统。

**📷 临床拓展**

颅骨外伤导致的骨折可能引起硬脑膜撕裂，出现硬膜外血肿。

鼻中隔轻度偏曲很常见。但是，如果鼻中隔重度偏曲或因外伤致偏曲，可通过手术矫正，以免影响呼吸。

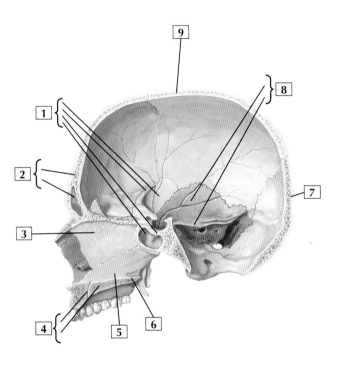

1. 额骨（额窦）
   Frontal bone (sinus)
2. 鼻骨　Nasal bone
3. 大翼软骨　Major alar cartilage
4. 上颌骨（额突、切牙管、腭突、牙槽突）Maxillary bone (Frontal process; Incisive canal; Palatine process; Alveolar process)
5. 下鼻甲　Inferior nasal concha
6. 腭骨（垂直板、水平板）Palatine bone (Perpendicular plate;Horizontal plate)
7. 蝶骨（蝶窦、翼突内侧板和外侧板、内侧板翼钩）Sphenoid bone (Sphenoidal sinus; Medial and Lateral plates of pterygoid process; Pterygoid hamulus of the medial plate)
8. 筛骨（中鼻甲、筛板、上鼻甲）Ethmoid bone (Middle nasal concha; Cribriform plate; Superior nasal concha)
9. 泪骨　Lacrimal bone

### 🛈 注释

　　本图主要显示由筛骨构成的骨性上鼻甲、中鼻甲以及骨性下鼻甲，其他参与组成鼻腔外侧壁的骨性结构包括鼻骨、上颌骨、泪骨、腭骨和蝶骨。

　　上颌骨腭突和腭骨水平板组成了**硬腭**。

### 🖸 临床拓展

　　垂体位于垂体窝内，垂体窝紧邻蝶窦上方，为蝶骨体上方的浅窝。患垂体瘤时可通过鼻腔经蝶窦直接进入垂体窝进行手术。

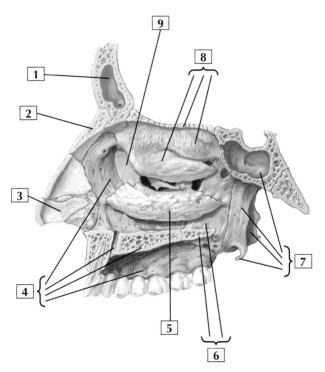

1. 上颌骨（切牙窝、腭突、颧突） Maxillary bone (Incisive fossa;Palatine process; Zygomatic process)
2. 颧骨　Zygomatic bone
3. 蝶骨（内侧板、外侧板、大翼） Sphenoid bone (Medial plate; Lateral plate; Greater wing)
4. 颞骨（颧突、下颌窝、茎突、外耳道/门、乳突） Temporal bone (Zygomatic process; Mandibular fossa; Styloid process; External acoustic meatus; Mastoid process)
5. 顶骨　Parietal bone
6. 枕骨（枕髁、基底部、枕骨大孔、枕外隆凸） Occipital bone (Occipital condyle; Basilar part; Foramen magnum; External occipital protuberance)
7. 犁骨　Vomer
8. 腭骨（水平板） Palatine bone (Horizontal plate)

---

**ⓘ 注释**

　　部分**脑颅骨**和**面颅骨**共同构成颅底。本图可显示颅底外面观的主要突起和孔、洞。

　　颅骨最大的孔为**枕骨大孔**，是脊髓和脑干（延髓）延续的位置。

---

> **📷 临床拓展**
>
> 　　**颅底骨折**可能损伤通过孔、洞进出颅底的重要神经血管结构，如可能撕裂颈内动脉；可能损伤脑神经；可能撕裂硬脑膜，导致脑脊液（CSF）漏出。
>
> 　　出生时，人的面颅骨在头部所占比例较小，随着生长发育，成人的面颅骨约占所有颅骨的 1/3，其中体积变化最大的是上颌骨、下颌骨和鼻腔相关的骨。

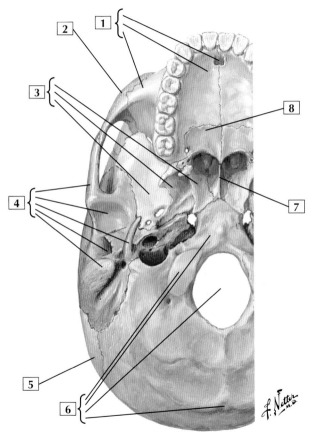

1. 筛孔（嗅丝） Foramina of cribriform plate (Olfactory nerve bundles)
2. 视神经管（视神经 [CN Ⅱ]、眼动脉）
   Optic canal (Optic nerve [CN Ⅱ]; Ophthalmic artery)
3. 眶上裂（动眼神经 [CN Ⅲ]，滑车神经 [CN Ⅳ]，眼神经 [CN V₁] 的泪腺支、额支和鼻睫支，展神经 [CN Ⅵ]，眼上静脉） Superior orbital fissure (Oculomotor nerve[CN Ⅲ]; Trochlear nerve [CN Ⅳ]; Lacrimal, frontal, and nasociliary branches of Ophthalmic nerve [CN V₁]; Abducens nerve [CN Ⅵ]; Superior ophthalmic vein)
4. 圆孔（上颌神经 [CN V₂]） Foramen rotundum (Maxillary nerve [CN V₂])
5. 卵圆孔（下颌神经 [CN V₃]、脑膜副动脉、岩小神经 [ 偶见 ]）
   Foramen ovale (Mandibular nerve [CN V₃]; Accessory meningeal artery; Lesser petrosal nerve [occasionally])
6. 棘孔（脑膜中动、静脉，下颌神经脑膜支） Foramen spinosum (Middle meningeal artery and vein; Meningeal branch of mandibular nerve)
7. 破裂孔（岩大神经穿过此裂隙）
   Foramen lacerum (greater petrosal nerve crosses this space)
8. 颈动脉管（颈内动脉、颈内动脉神经丛）
   Carotid canal (Internal carotid artery; Internal carotid nerve plexus)
9. 内耳门（面神经 [CN Ⅶ]、前庭蜗神经 [CN Ⅷ]、迷路动脉）
   Internal acoustic meatus (Facial nerve [CN Ⅶ]; Vestibulocochlear nerve [CN Ⅷ]; Labyrinthine artery)
10. 颈静脉孔（岩下静脉窦、舌咽神经 [CN Ⅸ]、迷走神经 [CN Ⅹ]、副神经 [CN Ⅺ]、乙状窦、脑膜后动脉） Jugular foramen (Inferior petrosal venous sinus; Glossopharyngeal nerve [CN Ⅸ]; Vagus nerve [CN Ⅹ]; Accessory nerve [CN Ⅺ]; Sigmoid venous sinus; Posterior meningeal artery)
11. 舌下神经管（舌下神经 [CN Ⅻ]） Hypoglossal canal (Hypoglossal nerve [CN Ⅻ])
12. 枕骨大孔（延髓、脑膜、椎动脉及其脑膜支、副神经的脊髓根）
    Foramen magnum (Medulla oblongata; Meninges; Vertebral arteries; Meningeal branches of vertebral arteries; Spinal roots of accessory nerves)

## ❶ 注释

上述括号内标注的是穿过相应孔、裂的主要结构。

### 📷 临床拓展

凡是影响到上述孔、裂的骨折或外伤，均可能导致与穿过该处孔、裂的神经血管相关的临床体征和症状，因此掌握这些结构及其与颅底的关系至关重要。

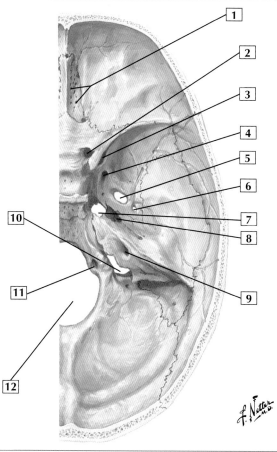

1. 髁突（下颌头和下颌颈）
   Condylar process (head and neck)
2. 冠突 Coronoid process
3. 下颌下腺凹
   Submandibular fossa
4. 下颌舌骨肌线 Mylohyoid line

5. 颏孔 Mental foramen
6. 颏隆凸 Mental
   protuberance
7. 下颌体 Body
8. 下颌支 Ramus
9. 下颌切迹 Mandibular notch

### 🔵 注释

　　下颌骨包括下颌牙和下颌孔。下牙槽神经血管束穿过下颌孔到达下颌牙并提供血供。下牙槽神经穿过颏孔延续为皮支（颏神经）。

　　下颌骨的下颌头与颞骨的下颌窝构成颞下颌关节。

　　由于脆弱的位置关系，下颌骨骨折发病率在面颅骨骨折中排名第二（最常见的为鼻骨骨折）。下颌骨常见骨折部位为尖牙区和第三磨牙区。

### 📷 临床拓展

　　**下颌骨骨折**很常见，因其 U 形结构不稳定，易出现多发骨折，超过 50% 的病例为多发骨折。最常见的骨折部位为尖牙区和第三磨牙区正前方。骨折时，下颌骨深处的血液可能聚集在下颌舌骨肌上方的口腔底疏松组织中。

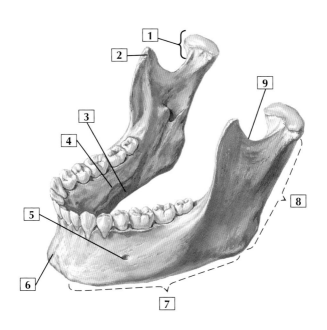

1. 髁突　Condylar process
2. 下颌颈　Neck
3. 翼肌凹　Pterygoid fovea
4. 下颌孔　Mandibular foramen
5. 下颌舌骨沟　Mylohyoid groove
6. 下颌下腺凹　Submandibular fossa
7. 下颌舌骨肌线　Mylohyoid line
8. 舌下腺凹　Sublingual fossa
9. 颏棘　Mental spines (Genial tubercles)
10. 下颌小舌　Lingula
11. 下颌切迹　Mandibular notch
12. 冠突　Coronoid process

**✋ 注释**

　　下牙槽神经血管束进入下颌孔，于下颌骨内部走行，到达下颌牙和牙龈。

　　下颌骨内侧面的凹或窝分别为下颌下腺和舌下腺所在处。

**🔒 临床拓展**

　　下颌骨是面颅骨中最强大的骨，其骨性标志可作为**口腔内麻醉**的定位标志。若操作正确，同侧下牙槽神经和舌神经可于下颌孔附近行浸润麻醉。此操作麻醉范围包括下颌牙（经下牙槽神经麻醉）、舌前 2/3 味觉（经舌神经麻醉）、舌黏膜和牙龈（经舌神经麻醉）、自前磨牙至中线的所有颊黏膜和牙龈（经下牙槽神经的终末支颏神经麻醉）以及同侧的下唇皮肤（同样经颏神经麻醉）。

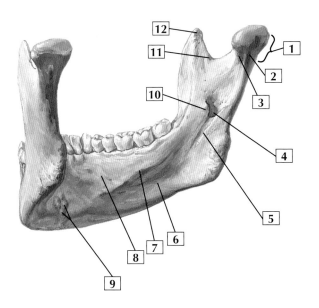

1. 关节囊　Joint capsule
2. 外侧（颞下颌）韧带
   Lateral (temporomandibular) ligament
3. 蝶下颌韧带（*投影*）
   Sphenomandibular ligament *(phantom)*
4. 茎突下颌韧带
   Stylomandibular ligament
5. 下颌窝　Mandibular fossa
6. 关节盘　Articular disc
7. 关节结节　Articular tubercle
8. 关节囊　Joint capsule

### 🚹 注释

颞下颌关节是位于下颌窝、颞骨关节结节和下颌头之间的滑膜关节。关节的两个滑膜腔由纤维软骨形成的关节盘隔开。

颞下颌关节的上关节腔为单轴滑动关节，可完成向前、向后以及侧方运动。关节盘下方的下关节腔为单轴铰链关节，可上提、下降下颌骨，完成闭口、开口的动作。

颞下颌关节的关节囊由外侧（颞下颌）韧带和蝶下颌韧带加强。

### 🏥 临床拓展

颞下颌关节（temporomandibular joint，TMJ）具有铰链关节和滑动关节的运动。约 25% 的人患有**颞下颌关节紊乱症**，可由创伤、关节炎、感染、磨牙（**磨牙症**）或关节盘移位引起。颞下颌关节紊乱症女性发病率高于男性。

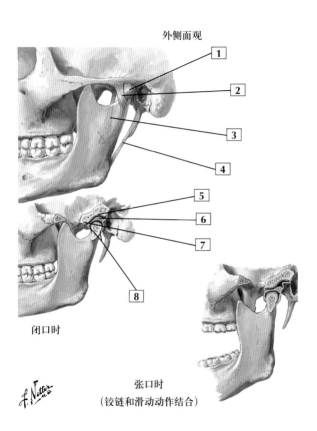

外侧面观

1

2

3

4

5

6

7

8

闭口时

张口时
（铰链和滑动动作结合）

# 1-10 牙

1. 切牙窝　Incisive fossa
2. 上颌骨腭突　Palatine process of maxillary bone
3. 腭骨水平板　Horizontal plate of palatine bone
4. 腭大孔、腭小孔　Greater and lesser palatine foramina
5. 中切牙（每侧1个，与对应的上颌牙同名）Central incisor (one on each side; same names for teeth of the maxilla)

6. 侧切牙　Lateral incisor
7. 尖牙　Canine
8. 第一前磨牙　1st premolar
9. 第二前磨牙　2nd premolar
10. 第一磨牙　1st molar
11. 第二磨牙　2nd molar
12. 第三磨牙　3rd molar

**ℹ 注释**

　　人类共有两组牙：乳牙共20个，恒牙（本图所示）共32个（上颌牙和下颌牙各16个）。

　　每个象限的恒牙（下颌和上颌）包括2个切牙、1个尖牙、2个前磨牙和3个磨牙。第三磨牙又称为智齿。

　　上颌神经（CN V₂）发出的上牙槽神经的后、中、前支至上颌牙。下颌神经（CN V₃）发出的下牙槽神经至下颌牙。

**🔒 临床拓展**

　　由于脆弱的位置关系，下颌骨骨折发病率在面颅骨骨折中排名第二（最常见的为鼻骨骨折）。下颌骨常见**骨折**部位为尖牙区和第三磨牙区正前方。

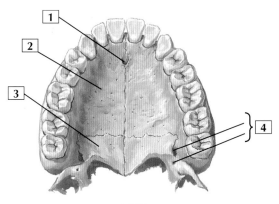

上恒牙

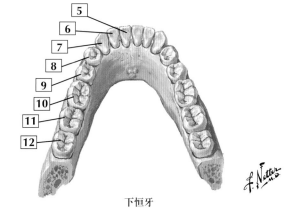

下恒牙

1. 牙冠　Crown
2. 牙颈　Neck
3. 牙根　Root
4. 牙釉质　Enamel (Substantia adamantina)
5. 牙本质和牙本质小管 Dentine and dentinal tubules (Substantia eburnea)
6. 含血管和神经的牙髓　Dental pulp containing vessels and nerves
7. 牙龈上皮　Gingival (gum) epithelium (stratified)
8. 牙周膜　Periodontium (Alveolar periosteum)
9. 牙骨质　Cement (Cementum)
10. 牙根管（含血管和神经） Root (central) canals containing vessels and nerves
11. 根尖孔　Apical foramina

### 注释

　　牙由牙釉质覆盖的牙冠、牙本质和牙髓组成。牙髓填充牙髓腔并与根管相延续。血管、神经和淋巴管通过牙根尖孔进入牙髓。

　　牙冠突出于牙床或牙龈表面。牙冠和牙根之间的狭窄部分称为牙颈。牙根嵌在上颌骨或下颌骨的牙槽骨中，由牙骨质覆盖，通过牙周韧带与牙槽骨连接。

### 临床拓展

　　**龋齿**（蛀牙）是由于口腔细菌将食物转化为酸，然后形成牙菌斑（细菌、食物残渣和唾液的混合物）而导致的。富含糖和淀粉的食物可能会增加形成牙菌斑的风险。如果不刷牙去除，牙菌斑会进一步钙化并形成牙垢。牙菌斑中的酸会腐蚀牙釉质，造成蛀牙。即便牙釉质（一种非细胞的矿化组织）是人体最坚硬的组织，由 96% ~ 98% 的钙羟基磷灰石组成，这种腐蚀情况也可能发生。

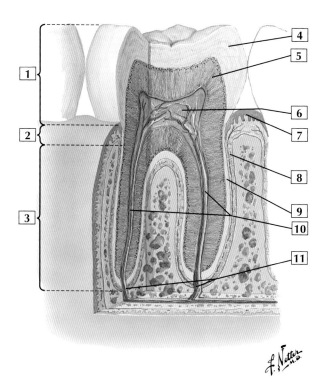

1. 齿突凹（关节面）
   Articular facet for dens
2. 前结节　Anterior tubercle
3. 前弓　Anterior arch
4. 横突　Transverse process
5. 上关节面（与枕髁的侧块相关节）Superior articular surface of lateral mass for occipitalcondyle
6. 椎动脉沟
   Groove for vertebral artery
7. 后弓　Posterior arch
8. 横突孔　Transverse foramen

9. 前弓　Anterior arch
10. 下关节面（与枢椎的侧块相关节）Inferior articular surface of lateral mass for axis
11. 棘突　Spinous process
12. 上关节面（与寰椎相关节）Superior articular facet for atlas
13. 齿突　Dens
14. 椎体　Body
15. 上关节面（与寰椎相关节）Superior articular facet for atlas
16. 椎弓根　Pedicle

### 🔱 注释

　　第 1 颈椎是寰椎。它是以希腊神阿特拉斯（Atlas）的名字命名的，传说中他用"双肩支撑苍天"。寰椎无椎体和棘突，由前弓和后弓组成。横突上有横突孔，孔内有椎血管走行。

　　第 2 颈椎是枢椎。其最典型的特征是齿突。齿突与寰椎的前弓相连，构成了寰椎和头部旋转的轴心（如左右摇头，表示"不"）。枢椎是颈椎中最坚固的部分。

### 📷 临床拓展

　　头部受到重击通常会导致寰椎前、后弓骨折，这种**骨折**被称为"Jefferson **骨折**"。枢椎骨折常累及齿突，枢椎上、下关节突之间骨质连接区的骨折被称为"hangman **骨折**"。

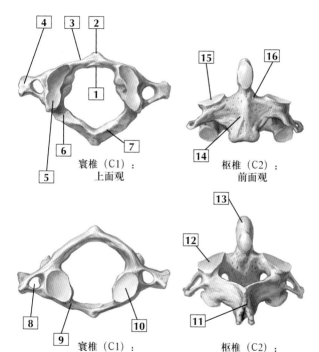

寰椎（C1）：
上面观

枢椎（C2）：
前面观

寰椎（C1）：
下面观

枢椎（C2）：
后上面观

1. 寰枕后膜 Posterior atlantooccipital membrane
2. 寰枕关节囊 Capsule of atlantooccipital joint
3. 寰椎横突（C1） Transverse process of atlas (C1)
4. 寰枢外侧关节囊 Capsule of lateral atlantoaxial joint
5. 黄韧带 Ligamenta flava
6. 寰枕关节囊 Capsule of atlantooccipital joint
7. 寰枕后膜 Posterior atlantooccipital membrane
8. 黄韧带 Ligamenta flava
9. 项韧带 Nuchal ligament
10. C7 椎骨棘突 Spinous process of C7 vertebra (vertebra prominens)
11. T1 椎骨棘突 Spinous process of T1 vertebra
12. T1 椎骨 T1 vertebra
13. 椎动脉 Vertebral artery
14. 前纵韧带 Anterior longitudinal ligament

## ❶ 注释

两侧的寰枕关节外面有关节囊，后有寰枕后膜加强。寰枕关节能进行屈和伸的运动（向下点头时表示"是"的动作）。

项韧带是一个位于正中的致密的纤维隔。它是由起于 C7 棘突的棘上韧带加厚延展而成，并延伸到枕外隆凸。

### 📷 临床拓展

虽然通常有 7 个颈椎，但相邻的颈椎会发生融合。最常见的颈椎融合发生在 C1 和 C2（寰椎和枢椎）之间或 C5 和 C6 之间。上部颈椎外伤可导致枢椎在 C3 椎体上方前移，造成脊髓损伤和四肢瘫（上肢和下肢的双侧运动丧失）。

后面观

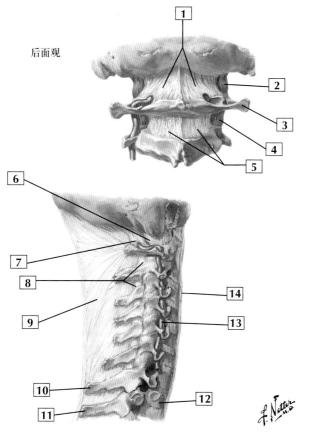

1. 寰枕关节囊　Capsule of atlantooccipital joint
2. 寰枢外侧关节囊　Capsule of lateral atlantoaxial joint
3. 关节突关节囊（C2–C3）　Capsule of zygapophysial joint (C2–C3)
4. 覆膜　Tectorial membrane
5. 后纵韧带　Posterior longitudinal ligament
6. 翼状韧带　Alar ligaments
7. 寰椎（C1）　Atlas(C1)
8. 枢椎（C2）　Axis(C2)
9. 十字韧带（上纵束；寰椎横韧带；下纵束）　Cruciate ligament (Superior longitudinal band; Transverse ligament of atlas; Inferior longitudinal band)

### 📝 注释

　　寰枕关节是位于寰椎和枕髁之间的一个双轴髁状滑膜关节。它能进行屈伸运动，比如头部上仰和向下点头，并能做一些侧向弯曲运动。

　　寰枢关节是单轴滑膜关节，包括 2 个由寰椎侧块的下关节面和枢椎的上关节面构成的平面关节以及 1 个位于寰椎前弓后面的齿突凹和枢椎齿突的前关节面之间的寰枢正中关节。寰枢关节运动时，寰椎和头部作为一个整体旋转，从一侧转到另一侧。

　　这些关节均由韧带加强，特别是十字韧带和翼状韧带。翼状韧带限制旋转运动。

### 📷 临床拓展

　　**骨关节炎**是关节炎中最常见的一种，常累及负重关节的关节软骨，包括颈椎。椎间盘和覆盖关节突关节的软骨大量流失可导致颈椎过度伸展，椎间孔变窄，并有可能累及椎间孔处的脊神经。

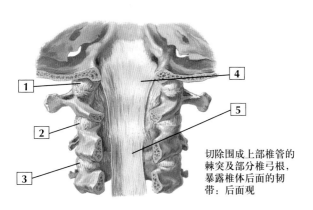

切除围成上部椎管的棘突及部分椎弓根，暴露椎体后面的韧带：后面观

覆膜主要部分切除显露深层韧带：后面观

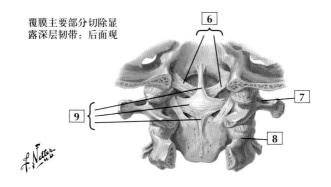

1. 会厌软骨　Epiglottis
2. 舌骨　Hyoid bone
3. 甲状舌骨膜
   Thyrohyoid membrane
4. 杓状软骨　Arytenoid cartilage
5. 甲状软骨板
   Thyroid cartilage lamina
6. 声韧带　Vocal ligament
7. 环甲正中韧带
   Median cricothyroid ligament
8. 环状软骨　Cricoid cartilage
9. 气管　Trachea

### 注释

　　喉的软骨包括甲状软骨、环状软骨、会厌软骨和成对的杓状软骨、小角状软骨和楔状软骨。

　　图中未显示楔状软骨。楔状软骨是成对的弹性软骨，位于杓会厌襞中，与其他软骨或骨未构成关节。

　　甲状软骨形成喉前突或喉结。

　　甲状舌骨膜有一个开口，喉上神经的内支（迷走神经的分支）通过这个开口进入喉，感觉神经纤维分布于声带上方的喉黏膜。

### 临床拓展

　　**外伤**可能导致喉软骨骨折。因此，喉的黏膜层和黏膜下层可能**出血**而导致严重水肿和气道阻塞。最终，这种损伤可能会导致**声音嘶哑**，因为声带肿胀和（或）受到损伤（肌肉或神经损伤）的影响，使得说话困难或无法说话。

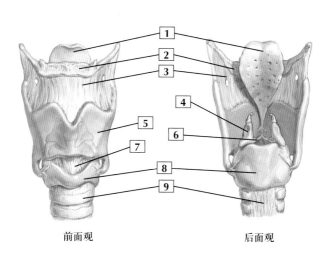

前面观                                 后面观

## 1-16 听小骨

1. 锤骨（头）
   Malleus (head)
2. 锤骨柄
   Handle of malleus
3. 镫骨　Stapes

4. 镫骨底（脚板）
   Base of stapes (footplate)
5. 砧骨豆状突
   Lenticular process of incus
6. 砧骨　Incus

**🛈 注释**

　　3 块听小骨位于中耳或鼓室。听骨链放大了从鼓膜传来的声波振动，并将其传送到内耳。

　　3 块听小骨是锤骨、砧骨和镫骨。锤骨柄与鼓膜内侧面融合；锤骨头与砧骨相连。砧骨与镫骨相连，镫骨脚板附着在前庭窗（卵圆窗）上。

---

**🛈 临床拓展**

　　有两块小肌肉附着在听小骨上。鼓膜张肌附着于锤骨，镫骨肌附着于镫骨，这些非常小的骨骼肌可以降低由于噪声过大而产生的剧烈振动。**感音神经性聋**提示内耳病变，累及耳蜗和（或）前庭蜗神经的蜗神经分支（CN Ⅷ）。**传导性聋**提示外耳或中耳的疾病，通常累及鼓膜和（或）中耳听小骨。

---

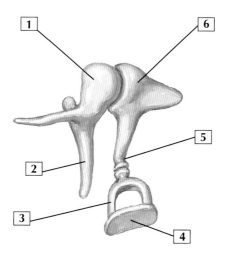

/骨骼肌

1. 枕额肌额腹　Frontal belly of occipitofrontalis muscle
2. 颏肌　Mentalis muscle

3. 降下唇肌　Depressor labii inferioris muscle
4. 降口角肌　Depressor anguli oris muscle

**➲ 起点**　**枕额肌额腹**无骨性附着点，它的纤维起于浅筋膜，与另外两块面部的肌肉，即降眉肌和皱眉肌相连续。

**➲ 止点**　额腹的纤维直接向上，与冠状缝前的帽状腱膜相连。

**➲ 作用**　当一个人看起来很惊讶时，枕额肌的额腹收缩使眉毛上提，额部出现皱纹。

**➲ 神经支配**　面神经的颞支。

**➲ 注释**

　　此颅顶肌（枕额肌）主要由额腹、枕腹和介于两者中间的帽状腱膜组成。

　　作为面部的表情肌之一，这块皮肌位于浅筋膜层内。此肌因人而异，并且经常融合在一起。

**📷 临床拓展**

　　管理面部表情的所有肌均起源于胚胎时期的第二鳃弓，由面神经（CN Ⅶ）终支支配。急性、单侧**面神经麻痹**是面部肌无力的最常见原因，称为 Bell 麻痹（**特发性面神经麻痹**）。在 Bell 麻痹中，颅顶肌的额腹部分瘫痪会导致无法完全上抬眉毛及皱起额头皮肤。

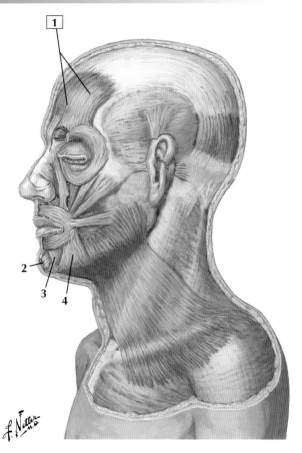

1. 枕额肌的枕腹　Occipital belly of occipitofrontalis muscle
2. 耳后肌　Auricularis posterior muscle
3. 耳上肌　Auricularis superior muscle
4. 耳前肌　Auricularis anterior muscle
5. 提上唇鼻翼肌　Levator labii superioris alaeque nasi muscle
6. 提上唇肌　Levator labii superioris muscle
7. 颧小肌　Zygomaticus minor muscle
8. 颧大肌　Zygomaticus major muscle

---

⊃　**起点**　枕额肌的枕腹起于枕骨上项线外侧 2/3 和颞骨乳突。

⊃　**止点**　枕额肌的枕腹止于帽状腱膜（galea 腱膜）。

⊃　**作用**　枕额肌的枕腹和额腹交替活动，将头皮的皮肤拉向后或向前。枕腹单独活动时后拉头皮。

⊃　**神经支配**　面神经的耳后支。

⊕　**注释**

宽阔的帽状腱膜称为 galea 腱膜，连接枕额肌的额腹和枕腹。

作为面部的表情肌之一，这块皮肌位于浅筋膜层内。此肌因人而异，并且经常融合在一起。

> 🔓 **临床拓展**
>
> 管理面部表情的所有肌均起源于胚胎时期的第二鳃弓，由面神经（CN Ⅶ）终支支配。急性、单侧**面神经麻痹**是面部肌无力的最常见原因，称为 **Bell 麻痹**。在 Bell 麻痹中，颅顶肌的枕腹部分瘫痪会导致头皮皮肤无法后拉。

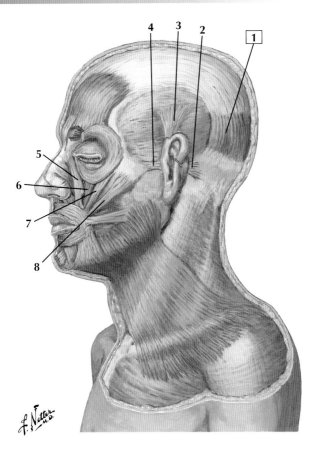

1. 眼轮匝肌　Orbicularis oculi muscle
2. 鼻肌（横部和鼻翼部）　Nasalis muscle (Transverse and alar parts)
3. 颊肌　Buccinator muscle

---

**起点**　**眼轮匝肌**起于额骨的鼻部、上颌骨的额突、泪骨和眼睑内侧韧带。

**止点**　眼轮匝肌附着于眼睑皮肤，环绕骨性眼眶，止于泪点内侧的上、下睑板。

**作用**　它的睑部收缩时轻轻闭上眼睑，如眨眼。眶部收缩时，用力闭合上眼睑。

**神经支配**　面神经的颞支和颧支。

**注释**

　　眼轮匝肌由 3 部分组成：眶部较厚，环绕眼眶边缘；睑部薄，位于眼睑内；泪部。

　　作为面部的表情肌之一，这块皮肌位于浅筋膜层内。

---

**🔳 临床拓展**

　　管理面部表情的所有肌均起源于胚胎时期的第二咽（鳃）弓，由面神经（CN Ⅶ）终支支配。急性、单侧**面神经麻痹**是面部肌无力的最常见原因，称为 **Bell 麻痹**。在 Bell 麻痹中，眼轮匝肌麻痹会导致同侧不能眨眼或闭合眼睑，由于泪液不能均匀分布于角膜表面，所以有可能损害角膜。

---

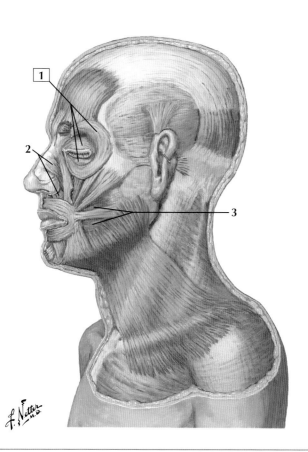

**1. 口轮匝肌**
Orbicularis oris muscle

**2. 笑肌**　Risorius muscle

**3. 颈阔肌**　Platysma muscle

➲ **起点**　**口轮匝肌**起于上颌骨正中附近、下颌骨及口周皮肤。

➲ **止点**　口轮匝肌止于唇部的皮肤和唇下的黏膜。

➲ **作用**　口轮匝肌的主要作用是关闭口唇。它的深部和斜行的纤维收缩时将口唇拉向牙齿和牙槽弓。当所有纤维一起收缩时，口唇突出。

➲ **神经支配**　面神经的颊支和下颌支。

➲ **注释**

　　口轮匝肌的主要部分来自颊肌，并与口腔周围的其他面部肌融合。这块肌在说话时特别重要，因为它会改变口的形状。

　　作为面部的表情肌之一，这块皮肌位于浅筋膜层内。

---

📷 **临床拓展**

　　管理面部表情的所有肌均起源于胚胎时期的第二鳃弓，由面神经（CN Ⅶ）终支支配。急性、单侧**面神经麻痹**是面部肌无力的最常见原因，称为 **Bell 麻痹**。在 Bell 麻痹症中，口轮匝肌麻痹会导致同侧不能紧闭口唇，比如不能亲吻，或者撅嘴。

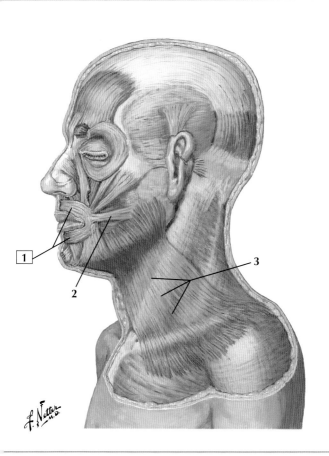

1. 颊肌　Buccinator muscle
2. 颧小肌　Zygomaticus minor muscle
3. 颧大肌　Zygomaticus major muscle
4. 降口角肌　Depressor anguli oris muscle
5. 降下唇肌　Depressor labii inferioris muscle
6. 颏肌　Mentalis muscle

⊃ **起点**　**颊肌**起于下颌骨、翼突下颌缝和上、下颌骨的牙槽突。

⊃ **止点**　颊肌附着在口角。

⊃ **作用**　颊肌的收缩使面颊紧贴磨牙，有助于咀嚼。当音乐家演奏木管乐器或铜管乐器时，该肌收缩也能将空气从口中排出。

⊃ **神经支配**　面神经的颊支。

⊍ **注释**

　　颊肌收缩时将面颊紧贴在牙齿上，将食物夹在磨牙之间。当咀嚼时如果此肌肉收缩得太厉害，牙齿就会咬到脸颊。

　　*buccinator* 在拉丁语中是"小号手"的意思。这块肌在演奏铜管乐器的音乐家身上很发达。颊肌是面部的表情肌之一。

　　颊肌的纤维与口周围的其他肌相融合。

---

**🔒 临床拓展**

　　管理面部表情的所有肌均起源于胚胎时期的第二鳃弓，由面神经（CN-Ⅶ）终支支配。急性、单侧**面神经麻痹**是面部肌无力的最常见原因，称为 **Bell 麻痹**。在 Bell 麻痹中，颊肌麻痹会导致同侧面颊无法向内吸吮。

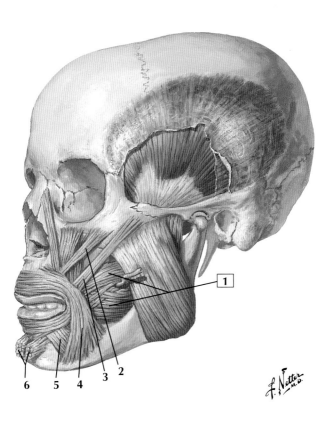

1. 颈阔肌（*部分切除以查看深层肌*） Platysma muscle (*partially cut to review deep muscles*)
2. 下颌舌骨肌 Mylohyoid muscle
3. 甲状舌骨肌 Thyrohyoid muscle
4. 肩胛舌骨肌（上腹） Omohyoid muscle (superior belly)
5. 胸骨舌骨肌 Sternohyoid muscle
6. 胸骨甲状肌 Sternothyroid muscle
7. 胸锁乳突肌（胸骨头和锁骨头） Sternocleidomastoid muscle (Sternal and Clavicular heads)

**● 起点** 颈阔肌起于覆盖胸大肌和三角肌上部的浅筋膜。

**● 止点** 颈阔肌向上跨过锁骨，肌纤维直接向内上走行，在斜线下方止于下颌骨。肌的其他部分止于面下部的皮肤和皮下组织。

**● 运动** 颈阔肌收缩时将下唇和口角向下拉，并能部分张开嘴，如在表示惊讶时的张嘴。当所有的肌纤维共同作用时，锁骨和下颈部的皮肤会皱起，并向上拉向下颌骨。

**● 神经支配** 面神经的颈支。

**● 注释** 颈阔肌属于面部表情肌，位于浅筋膜层内。

---

**📷 临床拓展**

管理面部表情的所有肌均起源于胚胎时期的第二鳃弓，由面神经（CN VII）终支支配。急性、单侧面神经麻痹是面部肌无力的最常见原因，称为 **Bell 麻痹**。在 Bell 麻痹症中，颈阔肌麻痹会导致同侧唇角无法向下拉，并使锁骨和下颌骨之间的颈部皮肤紧张。颈阔肌也覆盖颈前部，如图 1-20 所示。

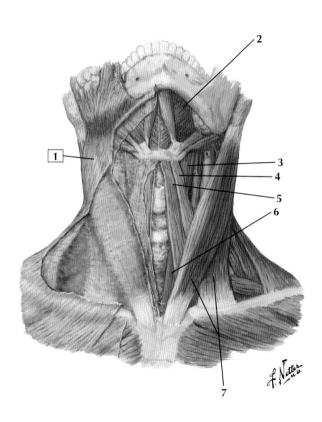

## 1. 上睑提肌　Levator palpebrae superioris muscle

🔵 **起点**　起于蝶骨小翼，位于视神经管的前面和上方。

🔵 **止点**　附着于上眼睑的皮肤和睑板上。

🔵 **作用**　抬起上眼睑。

🔵 **神经支配**　动眼神经（CN Ⅲ）。在该肌的远端，靠近睑板的附着处，有少量的平滑肌纤维，称为上睑板肌。上睑板肌由自主神经系统的交感神经节后纤维支配。

**注释**

　　由于上睑提肌的双重性质（它是骨骼肌，又有一小部分的平滑肌成分），上眼睑下垂可能是由于动眼神经或交感神经损伤引起的。这种下垂称为上睑下垂。

---

📷 **临床拓展**

　　**上睑下垂症**可由两个不同部位的神经损伤引起。动眼神经（CN Ⅲ）损伤可导致上睑提肌麻痹和明显的上睑下垂。从上胸部交感神经到头部、颈交感干或颈上神经节及以上的交感神经通路上的任何地方的损伤，都会导致上睑提肌远端游离缘的小睑板肌（平滑肌）去神经支配。这将导致轻度上睑下垂：同侧上睑下垂，但仅轻微下垂。

---

　　　　　　　　　第 1 章　头颈部 / 骨骼肌

右侧面观

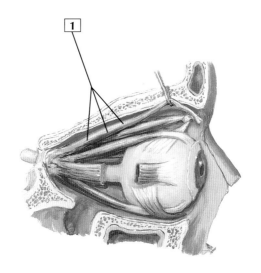

1. 上直肌　Superior rectus muscle
2. 内直肌　Medial rectus muscle
3. 下直肌　Inferior rectus muscle
4. 上斜肌　Superior oblique muscle
5. 外直肌　Lateral rectus muscle
6. 下斜肌　Inferior oblique muscle
7. 外直肌（*切断*）
　　Lateral rectus muscle (*cut*)

**●　起点**　4条直肌和上斜肌起于蝶骨体上的总腱环（Zinn环）。下斜肌起于眶底，位于鼻泪沟外侧。

**●　止点**　4条直肌于止于巩膜，位于角膜后方。上斜肌向前走行，其肌腱穿过一个纤维环（滑车）并止于巩膜，止点位于上直肌的下方。下斜肌至巩膜的止点位于外直肌的深处。

**●　作用**　在临床检测中，当眼外展时，上直肌使眼球向上，下直肌使眼球向下。当眼球内收时，上斜肌使眼球向下，下斜肌使眼球向上。内直肌是纯内收肌，而外直肌是纯外展肌。解剖上眼球的运动不同于临床评估肌肉的运动。

**●　神经支配**　外直肌受展神经（CN Ⅵ）支配，上斜肌受滑车神经（CN Ⅳ）支配，其他直肌和下斜肌均受动眼神经（CN Ⅲ）支配。

---

**📷　临床拓展**

　　**同侧展神经麻痹**会导致患者无法完全外展同侧眼球。**同侧滑车神经麻痹**会导致患者无法内收并抑制同侧眼球向下运动，导致下楼时出现复视。**动眼神经麻痹**会导致上睑下垂，瞳孔扩大，眼球不能转向内侧（休息时，受累的眼会斜视）。

右侧面观

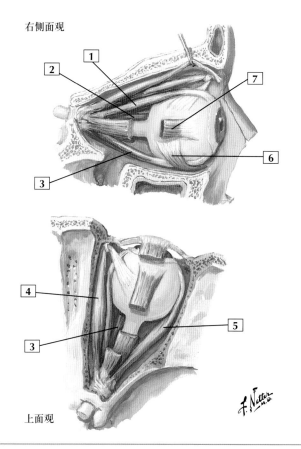

上面观

**1–25　咀嚼肌**

1. 颞肌　Temporalis muscle
2. 咬肌止点（*切断*）　Insertion of masseter muscle (*cut away*)
3. 颊肌　Buccinator muscle
4. 口轮匝肌　Orbicularis oris muscle

⮕ **起点**　**颞肌**起于颞窝和颞深筋膜的深面。

⮕ **止点**　颞肌附着于冠突的顶端和内侧面及下颌支的前缘。

⮕ **作用**　颞肌收缩上提下颌骨并闭口。它的后部纤维收缩可拉下颌骨后缩。下颌的抬高也有助于咬肌和翼内肌的活动。咬肌在该图中已被切掉。

⮕ **神经支配**　三叉神经的下颌神经。

⮓ **注释**

　　颞肌是 4 块咀嚼肌之一。它是一块宽大的辐射状肌肉，咀嚼时可以看到它的收缩。咀嚼肌起源于胚胎时期的第一咽（鳃）弓，受三叉神经的下颌神经（CN $V_3$）支配。这张图片还显示了面部另外 2 块表情肌：颊肌和口轮匝肌。

---

📷 **临床拓展**

　　**紧张性头痛**可能源于肌肉。例如，颞肌紧张（咬紧牙关），会导致这种类型的头痛。

---

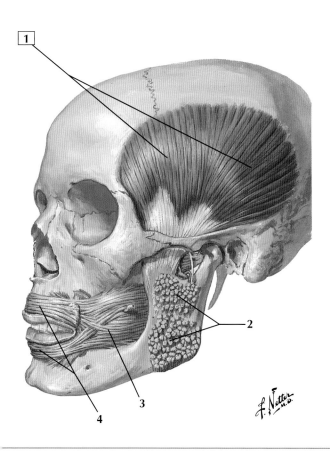

1. 咬肌　Masseter muscle
2. 腮腺导管（切断）
Parotid duct (cut)

3. 颊肌　Buccinator muscle
4. 颞肌　Temporalis muscle

**起点**　**咬肌**起于颧弓的下缘和内表面。

**止点**　咬肌附着于下颌骨的外表面和冠突的外侧面。

**作用**　咬肌通过上提下颌骨来闭口。

**神经支配**　三叉神经的下颌神经。

**注释**

咬肌是 4 块咀嚼肌之一。它的一部分纤维收缩会使下颌骨前进，而它的深层纤维收缩会使下颌骨后退。同时，颞肌和翼内肌的活动也有助于下颌抬高。该图还显示了腮腺导管，它穿过颊肌，排出腮腺分泌的唾液。

> **临床拓展**
>
> 咀嚼肌来源于胚胎时期的第一鳃弓，由三叉神经的下颌神经（CN V₃）支配。破伤风梭菌的孢子通常存在于土壤、灰尘和粪便中，可以通过伤口、水疱、烧伤、皮肤溃疡、昆虫叮咬和外科手术进入人体。如果患者被感染而未接种疫苗，来自细菌的毒素会破坏脑干和脊髓的抑制性神经元，并导致颈部僵硬、**咬肌紧闭**（咬肌痉挛）、吞咽困难、喉痉挛和急性肌痉挛，从而导致死亡。

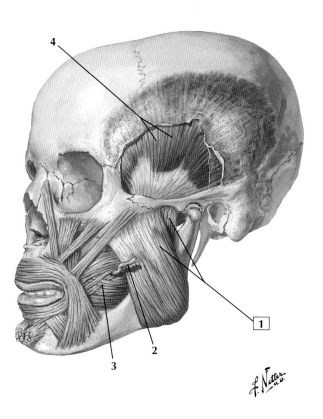

1. 翼内肌　Medial pterygoid muscle
2. 蝶下颌韧带
　 Sphenomandibular ligament
3. 腭帆提肌（切断）
　 Levator veli palatini muscle *(cut)*

4. 腭帆张肌（切断）
　 Tensor veli palatini muscle *(cut)*
5. 翼外肌
　 Lateral pterygoid muscle
6. 翼钩　Pterygoid hamulus

○ **起点**　翼内肌有 2 个头。深头起自翼突外侧板的内侧面和腭骨的锥突，浅头起自上颌骨粗隆。

○ **止点**　翼内肌纤维与下颌支内侧面融合，位于下颌孔下方。

○ **作用**　翼内肌通过上提下颌骨帮助闭口。两侧的翼内肌和翼外肌一起运动可牵拉下颌骨向前。当同侧的翼内肌和翼外肌共同作用时，下颌骨向前并向对侧移动。研磨运动中，这些动作交替进行，使下颌骨从一侧移动到另一侧。

○ **神经支配**　三叉神经的下颌神经。

○ **注释**　翼内肌是 4 块咀嚼肌之一。它与颞肌和咬肌一起作用来闭口。翼内肌和咬肌在咬合中起重要作用，但这 3 块肌肉都是咬合和咀嚼时所必需的。软腭的 2 块肌肉也被标出，1 块用来拉紧上腭，1 块在吞咽时抬高软腭。

　　咀嚼肌来源于胚胎时期的第一咽（鳃）弓，由三叉神经的下颌神经（CN V₃）支配。

> 📷 **临床拓展**
>
> 　　有时人会在熟睡中咬紧牙关磨牙。翼肌的这种研磨运动会逐渐毁坏牙齿，患有这种疾病的人应该寻求保健专家的帮助。

后面观

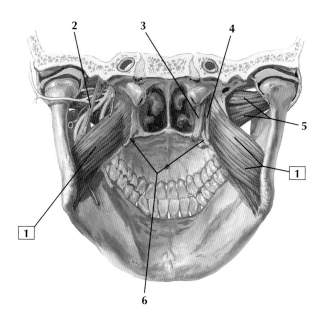

1. 翼外肌　Lateral pterygoid muscle
2. 颞下颌关节关节盘
　Articular disc of
　temporomandibular joint
3. 蝶下颌韧带
　Sphenomandibular ligament
4. 翼内肌　Medial pterygoid muscle
5. 颊肌　Buccinator muscle

**⊃ 起点**　**翼外肌**是一块短而粗的肌，有2个头。上头起自蝶骨大翼的颞下嵴和颞下面。下头起自翼突外侧板的外侧面。

**⊃ 止点**　翼外肌纤维聚集后止于下颌颈前面的翼肌窝、关节盘和颞下颌关节囊。

**⊃ 作用**　翼外肌通过牵引下颌骨髁突和颞下颌关节盘向前协助张口。和同侧翼内肌一起运动可牵拉下颌骨向前。下颌向另一侧旋转时产生研磨运动。

**⊃ 神经支配**　三叉神经的下颌神经。

**❶ 注释**

　　其他3块咀嚼肌均帮助闭口，而翼外肌负责张口。在这个动作开始时，它还得到下颌舌骨肌、二腹肌和颏舌骨肌的辅助。咀嚼肌来源于胚胎时期的第一咽（鳃）弓，由三叉神经的下颌神经（CN V₃）支配。

> **📷 临床拓展**
>
> 　　有时人会在熟睡中咬紧牙关磨牙。翼肌的这种研磨运动会逐渐毁坏牙齿，患有这种疾病的人应该寻求保健专家的帮助。

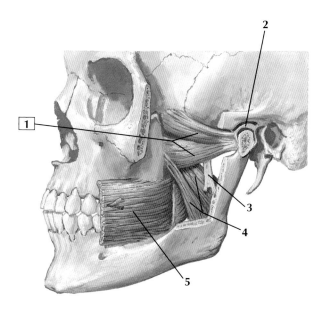

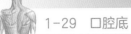 

1. 下颌舌骨肌　Mylohyoid muscle
2. 舌骨舌肌　Hyoglossus muscle
3. 二腹肌（后腹）　Digastric muscle (posterior belly)
4. 茎突舌骨肌 Stylohyoid muscle
5. 二腹肌（前腹） Digastric muscle (anterior belly)

○ **起点**　**下颌舌骨肌**起自下颌骨的舌骨线。

○ **止点**　下颌舌骨肌止于中缝和舌骨体上。

○ **作用**　下颌舌骨肌在吞咽过程中上提舌骨并提升口腔底，在吞咽或吐舌时推动舌向上，同时也能降低下颌骨。

○ **神经支配**　三叉神经的下颌舌骨肌神经。

◐ **注释**

下颌舌骨肌还可以帮助降低下颌骨或张口。它们还参与咀嚼、吞咽、吸吮和吹气运动。

---

◻ **临床拓展**

下颌舌骨肌和颏舌骨肌构成了口腔底。此区域的**软组织损伤**或下颌骨前部骨折会导致该区域明显出血。这些肌在与口腔相关的多个动作中也发挥重要作用。

前下面观

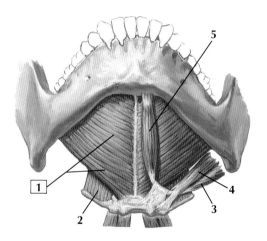

1. 颏舌骨肌　Geniohyoid muscle
2. 下颌下腺
　　Submandibular gland
3. 下颌下腺导管
　　Submandibular duct
4. 下牙槽神经和动脉　Inferior alveolar nerve and artery
5. 舌神经　Lingual nerve
6. 舌下腺　Sublingual gland
7. 下颌舌骨肌　Mylohyoid muscle

**⊃ 起点**　**颏舌骨肌**起于下颌骨的颏棘（颏结节）。

**⊃ 止点**　颏舌骨肌止于舌骨体。

**⊃ 作用**　颏舌骨肌轻微上提并牵拉舌骨向前，缩短口腔底。这一作用使颏舌骨肌成为茎突舌骨肌的拮抗肌。当舌骨保持固定时，颏舌骨肌也有助于下颌骨的后退和下降。

**⊃ 神经支配**　随舌下神经（CN XII）走行的第 1 颈神经（C1）。

**❶ 注释**

　　二腹肌、茎突舌骨肌、下颌舌骨肌和颏舌骨肌被称为"舌骨上"肌群，因为它们位于舌骨上方。

---

**📷 临床拓展**

　　下颌舌骨肌和颏舌骨肌构成了口腔底。此区域的**软组织损伤**或下颌骨前部骨折会导致该区域明显出血。这些肌在与口腔相关的多个动作中也发挥重要作用。

后上面观

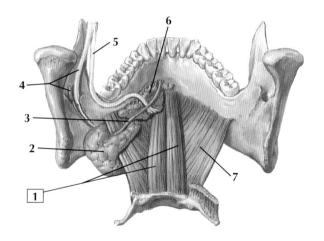

1. 颏舌肌　Genioglossus muscle
2. 颏舌骨肌　Geniohyoid muscle
3. 咽中缩肌　Middle pharyngeal constrictor muscle
4. 茎突咽肌　Stylopharyngeus muscle
5. 茎突舌骨肌　Stylohyoid muscle
6. 茎突舌肌　Styloglossus muscle
7. 腭咽肌　Palatopharyngeus muscle
8. 腭舌肌　Palatoglossus muscle

**⊃ 起点**　**颏舌肌**起自下颌骨颏棘的上部。

**⊃ 止点**　颏舌肌止于舌背和舌骨体（下部分纤维）。

**⊃ 作用**　颏舌肌的中间部纤维双侧收缩时拉舌向下，单侧收缩时将舌拉向对侧。颏舌肌的后部纤维使舌向前伸出口腔。

**⊃ 神经支配**　舌下神经（CN XII）。

**⊃ 注释**　颏舌肌是 3 块舌外肌之一。这些舌外肌运动舌，而舌内肌改变舌的形状。

除了腭舌肌（舌和软腭之间的肌，由迷走神经支配）以外，所有名称中有"glossus"的肌都受舌下神经支配。

---

**📷 临床拓展**

测试舌下神经（CN XII）很容易，要求患者"伸舌"即可。如果**同侧舌下神经受损**，患者的舌将偏向病变一侧，同时舌尖指向同侧。这是因为对侧颏舌肌后部有强大的牵引力，而瘫痪的同侧颏舌肌则无法拮抗。这种情况下舌会伸出，但舌尖偏离中线到损伤侧（神经损伤的一侧）。麻醉师将下颌骨向前拉，从而将颏舌肌和舌向前拉，以清理气道，防止舌向后移动进入口咽。

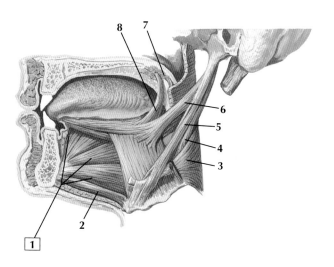

1. 舌骨舌肌　Hyoglossus muscle
2. 咽上缩肌　Superior pharyngeal constrictor muscle
3. 舌骨　Hyoid bone

⮑ **起点**　**舌骨舌肌**起自舌骨体和大角。

⮑ **止点**　舌骨舌肌止于舌的侧面和舌背。

⮑ **作用**　舌骨舌肌将舌压向或拉向口腔底。舌骨舌肌还可以使舌回缩。

⮑ **神经支配**　舌下神经（CN Ⅻ）。

⮑ **注释**

　　舌骨舌肌是舌外肌之一，它改变舌在口腔中的位置。舌内肌改变舌的形状。

　　除了腭舌肌（舌和软腭之间的肌，由迷走神经支配）以外，所有名称中有"glossus"的肌都受舌下神经支配。

> 🔋 **临床拓展**
>
> 　　舌动脉是颈外动脉在颈部的一个分支，是该区域的主要血液供应来源，位于舌骨舌肌深面。此区域**软组织损伤**后出血聚集在口腔底会导致口腔肿胀。

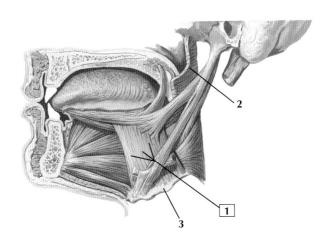

1. 茎突舌肌　Styloglossus muscle
2. 舌神经　Lingual nerve
3. 下颌下神经节
　　Submandibular ganglion
4. 下颌下腺导管
　　Submandibular duct
5. 颏舌骨肌　Geniohyoid muscle
6. 舌下神经（CN XII）
　　Hypoglossal nerve (CN XII)
7. 舌静脉　Lingual vein
8. 颈内静脉　Internal jugular vein
9. 颈外动脉　External carotid artery
10. 舌动脉　Lingual artery

**起点**　**茎突舌肌**起自茎突和茎突舌骨韧带。

**止点**　茎突舌肌止于舌的外侧。有些纤维与舌骨舌肌纤维交织在一起。

**作用**　茎突舌肌在吞咽时将舌缩回并向上拉。

**神经支配**　舌下神经（CN XII）。

**注释**

　　茎突舌肌是 3 块舌外肌之一。3 块连于茎突的肌中，茎突舌肌最小。舌外肌全部由舌下神经支配。
　　除了腭舌肌（舌和软腭之间的肌，受迷走神经支配）以外，所有名称中有"glossus"的肌都受舌下神经支配。
　　连于茎突的有 3 块肌：茎突舌肌、茎突舌骨肌和茎突咽肌。每一块肌都由不同的脑神经支配。

**🛡 临床拓展**

　　茎突舌肌在吞咽中很重要，因为它把咀嚼过的食物推向硬腭，然后向后推进口咽。

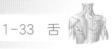

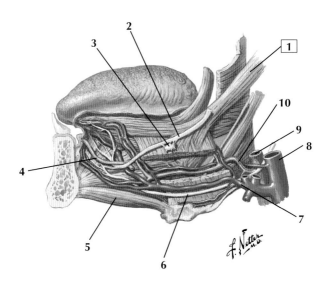

1. **腭帆提肌**
   Levator veli palatini muscle
2. **鼻后孔** Choanae

3. **悬雍垂肌** Uvular muscle
4. **腭咽肌** Palatopharyngeus muscle
5. **翼钩** Pterygoid hamulus

⇨ **起点** **腭帆提肌**起自咽鼓管软骨和颞骨岩部。

⇨ **止点** 腭帆提肌止于软腭的腭腱膜。

⇨ **作用** 腭帆提肌在吞咽和打哈欠时上提软腭。

⇨ **神经支配** 迷走神经（CN X）咽丛。

🔅 **注释**

软腭被腭帆张肌（挂在翼钩周围）拉紧后，腭帆提肌上提软腭。注意图中这些肌的排列（后面观）。在图的左侧，腭帆提肌在其起点附近被切断，以便更好地显示腭帆张肌。

---

> 📷 **临床拓展**
>
> 腭帆提肌能上提软腭，临床上通过让患者说"啊"来检查腭帆提肌的功能。检查时通过观察软腭均匀、对称地上升，显示两侧迷走神经（CN X）功能正常。如果一侧迷走神经受损，软腭会向对侧偏移，即向功能正常的一侧偏移，远离功能异常的一侧。

后面观

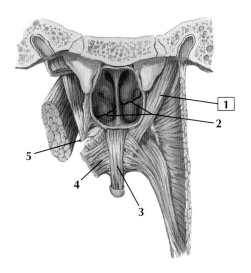

1. 腭帆张肌
   Tensor veli palatini muscle
2. 枕骨基底部
   Basilar part of occipital bone

3. 咽鼓管软骨部（咽鼓管）
   Cartilaginous part of auditory tube (eustachian)
4. 咽上缩肌　Superior pharyngeal constrictor muscle

⊃ **起点**　**腭帆张肌**起自翼突内侧板的舟状窝、蝶嵴和咽鼓管软骨。

⊃ **止点**　腭帆张肌止于软腭的腭腱膜和腭骨水平板上的腭嵴。

⊃ **作用**　在吞咽和打哈欠时，腭帆张肌使软腭绷紧，通过收缩打开咽鼓管，以平衡中耳的压力。

⊃ **神经支配**　三叉神经的下颌神经。

❶ **注释**

　　腭帆张肌拉紧软腭纤维，使腭帆提肌能够作用于软腭。

---

📷 **临床拓展**

　　在吞咽和打哈欠时，腭帆提肌上提软腭的同时，腭帆张肌使软腭绷紧，而且还能打开咽鼓管。这有助于平衡中耳的压力，解释了为什么在飞机着陆时嚼口香糖、吞咽或打哈欠可以减轻中耳的压力和疼痛。

后面观

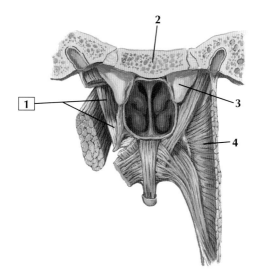

1. 悬雍垂肌　Uvular muscle
2. 腭咽肌
   Palatopharyngeus muscle
3. 腭舌肌　Palatoglossus muscle
4. 咽上缩肌　Superior pharyngeal constrictor muscle
5. 翼突下颌缝
   Pterygomandibular raphe
6. 颊肌　Buccinator muscle

### 🕩 注释

腭帆提肌的交叉纤维和悬雍垂肌构成了软腭的大部分。

腭舌弓和腭咽弓在黏膜表面下有小块肌（与弓同名）。这些肌受迷走神经支配。腭扁桃体位于腭窝，在这两个皱襞之间。

颊肌位于颊部口腔黏膜的深处，有助于保持食物处于磨牙之间。这块面部表情肌受面神经（CN Ⅶ）支配。

大量小唾液腺位于硬腭黏膜内。

### ☗ 临床拓展

如果面神经（CN Ⅶ）受损或功能失调，如 **Bell 麻痹**，则颊肌麻痹，患者将无法向内吸吮面颊。如果面神经的副交感神经纤维受损（它们走行于 CN V$_3$ 的舌神经中），3 个主要唾液腺中的 2 个（下颌下腺和舌下腺）将失去神经支配，许多小唾液腺也是由面神经的副交感神经支配的，也将失去神经支配。因此，口腔黏膜会显得比正常情况下干燥。

前面观

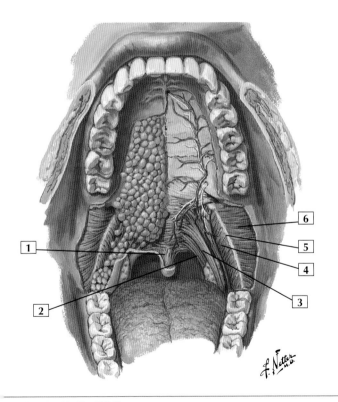

1. 咽上缩肌 Superior pharyngeal constrictor muscle
2. 茎突咽肌
   Stylopharyngeus muscle
3. 翼内肌
   Medial pterygoid muscle
4. 茎突舌骨肌
   Stylohyoid muscle
5. 二腹肌（后腹） Digastric muscle (posterior belly)
6. 腭帆提肌
   Levator veli palatini muscle
7. 腭咽肌
   Palatopharyngeus muscle

● **起点** 咽上缩肌起自蝶骨翼钩、翼下颌缝、下颌骨的下颌舌骨肌线后部和舌根侧缘。

● **止点** 两侧咽上缩肌汇合止于咽中缝和枕骨的咽结节。

● **作用** 咽上缩肌在吞咽时可以收缩咽壁上部。

● **神经支配** 迷走神经（CN X）的咽丛。

● **注释**

　　3个咽缩肌协助将食物由咽向下推送至食管。为此，这些肌从上到下依次收缩，将食物从口咽和喉咽推送至食管近端。咽上缩肌主要位于下颌骨后方。

> 🔯 **临床拓展**
>
> 　　咽缩肌的运动受迷走神经（CN X）支配。除咽最上端（收缩肌和衬于咽内壁的黏膜）以外，咽的感觉均由舌咽神经（CN IX）传导。舌咽神经和迷走神经的纤维一起形成咽丛，并在吞咽时相互配合。

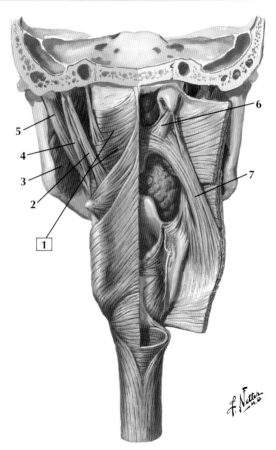

1. 咽中缩肌 Middle pharyngeal constrictor muscle
2. 颈内动脉 Internal carotid artery
3. 茎突咽肌 Stylopharyngeus muscle
4. 舌咽神经（CN Ⅸ）Glossopharyngeal nerve (CN Ⅸ)
5. 颈上神经节 Superior cervical ganglion
6. 迷走神经（CN Ⅹ）Vagus nerve (CN Ⅹ)
7. 甲状腺和甲状旁腺 Thyroid and parathyroid glands
8. 喉返神经 Recurrent laryngeal nerve
9. 颈内静脉 Internal jugular vein

⊃ **起点** **咽中缩肌**起自茎突舌骨韧带和舌骨大角及舌骨小角。

⊃ **止点** 咽中缩肌自两侧向后绕咽后壁，汇合止于咽中缝处。

⊃ **作用** 咽中缩肌在吞咽时收缩咽壁。

⊃ **神经支配** 迷走神经（CN Ⅹ）的咽丛。

❶ **注释**

咽中缩肌大部分位于舌骨后部。咽缩肌上部和中部的肌纤维通常混合在一起，但在茎突咽肌附着的部位可以看到其分界点。

> 🖱 **临床拓展**
>
> 咽缩肌的运动受迷走神经（CN Ⅹ）的咽丛支配。除咽最上端（收缩肌和衬于咽内壁的黏膜）以外，咽部的感觉均由舌咽神经（CN Ⅸ）传导。舌咽神经和迷走神经的纤维一起形成咽丛，并在吞咽时相互配合。

后面观

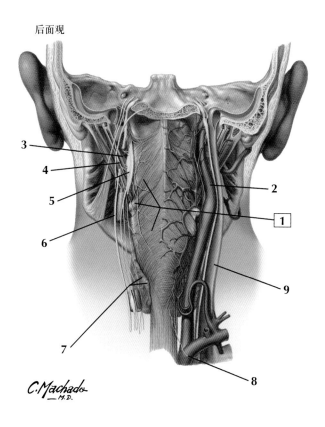

C. Machado
— M.D.

1. 咽下缩肌　Inferior pharyngeal constrictor muscle
2. 环咽肌（咽下缩肌的一部分）Cricopharyngeal muscle (part of inferior pharyngeal constrictor muscle)
3. 食管　Esophagus
4. 环杓后肌　Posterior cricoarytenoid muscle
5. 甲状软骨　Thyroid cartilage
6. 喉上神经内支　Internal branch of superior laryngeal nerve
7. 会厌　Epiglottis
8. 舌根　Root of tongue
9. 鼻后孔　Choana

➲ **起点**　咽下缩肌起自甲状软骨的斜线和环状软骨的侧面。

➲ **止点**　两侧咽下缩肌向后包绕，汇合并止于咽中缝。

➲ **作用**　咽下缩肌在吞咽时使下部的咽壁收缩。

➲ **神经支配**　迷走神经（CN X）的咽丛。少部分来自喉上神经的外支和喉返神经。

➲ **注释**　咽下缩肌大部分位于甲状软骨和环状软骨的后部。它的下端称为环咽肌，与食管的肌纤维相延续。部分环咽肌被认为是食管上括约肌，包含大量的弹性组织、快肌纤维和慢肌纤维，它们使肌保持张力，以便在吞咽、打嗝或呕吐时迅速收缩和舒张。

　　咽下缩肌与环状软骨的附着处是咽部最狭窄的部位。

> 📷 **临床拓展**
>
> 　　咽缩肌的运动受迷走神经（CN X）的咽丛支配。除咽最上端（收缩肌和衬于咽内壁的黏膜）以外，咽部的感觉均由舌咽神经（CN IX）传导。舌咽神经和迷走神经的纤维一起形成咽丛，并在吞咽时相互配合。舌咽神经咽支损伤可导致吞咽困难。

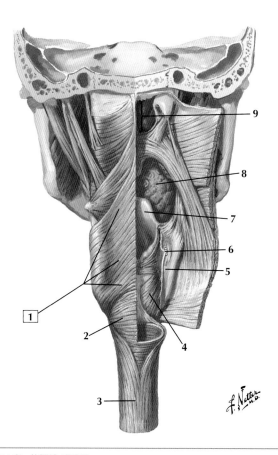

1. 茎突咽肌
   Stylopharyngeus muscle
2. 舌下神经（CN XII）
   Hypoglossal nerve (CN XII)
3. 副神经（CN XI）
   Accessory nerve (CN XI)
4. 迷走神经（CN X）
   Vagus nerve (CN X)
5. 交感干
   Sympathetic trunk

⊃ **起点** **茎突咽肌**起自颞骨茎突。

⊃ **止点** 茎突咽肌止于甲状软骨的后缘和上缘。

⊃ **功能** 茎突咽肌在吞咽和说话时上提咽和喉。

⊃ **神经支配** 舌咽神经（CN IX）。

❶ **注释**

　　茎突咽肌在咽上缩肌和咽中缩肌之间穿过，是 3 块起自颞骨茎突的肌之一（其他两块是茎突舌肌和茎突舌骨肌）。每块肌均起源于不同的鳃弓并由不同的脑神经支配。

　　茎突咽肌由胚胎时期的第三鳃弓衍生而来，是唯一一块由舌咽神经支配的咽肌。

---

🔲 **临床拓展**

　　支配茎突咽肌的舌咽神经运动纤维损伤时，会导致患者在开始吞咽时出现疼痛。

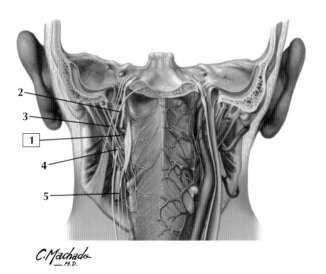

C.Machado
—M.D.

1. 胸锁乳突肌
   Sternocleidomastoid muscle
2. 二腹肌（后腹）
   Digastric muscle (posterior belly)
3. 下颌舌骨肌　Mylohyoid muscle

4. 二腹肌（前腹）
   Digastric muscle (anterior belly)
5. 茎突舌骨肌　Stylohyoid muscle
6. 颈阔肌（*切断*）
   Platysma muscle *(cut)*

**⊃ 起点（下附着点）：** 胸锁乳突肌有 2 个头，胸骨头起自胸骨柄的前表面，锁骨头起自锁骨内 1/3 的上表面。

**⊃ 止点（上附着点）：** 胸锁乳突肌止于颞骨乳突的外侧面和上项线的外侧半。

**⊃ 功能** 胸锁乳突肌可使头向一侧倾斜，颈部屈曲旋转使面部朝向对侧上方。当双侧同时收缩时，可使头后仰。

**⊃ 神经支配　副神经**（CN XI、C2、C3）。

**⊃ 注释** 在用力吸气头后仰时，两侧的胸锁乳突肌同时收缩有助于上提喉。胸锁乳突肌是副神经支配的两块肌之一，虽然副神经被归为脑神经，但它没有任何起源于脑干的神经纤维。它的神经纤维起自上颈髓，所以它被归类为"真正的"脑神经是不准确的。

---

**🔒 临床拓展**

　　胸锁乳突肌（SCM）由副神经（CN XI）支配。该神经在胸锁乳突肌与斜方肌之间穿过颈后三角，易受损伤，副神经支配这两块肌肉。

　　**先天性斜颈** 是由于纤维组织瘤导致胸锁乳突肌收缩引起的。斜颈的表现为：头部向受损的一侧倾斜（同侧），脸向对侧转动。

　　**痉挛性斜颈** 常见于成人，可影响胸锁乳突肌或其他几块颈部肌肉。

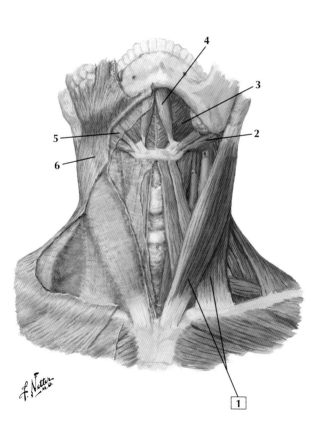

1. 胸骨舌骨肌
Sternohyoid muscle

2. 肩胛舌骨肌（上腹）
Omohyoid muscle (superior belly)

3. 肩胛舌骨肌（下腹）
Omohyoid muscle (inferior belly)

4. 甲状舌骨肌
Thyrohyoid muscle

**⊃ 起点** 胸骨舌骨肌起自胸骨柄和锁骨的内侧部。

**⊃ 止点** 胸骨舌骨肌止于舌骨体的下缘。

**⊃ 功能** 胸骨舌骨肌在吞咽后下拉舌骨（吞咽时舌骨升高）。

**⊃ 神经支配** 来自颈袢的 C1、C2 和 C3。

**◔ 注释**

　　胸骨舌骨肌属于舌骨下肌群。这些肌因为长而窄通常被称为"带状"肌。它们参与吞咽、说话和咀嚼过程中舌骨和甲状软骨的运动。

> **🩺 临床拓展**
>
> 　　舌骨下肌群或"带状肌"被一层颈筋膜包围，这层筋膜将颈部肌肉包裹在一个紧的筋膜鞘中。在这个狭窄的空间内**肿胀**可能会造成疼痛，并可能对邻近的结构造成损害。紧靠这层筋膜的深处是"气管前间隙"，位于气管和甲状腺的前方，它可以为感染的蔓延提供一个垂直的通道。

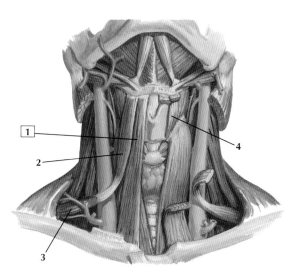

# 1-43　舌骨上、下肌群

1. 胸骨甲状肌
   Sternothyroid muscle
2. 甲状舌骨膜
   Thyrohyoid membrane
3. 舌骨　Hyoid bone

4. 甲状软骨　Thyroid cartilage
5. 环状软骨　Cricoid cartilage
6. 甲状腺　Thyroid gland
7. 气管　Trachea

⮑ **起点**　**胸骨甲状肌**起自胸骨柄后表面和第 1 肋软骨的边缘。

⮑ **止点**　胸骨甲状肌附着于甲状软骨板的斜线。

⮑ **功能**　胸骨甲状肌可以使吞咽时升高的喉下降。

⮑ **神经支配**　来自颈袢的 C2 和 C3。

🖲 **注释**

　　胸骨甲状肌属于舌骨下肌群。这些肌因为长而窄通常被称为"带状"肌。它们参与吞咽、说话和咀嚼过程中舌骨和甲状软骨的运动。

---

📷 **临床拓展**

　　舌骨下肌群或"带状肌"被一层颈筋膜包围，这层筋膜将颈部肌肉包裹在一个紧的筋膜鞘中。在这个狭窄的空间内**肿胀**可能会造成疼痛，并可能对邻近的结构造成损害。紧靠这层筋膜的深处是"气管前间隙"，位于气管和甲状腺的前方，它可以为感染的蔓延提供一个垂直的通道。

---

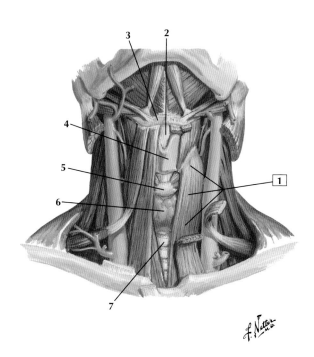

1. 肩胛舌骨肌　Omohyoid muscle
2. 胸骨舌骨肌　Sternohyoid muscle
3. 甲状舌骨肌　Thyrohyoid muscle
4. 茎突舌骨肌　Stylohyoid muscle
5. 二腹肌（后腹）
   Digastric muscle (posterior belly)

6. 胸锁乳突肌
   Sternocleidomastoid muscle
7.（后、中、前）斜角肌
   （前、中和后）　Scalenus
   muscles (posterior,medius, and
   anterior)

⊃ **起点**　**肩胛舌骨肌**由上、下两个肌腹组成。下腹起自肩胛骨上缘，靠近肩胛上切迹，然后穿过中间腱。上腹从中间腱开始，垂直向上延伸。

⊃ **止点**　肩胛舌骨肌上腹垂直向上止于舌骨下缘。下腹止于胸锁乳突肌深面的中间腱。

⊃ **功能**　肩胛舌骨肌可以下拉上提的舌骨。它还可以缩回和稳定舌骨。

⊃ **神经支配**　**颈袢的** C1、C2 和 C3 分支。

⊃ **注释**　肩胛舌骨肌参与吞咽、说话或咀嚼过程。当喉和舌骨升高后，肩胛舌骨肌与其他舌骨下肌共同作用，使喉和舌骨下降。
肩胛舌骨肌是一块特殊的"带状"肌，因为它起自肩部的肩胛骨。

🔒 **临床拓展**

　　舌骨下肌群或"带状肌"被一层筋膜包围，这层筋膜将颈部肌肉包裹在一个紧的筋膜鞘中。在这个狭窄的空间内**肿胀**可能会造成疼痛，并可能对邻近的结构造成损害。紧靠这层筋膜的深处是"气管前间隙"，位于气管和甲状腺的前方，它可以为感染的蔓延提供一个垂直的通道。

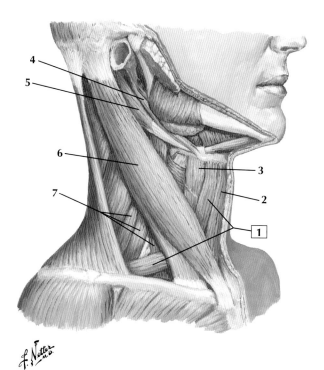

1. 甲状舌骨肌　Thyrohyoid muscle

2. 颈总动脉
   Common carotid artery

3. 胸骨舌骨肌
   Sternohyoid muscle

4. 颈袢（颈丛的 C1–C3）
   Ansa cervicalis (C1–C3 of cervical plexus)

5. 颈内静脉　Internal jugular vein

6. 颈外静脉　External jugular vein

7. 颈前静脉　Anterior jugular vein

⊃ **起点**　**甲状舌骨肌**起自甲状软骨板的斜线。

⊃ **止点**　甲状舌骨肌附着在舌骨体和舌骨大角的下缘。

⊃ **功能**　甲状舌骨肌可下拉舌骨，如果舌骨固定可使甲状软骨上提。

⊃ **神经支配**　随舌下神经走行的第 1 颈神经（C1）。

⊙ **注释**

甲状舌骨肌由 C1 支配，该神经纤维随最后一对脑神经——舌下神经（CN XII）一起走行。
甲状舌骨肌也是舌骨下肌群的一部分。

---

📷 **临床拓展**

颈部外伤可损伤颈袢（C1–C3）及其分支，导致舌骨上、下肌群瘫痪。由于这些肌在吞咽过程中起着至关重要的作用，因此吞咽困难就可能随之而来。

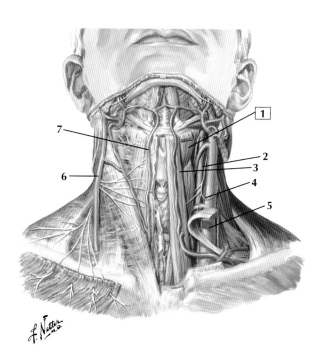

1. 茎突舌骨肌
   Stylohyoid muscle
2. 甲状舌骨肌
   Thyrohyoid muscle
3. 肩胛舌骨肌（上腹）
   Omohyoid muscle (superior belly)

4. 胸骨舌骨肌
   Sternohyoid muscle
5. 二腹肌中间腱的纤维环
   Fibrous loop for intermediate digastric tendon

⊃ **起点** **茎突舌骨肌**起自颞骨茎突。

⊃ **止点** 茎突舌骨肌附着于舌骨体。

⊃ **功能** 茎突舌骨肌可上提和后移舌骨，从而使口底拉长。

⊃ **神经支配** 面神经。

⊕ **注释**
　　茎突舌骨肌在其附着点附近被二腹肌的中间腱穿过。
　　茎突舌骨肌是起自茎突的 3 块肌之一，这 3 块肌中的每一块由不同的脑神经支配。另外两块肌是茎突咽肌（CN Ⅸ）和茎突舌肌（CN Ⅻ）。

---

🛡 **临床拓展**

　　茎突舌骨肌是稳定舌骨的肌之一。其对舌的运动、吞咽、说话和咀嚼功能都很重要，如果茎突受损，这些动作执行起来就会变得更加困难或痛苦。

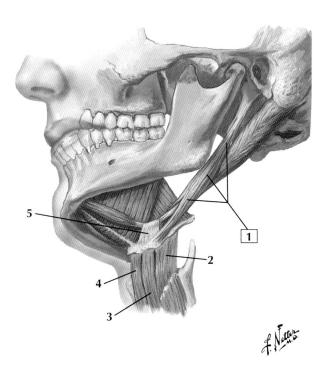

1. 二腹肌　Digastric muscle
2. 乳突　Mastoid process
3. 茎突　Styloid process

4. 舌骨舌肌　Hyoglossus muscle
5. 下颌舌骨肌　Mylohyoid muscle

⊃ **起点**　**二腹肌**有两个肌腹。后腹较长，起自颞骨乳突切迹；前腹起自下颌骨的二腹肌窝。

⊃ **止点**　两个肌腹止于穿过茎突舌骨肌的中间腱并连于舌骨体和舌骨大角。

⊃ **功能**　二腹肌可上提舌骨，当两个肌腹一起活动时，可通过下拉下颌骨协助翼外肌张口。

⊃ **神经支配**　二腹肌的前腹由下颌舌骨肌神经支配，它是三叉神经下颌神经的一个分支。后腹受面神经支配。

⊕ **注释**

二腹肌的两个肌腹是独立的，因为其由不同的脑神经支配。它们在吞咽和咀嚼过程中发挥重要作用。

---

🔲 **临床拓展**

二腹肌是对称张口的重要肌肉，并由翼外肌辅助完成。

---

外下面观

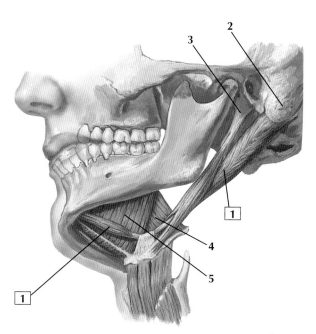

1. 环甲肌　Cricothyroid muscle
2. 甲状软骨板　Thyroid cartilage lamina
3. 甲状舌骨膜　Thyrohyoid membrane
4. 舌骨　Hyoid bone
5. 环状软骨　Cricoid cartilage

**起点** **环甲肌**起自环状软骨的前外侧。

**止点** 环甲肌止于甲状软骨的下面和下角。

**功能** 环甲肌可以伸展和紧张声带。

**神经支配** 迷走神经的喉上神经的外支。

**注释**

　　环甲肌由迷走神经的喉上神经细小的外支支配。喉上神经大部分神经纤维继续以内支穿过甲状舌骨膜，传导声带以上喉黏膜的感觉。

　　环甲肌与喉的其他肌相似，来源于胚胎时期的第四到第六对咽（鳃）弓。所有的喉部肌肉都由迷走神经支配。

---

**📷 临床拓展**

　　一侧喉上神经（迷走神经的分支）损伤将使同侧环甲肌瘫痪，因此，同侧声带不能完全伸展和绷紧，声音会受到影响。此外，同侧声带上方的喉黏膜感觉消失（喉上神经传导声带上方喉黏膜的感觉），这在一定程度上损害了保护性的**呛咳反射**，此反射通常可以防止异物吸入喉部。

---

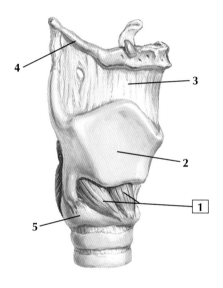

1. 杓斜肌
   Oblique arytenoid muscles
2. 杓横肌
   Transverse arytenoid muscles
3. 会厌 Epiglottis

4. 杓会厌襞 Aryepiglottic fold
5. 楔状结节 Cuneiform tubercle
6. 小角结节 Corniculate tubercle
7. 环状软骨 Cricoid cartilage

⊃ **起点** 杓斜肌和杓横肌起自杓状软骨。

⊃ **止点** 杓斜肌和杓横肌止点在对侧杓状软骨上。

⊃ **功能** 这些肌通过内收杓状软骨来关闭喉的入口，缩小了声门裂，也就是声带的间隙。

⊃ **神经支配** 迷走神经的喉返神经。

🖐 **注释**

杓斜肌的一些肌纤维继续向上，形成杓会厌肌。

---

📷 **临床拓展**

声带由迷走神经（CN X）支配的喉肌控制。在安静呼吸时，声带轻微外展以打开声门裂（声带的间隙）。在深呼吸时（深快呼吸），声带被环杓后肌最大限度地外展，进一步扩大声门裂。在发声过程中，声带的皱襞内收并紧张，产生类似簧片乐器的效应，引起声带黏膜振动，产生的声音被上呼吸道（咽、口腔、舌、唇、鼻和鼻旁窦）修饰。当屏住呼吸或举起重物时（**Valsalva 动作**），声门裂关闭，皱襞完全收紧。

后面观

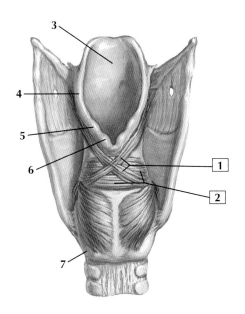

## 1. 环杓后肌　Posterior cricoarytenoid muscle

**⊃ 起点**　起自环状软骨板的后面。

**⊃ 止点**　附着于杓状软骨的肌突。

**⊃ 作用**　外展声带和扩大声门裂。

**⊃ 神经支配**　迷走神经的喉返神经。

**⊌ 注释**

　　环杓后肌非常重要, 因为它是唯一外展声带的肌肉。

---

**⊕ 临床拓展**

　　颈部手术 (例如: 甲状腺切除) 损伤喉返神经时可以使声带收紧, 导致声音嘶哑和 (或) 声门裂闭合。这是因为环杓后肌是唯一外展声带并保持声门裂开放的喉部肌肉。声带由迷走神经支配的喉肌控制。在安静呼吸时, 声带轻微外展以打开声门裂 (声带的间隙)。在深呼吸时 (深快呼吸), 声带被环杓后肌最大限度地外展, 进一步扩大声门裂。在发声过程中, 声带的皱襞内收并紧张, 产生类似于簧片乐器的效应, 引起声带黏膜振动, 产生的声音被上呼吸道 (咽、口腔、舌、唇、鼻和鼻旁窦) 修饰。当屏住呼吸或举起重物时 (**Valsalva 动作**), 声门裂关闭, 皱襞完全收紧。

---

后面观

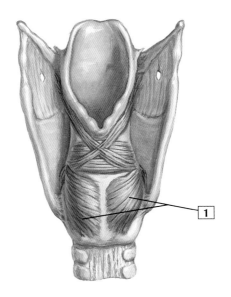

1. 杓斜肌的杓会厌部
   Aryepiglottic part of oblique
   arytenoid muscle
2. 环杓后肌　Posterior
   cricoarytenoid muscle
3. 甲杓肌的甲状会厌部
   Thyroepiglottic part of
   thyroarytenoid muscle
4. 甲杓肌
   Thyroarytenoid muscle
5. 环杓侧肌
   Lateral cricoarytenoid muscle
6. 声带肌　Vocalis muscle
7. 声韧带　Vocal ligament
8. 弹性圆锥　Conus elasticus

---

**注释**

喉部的肌很小，它们作用于喉软骨。

弹性圆锥最上面的部分增厚形成了声韧带。声带本身包含了一小部分肌，称为声带肌，它来自于甲杓肌的部分纤维。

除环甲肌外，所有喉肌均受迷走神经的喉返神经支配。所有这些肌来源于胚胎时期的第四到第六对咽（鳃）弓。

---

**临床拓展**

声带由迷走神经支配的喉肌控制。在安静呼吸时，声带轻微外展以打开声门裂（声带的间隙）。在深呼吸时（深快呼吸），声带被环杓后肌最大限度地外展，进一步扩大声门裂。在发声过程中，声带的皱襞内收并紧张，产生类似簧片乐器的效果，引起声带黏膜振动，产生的声音被上呼吸道（咽、口腔、舌、唇、鼻和鼻旁窦）修饰。当屏住呼吸或举起重物时（**Valsalva 动作**），声门裂关闭，皱襞完全收紧。

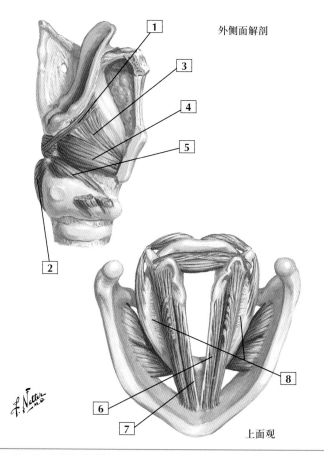

外侧面解剖

上面观

1.（前、中和后）斜角肌　Scalenus muscles (anterior, medius, and posterior)

⭘ **起点**　前斜角肌起自 C3-C6 椎体横突的前结节。中斜角肌和后斜角肌分别起自 C2-C7（中）和 C4-C6（后）椎体横突的后结节。

⭘ **止点**　前斜角肌附着于第 1 肋的斜角肌结节；中斜角肌附着于第 1 肋上表面；后斜角肌附着于第 2 肋外缘。

⭘ **作用**　前、中斜角肌上提第 1 肋，当肋固定时，它们还可以向前和侧向弯曲颈部，并将其旋转至对侧。后斜角肌上提第 2 肋，弯曲并轻微旋转颈部。

⭘ **神经支配**　前斜角肌由 C5-C7 的前支支配，中斜角肌由 C3-C8 的前支支配，后斜角肌由 C6-C8 的前支支配。

🛈 **注释**

斜角肌常被称为**椎侧肌**，它们形成了颈后三角底的大部分。臂丛在前、中斜角肌之间穿过。

---

🛄 **临床拓展**

斜角肌是呼吸的辅助肌，在深呼吸或用力呼吸时，有助于上提第 1、第 2 肋。它们构成颈后三角底的一部分，并与跨过胸锁乳突肌和斜方肌的副神经（CN XI）相交。膈神经（C3-C5）在前斜角肌的前表面下行止于并支配膈肌。颈部**外伤**会损伤这些神经。

---

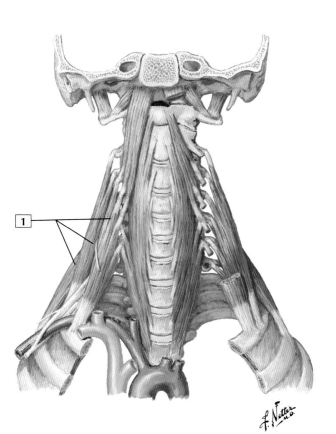

1

**1.头长肌**　Longus capitis muscle　　**2.颈长肌**　Longus colli muscle

**⊃ 起点**　头长肌起于 C3-C6 椎骨横突的前结节。颈长肌起自 T1-T3 椎体、C4-C7 椎体和 C3-C6 椎体的横突。

**⊃ 止点**　头长肌附着在枕骨的基底部。颈长肌附着于寰椎（C1）前结节、C2-C4 椎体和 C5-C6 椎骨横突。

**⊃ 作用**　这两块肌使颈部弯曲，虽然颈长肌薄弱，但它也可以使颈部轻微旋转和侧屈。

**⊃ 神经支配**　头长肌由 C1-C3 前支支配。颈长肌由 C2-C6 前支支配。

**❶ 注释**

　　头长肌和颈长肌位于颈椎前面，通常被称为椎前肌。它们协助其他肌屈曲颈椎。

---

> **🔒 临床拓展**
>
> 　　这些肌与斜角肌组成前群，常被称为椎前肌。它们被坚韧的椎前筋膜包裹，由于包裹紧密，它们不能耐受**肿胀**。椎前筋膜覆盖着颈椎体，其前面是**咽后间隙**（位于覆盖咽和食管后部的颊咽筋膜后方，颊咽筋膜是气管前筋膜的后部）。这个垂直间隙的**感染**向上可蔓延至颅底，向下至胸腔后纵隔。

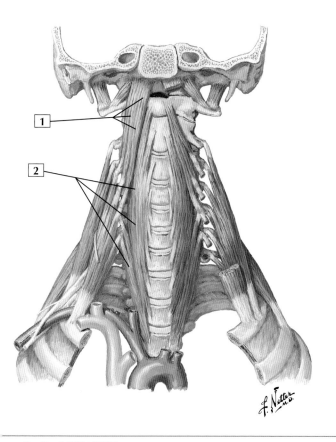

**1**

**2**

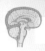

1. 眶上神经　Supraorbital nerve
2. 眶下神经　Infraorbital nerve
3. 颏神经　Mental nerve
4. 颊神经　Buccal nerve
5. 耳颞神经
   Auriculotemporal nerve
6. 锁骨上神经（C3, C4）
   Supraclavicular nerves (C3, C4)
7. 耳大神经（C2, C3）
   Great auricular nerve (C2, C3)
8. 枕大神经（C2）
   Greater occipital nerve (C2)

## 注释

　　面部的皮神经来自三叉神经（CN Ⅴ）的 3 个分支。眼神经分支主要是眶上神经和滑车上神经。上颌神经以眶下神经和颧颞神经为代表。下颌神经主要有颏神经、颊神经和耳颞神经。

　　头后的皮肤有枕大神经（C2 的后支）的皮神经分布；颈后的皮肤有颈神经后支分布。

　　第 1 颈神经（C1）几乎没有来自皮肤的感觉神经纤维，所以它通常不显示在皮节图上。

### 📷 临床拓展

　　面部的感觉通过三叉神经的 3 个分支传递。神经任何部位的损伤，包括面部本身的创伤（如面部撕裂伤），都可能导致**感觉丧失**。除非撕裂伤损害面神经的末梢分支，否则面部表情肌的神经支配不会受到影响。

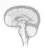

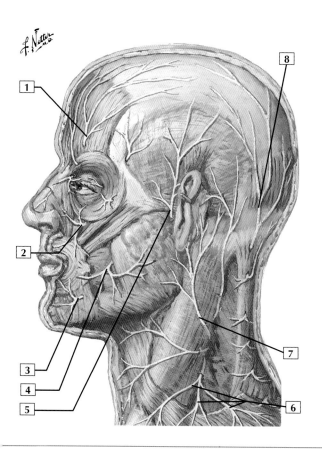

1. 穿茎乳孔的面神经主干
   Main trunk of facial nerve emerging from stylomastoid foramen

2. 腮腺　Parotid gland

3. 腮腺导管　Parotid duct

4. 颈支　Cervical branch

5. 下颌缘支
   Marginal mandibular branch

6. 面动、静脉
   Facial artery and vein

7. 颊支　Buccal branches

8. 颧支　Zygomatic branches

9. 颞支　Temporal branches

---

### 🕛 注释

面神经的主干从**茎乳孔**出来，分出几个小分支后，穿过腮腺，以 5 个主要终支组成的神经丛支配面部的表情肌。

这 5 个终支分别是颞支、颧支、颊支、下颌缘支和颈支。

---

### 🔒 临床拓展

通常由单纯疱疹病毒引起的面神经（CN Ⅶ）感染可导致单侧的急性面部表情肌瘫痪，这种情况称为 **Bell 麻痹**。受影响一侧的面部表情很少，例如，微笑或露齿困难；嘴角歪向未受影响的一侧（对侧）；患者不能眨眼，眼裂不能闭合，患侧额纹消失。通常，随着时间的推移，症状会消失，但这可能需要数周或数月的时间。

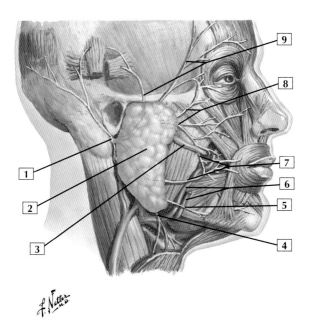

1. 睫状神经节　Ciliary ganglion
2. 睫状短神经
   Short ciliary nerves
3. 动眼神经下支　Inferior division of oculomotor nerve
4. 翼腭神经节
   Pterygopalatine ganglion
5. 展神经（CN Ⅵ）
   Abducens nerve (CN Ⅵ)
6. 眼神经（CN V₁）
   Ophthalmic nerve (CN V₁)
7. 动眼神经（CN Ⅲ）
   Oculomotor nerve (CN Ⅲ)
8. 滑车神经（CN Ⅳ）
   Trochlear nerve (CN Ⅳ)

### 🔔 注释

　　图中显示了到眼外肌（CN Ⅲ、CN Ⅳ 和 CN Ⅵ）运动支和自主神经的纤维。副交感神经纤维起自于脑干，与动眼神经一起穿**睫状神经节**。副交感神经节后纤维支配睫状肌（调节晶状体）和瞳孔括约肌。

　　**颈上神经节**中的交感神经节后纤维支配瞳孔开大肌。
　　眼眶的感觉来自于三叉神经的眼神经。

### 📷 临床拓展

　　单侧动眼神经损伤可使该神经支配的 4 块眼外肌（上、中、下直肌和下斜肌）和上睑提肌瘫痪，引起**眼肌麻痹和上睑下垂**。此外，动眼神经的副交感纤维也会受到影响，导致**瞳孔扩大**（支配瞳孔开大肌的交感神经没有受到损伤），以及患侧视近物**无法调节**晶状体。

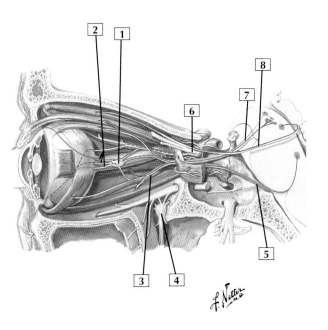

———— 传出神经纤维
———— 传入神经纤维
------ 交感神经纤维
·········· 副交感神经纤维

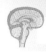
1. 滑车神经（CN Ⅳ）
   Trochlear nerve (CN Ⅳ)
2. 眼神经（CN V₁）
   Ophthalmic nerve (CN V₁)
3. 视神经（CN Ⅱ）
   Optic nerve (CN Ⅱ)
4. 动眼神经（CN Ⅲ）
   Oculomotor nerve (CN Ⅲ)

5. 展神经（CN Ⅵ）
   Abducens nerve (CN Ⅵ)
6. 三叉神经节
   Trigeminal (semilunar) ganglion
7. 额神经　Frontal nerve
8. 泪腺神经　Lacrimal nerve
9. 眶上神经　Supraorbital nerve

### 📍 注释

　　眶的感觉神经支配来自三叉神经的眼神经。眼神经的主要分支包括鼻睫神经、额神经和泪腺神经。感觉神经元胞体在**三叉（半月）神经节**。

　　眼外肌的神经支配来自动眼神经、滑车神经和展神经。

　　视神经由**视神经管**出眼眶。动眼神经、滑车神经、三叉神经的眼神经和展神经经**眶上裂**进入眶腔。

### 📷 临床拓展

　　三叉神经的眼神经是三叉神经最小的分支。它除了像另外两个分支一样具有传递感觉的功能之外，还将自主神经纤维经鼻睫神经带入眼球，并与**睫状神经节**（睫状节长、短根）相连。此外，它还将来自面神经（CN Ⅶ）的副交感纤维经泪腺神经带入泪腺，支配腺体分泌。泪腺分泌的泪液滋润眼角膜。眶外伤或眶内感染可能会影响这些重要的自主神经通路。

上面观

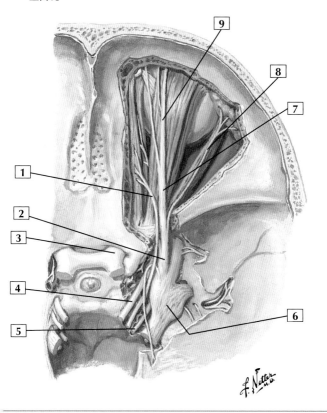

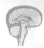 

1. 耳颞神经
   Auriculotemporal nerve

2. 鼓索　Chorda tympani

3. 舌神经　Lingual nerve

4. 下牙槽神经（切断）
   Inferior alveolar nerve *(cut)*

5. 下颌舌骨肌神经
   Nerve to mylohyoid muscle

6. 颏神经　Mental nerve

7. 下颌下神经节
   Submandibular ganglion

8. 颊神经和颊肌（切断）
   Buccal nerve and buccinator
   muscle *(cut)*

9. 下颌神经（CN V₃）（前支和后支）
   Mandibular nerve(CN $V_3$)
   (anterior division and posterior
   division)

### 🔱 注释

　　三叉神经的下颌神经经**卵圆孔**出颅，分为感觉和运动两部分。下颌神经支配由第一鳃弓衍化而来的骨骼肌的运动，最明显的是咀嚼肌。感觉成分主要有耳颞神经、颊神经、舌神经和下牙槽神经（下颌舌骨肌的神经从下牙槽神经分出）。

　　来自面神经的副交感神经节前纤维，经鼓索加入舌神经，在**下颌下神经节**内换元。副交感节后纤维支配舌下腺、下颌下腺和下颌黏膜下的小唾液腺。

---

### 📷 临床拓展

　　**三叉神经痛**是一种神经疾病，其特征是在三叉神经的三个分布区域中的一个或一个以上区域出现短暂而剧烈的面部疼痛。疼痛非常强烈，经常会引起患者面部肌肉抽搐。病因尚不清楚，但可能是来自血管对三叉神经节的压迫，通常是由触摸和冷空气拂面诱发。

外侧面观

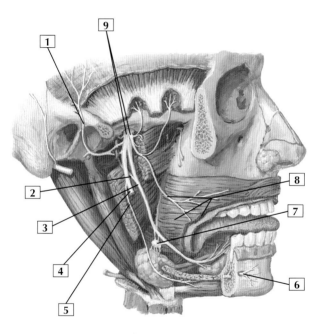

1. 嗅球　Olfactory bulb
2. 筛前神经的鼻内支、鼻外支（CN V₁）　Lateral internal nasal branch of anterior ethmoidal nerve (CN V₁)
3. 腭神经（CN V₂）（腭大神经；腭小神经）　Palatine nerves (CN V₂) (Greater palatine nerve; Lesser palatine nerve)
4. 鼻腭神经（CN V₂）　Nasopalatine nerve（CN V₂）
5. 翼管神经　Nerve (vidian) of pterygoid canal
6. 岩深神经　Deep petrosal nerve
7. 岩大神经　Greater petrosal nerve
8. 翼腭神经节　Pterygopalatine ganglion

### 🛈 注释

鼻腔的血管接受交感神经支配，并在较小程度上接受自主神经系统的副交感神经支配。

交感神经节后纤维在岩深神经中走行，功能主要是使血管舒缩。

面神经中的副交感节前纤维通过岩大神经和翼管神经进入**翼腭神经节**换元。节后纤维进入鼻黏膜、软腭、硬腭和鼻旁窦黏膜，这些纤维支配黏膜内的腺体和硬腭黏膜内的小唾液腺。

### 📷 临床拓展

**面部骨折**可能累及筛板骨折，双极嗅神经元的轴突穿过筛板。嗅神经的嗅丝被 3 层脑膜包被，并到达嗅球周围。脑膜的撕裂可导致脑脊液渗漏到鼻腔，并提供了从鼻腔到大脑的感染途径。

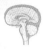

鼻腔外侧壁

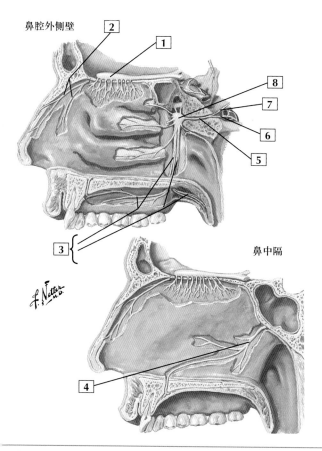

鼻中隔

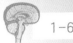
1. 鼻腭神经（鼻中隔支）
   Nasopalatine nerve (septal branch)
2. 翼管（节后分支，连接上颌神经 [CN V$_2$] 和翼腭神经节）Pterygoid canal (behind ganglionic branches connecting maxillary nerve [CN V$_2$] and pterygopalatine ganglion)
3. 上颌神经（CN V$_2$）
   Maxillary nerve (CN V$_2$)
4. 翼腭神经节
   Pterygopalatine ganglion
5. 眶下神经　Infraorbital nerve

6. 上牙槽后神经　Posterior superior alveolar nerve
7. 腭大和腭小神经　Greater and lesser palatine nerves
8. 腭小和腭大动脉
   Lesser and greater palatine arteries
9. 上牙槽前、中动脉　Anterior and middle superior alveolar arteries
10. 颞浅动脉
    Superficial temporal artery
11. 上颌动脉　Maxillary artery
12. 腭降动脉
    Descending palatine artery
13. 眶下动脉　Infraorbital artery
14. 蝶腭动脉
    Sphenopalatine artery

## ❶ 注释

　　一侧为神经，另一侧为动脉。该区域主要由**上颌神经**分支（V$_2$）和颈外动脉的**上颌动脉**分支供应。上颌牙齿和牙龈由后、中、前上牙槽神经血管束供应。

### 📌 临床拓展

　　**面中部骨折**（Le Fort 骨折）和（或）眶底的爆裂性骨折可能会损伤上颌神经分支，不仅影响神经分布相关区域的感觉，还影响离开**翼腭神经节**（副交感节后神经元所在）后加入上颌神经的副交感节后纤维。

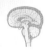

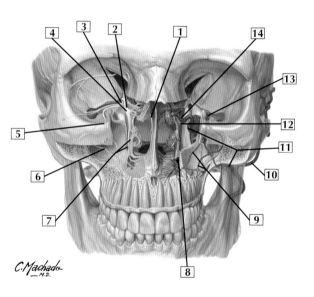

1. 翼管神经　Nerve (vidian) of pterygoid canal
2. 岩深神经　Deep petrosal nerve
3. 岩大神经
    Greater petrosal nerve
4. 耳神经节　Otic ganglion
5. 鼓索神经
    Chorda tympani nerve
6. 颈上神经节
    Superior cervical ganglion
7. 下颌下神经节
    Submandibular ganglion
8. 翼腭神经节
    Pterygopalatine ganglion
9. 睫状神经节
    Ciliary ganglion

**🛈 注释**

　　该示意图显示颅部的 4 对副交感神经节。随动眼神经走行的副交感节前神经纤维到**睫状神经节**交换神经元。随舌咽神经走行的副交感节前神经纤维到**耳神经节**内换元，随面神经走行的副交感节前神经纤维到**翼腭神经节**和**下颌下神经节**换元。

　　位于脊髓上胸段交感神经低级中枢中的神经元，其纤维上升形成交感神经干，到颈上神经节的节后神经元形成突触联系。交感神经节后纤维在血管或邻近的神经（岩深神经）走行至靶器官。这些交感神经节后纤维的功能主要是使血管舒缩。

> **🛡 临床拓展**
>
> 　　交感神经节前纤维通路中的任何单侧病变，如从脊髓上胸水平（T1-T4）到颈上神经节，或该神经节损伤，或由颈上神经节发出的节后纤维损伤，均能导致同侧 **Horner 综合征**。它的主要特征是同侧**瞳孔缩小**，轻微上睑下垂（由于上睑提肌瘫痪而导致眼睑下垂）、**无汗症**（汗腺功能丧失）和**面部潮红**（血管舒张异常）。

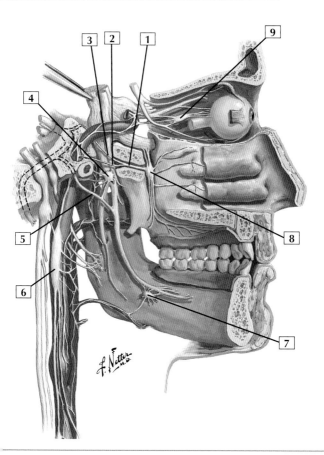

1. 视神经（CN Ⅱ）
   Optic nerve (CN Ⅱ)
2. 睫状神经节
   Ciliary ganglion
3. 上颌神经（CN V₂）
   Maxillary nerve (CN V₂)
4. 翼管动脉及神经　Artery
   and nerve of pterygoid canal
5. 岩大神经
   Greater petrosal nerve
6. 颈内动脉（岩段）和静脉丛
   Internal carotid artery
   (Petrosal part) and venous
   plexus

7. 面神经（CN Ⅶ）
   Facial nerve (CN Ⅶ)
8. 颈内动脉神经丛和交感神经丛
   Internal carotid nerve and
   sympathetic nerve plexus
9. 副神经（CN Ⅺ）
   Accessory nerve (CN Ⅺ)
10. 颈内静脉
    Internal jugular vein
11. 颈内动脉
    Internal carotid artery
12. 颈上神经节
    Superior cervical ganglion
13. 腭降动脉
    Descending palatine artery

### 🛈 注释

　　颈内动脉（ICA）的通路是曲折的。它通过颞骨岩部的颈动脉管进入颅骨，然后在破裂孔（软骨封闭）上方弯行向上，至后床突转向前，然后上升穿海绵窦，紧贴海绵窦内侧壁水平前，在前床突内侧旋转180°向后进入颅底的大脑动脉环（Willis环）。从颈动脉管到海绵窦伴随着颈内动脉的神经丛，以及来自颈上神经节的交感神经节后神经纤维丛（岩深神经）。岩深神经加入到岩大神经（CN Ⅶ的副交感神经节前神经）后，组成穿经翼管的翼管神经（vidian 神经）。

### 📷 临床拓展

　　从颈静脉孔出脑的脑神经（舌咽神经 CN Ⅸ，迷走神经 CN Ⅹ，副神经 CN Ⅺ），与海绵窦相关的脑神经（动眼神经 CN Ⅲ，滑车神经 CN Ⅳ，三叉神经的眼神经 CN V₁，上颌神经 CN V₂，展神经 CN Ⅵ）都与创伤或病理情况密切相关，如肿瘤、脓肿等。

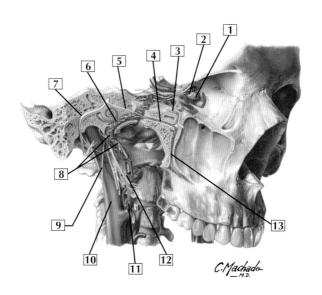

1. 膝神经节（CN Ⅶ）
   Geniculate ganglion (CN Ⅶ)
2. 岩大神经
   Greater petrosal nerve
3. 蜗神经节（螺旋神经节）
   Cochlear (spiral) ganglion

4. 前庭蜗神经（CN Ⅷ）
   Vestibulocochlear nerve (CN Ⅷ)
5. 鼓索　Chorda tympani nerve
6. 面神经管和面神经
   Facial canal and nerve
7. 前庭神经节
   Vestibular ganglion

### 🚫 注释

　　面神经和前庭蜗神经共同穿经**内耳道**。面神经在下降并通过茎乳孔出颅前，在面神经的膝神经节（感觉神经节）处急剧弯曲。经岩大神经发出节前副交感神经纤维到**翼腭神经节**换元，经鼓索到达**下颌下神经节**换元。

　　前庭蜗神经由传导听觉的蜗神经和传导平衡觉的前庭神经共同组成，是特殊躯体感觉纤维。这两个分支混合，离开内耳，经内耳道传递至脑。

### 📷 临床拓展

　　眩晕是一种涉及周围前庭系统或其与中枢神经系统关联的症状，其特征在于运动的错觉或感觉异常。听力损失可能是神经性聋，提示内耳或前庭蜗神经 CN Ⅷ的蜗神经异常。传导性听力损失提示外耳或中耳（鼓膜和／或中耳听小骨）异常。

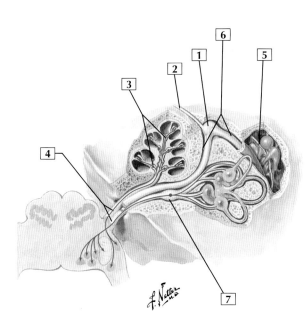

——　传入纤维

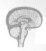
1. 面神经的膝神经节
   Geniculate ganglion of facial
   nerve
2. 岩大神经
   Greater petrosal nerve
3. 岩深神经
   Deep petrosal nerve
4. 岩小神经
   Lesser petrosal nerve
5. 耳神经节　Otic ganglion
6. 耳颞神经（CN V₃）
   Auriculotemporal nerve
   (CN V₃)
7. 腮腺　Parotid gland
8. 茎突咽肌和舌咽神经茎突咽支
   Stylopharyngeus muscle and

nerve branch from CN IX
9. 咽丛　Pharyngeal plexus
10. 舌咽神经颈动脉窦支
    （CN IX）Carotid branch of
    CN IX
11. 颈上神经节　Superior
    cervical ganglion
12. 迷走神经（CN X）
    Vagus nerve (CN X)
13. 颈静脉孔　Jugular foramen
14. 舌咽神经（CN IX）
    Glossopharyngeal nerve
    (CN IX)
15. 下泌涎核
    Inferior salivatory nucleus

## ❶ 注释

　　舌咽神经仅支配 1 块肌肉（茎突咽肌），接受咽部、舌后 1/3、中耳和咽鼓管处大量的一般感觉纤维。舌咽神经（CN IX）是来自胚胎第三咽（鳃）弓的神经，经颈静脉孔出颅。

　　舌后 1/3 的特殊味觉也由舌咽神经传导。心血管感觉纤维分布到邻近颈总动脉分叉的颈动脉体（化学感受器）和颈动脉窦（压力感受器）区域。

### 📷 临床拓展

　　在舌后 1/3 处放置压舌器可引发呕吐反射，触发恶心和软腭的上抬，主要由迷走神经（CN X）介导。

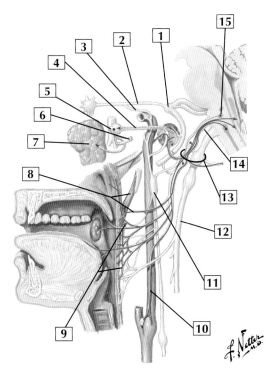

———————— 传出神经
———————— 传入神经
·················· 副交感神经纤维

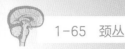

1. 舌下神经（CN XII）
   Hypoglossal nerve (CN XII)

2. 颈总动脉
   Common carotid artery

3. 颈襻（上根，下根）
   Ansa cervicalis(Superior root;
   Inferior root)

4. 迷走神经（CN X）
   Vagus nerve (CN X)

5. 锁骨下动、静脉
   Subclavian artery and vein

6. 膈神经
   Phrenic nerve

7. 副神经（CN XI）
   Accessory nerve (CN XI)

8. 颈内静脉
   Internal jugular vein

9. 枕小神经
   Lesser occipital nerve

10. 耳大神经
   Great auricular nerve

### ❶ 注释

颈丛起自 C1-C4 前支。肌支支配颈部的前部和外侧大部分肌肉，皮支分布于颈部皮肤。

颈襻（C1-C3）的神经分布到大部分的舌骨下肌群。

颈丛也参与膈神经三个脊神经根（C3、C4、C5）中的前两根，膈神经支配膈肌。

### 🔲 临床拓展

副神经（CN XI）支配同侧胸锁乳突肌和斜方肌，膈神经（C3-C5）支配同侧半的膈肌，单侧颈后三角损伤可损伤副神经（CN XI）、膈神经或臂丛神经干或束。正如在上肢部分看到的，臂丛神经支配肩部、臂、前臂和手的肌肉。当创伤严重时，应评估每条神经的完整性。

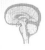

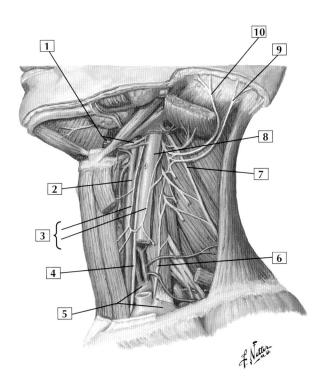

1. 面动脉和静脉
   Facial artery and vein
2. 下颌后静脉
   Retromandibular vein
3. 颈外静脉
   External jugular vein
4. 颈前静脉
   Anterior jugular vein
5. 甲状软骨　Thyroid cartilage
6. 胸锁乳突肌
   Sternocleidomastoid muscle
7. 斜方肌　Trapezius muscle
8. 甲状腺　Thyroid gland
9. 颈总动脉
   Common carotid artery
10. 颈内静脉
    Internal jugular vein
11. 甲状腺上动脉和静脉
    Superior thyroid artery and vein
12. 颈外动脉
    External carotid artery

---

**❶ 注释**

　　颈部的浅静脉包括颈外静脉及其主要属支。颈外静脉通常与颈内静脉相通，颈内静脉位于深处的颈动脉鞘。

　　颈部的主要动脉包括起自锁骨下动脉的主要分支（甲状颈干和肋颈干）和颈外动脉的几个分支。

---

> **🔒 临床拓展**
>
> 　　医生通常使用右侧的颈内静脉或颈外静脉来评估颈静脉脉搏，这提示心脏右心房静脉压力的情况。如果脉搏波形异常，可能预示出现某些病理情况，如右侧充血性心力衰竭、三尖瓣或其他异常。如果医生需要测定右心室压力，可以行**右心导管插入术**。可以经右颈内静脉或右锁骨下静脉，将导管穿过右头臂静脉，进入上腔静脉，然后进入右心房。

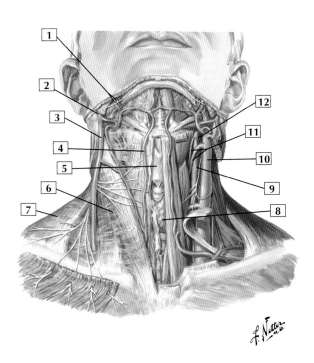

## 1-67 锁骨下动脉

1. 椎动脉　Vertebral artery
2. 肋颈干　Costocervical trunk
3. 肋间最上动脉
   Supreme intercostal artery
4. 胸廓内动脉
   Internal thoracic artery
5. 肩胛上动脉
   Suprascapular artery

6. 甲状颈干
   Thyrocervical trunk
7. 颈总动脉
   Common carotid artery
8. 颈横动脉
   Transverse cervical artery
9. 甲状腺下动脉
   Inferior thyroid artery

### 注释

　　锁骨下动脉以前斜角肌为界分为 3 部分。第一部分在前斜角肌的内侧，第二部分在前斜角肌后面，第三部分在前斜角肌肌外侧。锁骨下动脉的分支包括椎动脉、胸廓（乳）内动脉、甲状颈干、肋颈干、肩胛背动脉。

　　椎动脉向上穿 C6-T1 的 6 个颈椎横突孔，进入枕骨大孔；胸廓内动脉沿胸骨后面的外侧向下；甲状颈干发出甲状腺下动脉分布于甲状腺；颈横动脉分布于颈下部；肩胛上动脉分支至肩胛骨背侧；肋颈干发出颈深动脉至颈深部；肋间最上动脉至第 1、2 肋间隙；肩胛背动脉不恒定，可能起于颈横动脉。

### 临床拓展

　　锁骨下动脉的分支与围绕在肩关节的腋动脉分支形成吻合，与胸主动脉的分支——肋间后动脉在胸廓内形成吻合，与两侧颈外动脉分支跨过颈部和面部中线互相吻合，与胸廓内动脉和椎动脉（脑 Willis 动脉环）分支互相吻合。这些动脉吻合在该区域的血管系统受损时非常重要。

右侧示意图

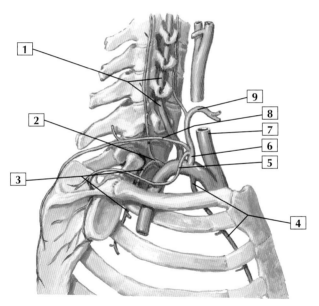

1. 颞浅动脉
   Superficial temporal artery
2. 枕动脉
   Occipital artery
3. 颈内动脉
   Internal carotid artery
4. 颈外动脉
   External carotid artery
5. 颈总动脉
   Common carotid artery
6. 甲状腺上动脉和喉上动脉
   Superior thyroid artery and
   Superior laryngeal branch
7. 咽升动脉
   Ascending pharyngeal artery
8. 舌动脉  Lingual artery
9. 面动脉  Facial artery
10. 耳后动脉
   Posterior auricular artery
11. 上颌动脉  Maxillary artery

---

### 注释

颈总动脉在颈部颈动脉鞘内上升。平甲状软骨上缘分为进入颅腔的颈内动脉和颈外动脉，颈外动脉供给颅外的表浅结构。

颈外动脉共有 8 个分支。这 8 个分支分布于颅外头部的大部分，但也有一些分支最终进入了颅内。如颈外动脉的一个终末支——上颌动脉的脑膜支和耳支。

### 临床拓展

当动脉血供因阻塞或创伤破裂而受到影响，颈外动脉的分支——甲状腺上动脉可跨过颈部中线和面部建立起侧支循环。

颞浅动脉的小分支供血到头皮。当头皮撕裂时会**大量出血**，因为小动脉被皮下坚硬的结缔组织牵引而撑开不能回缩所致。

颈外动脉分支

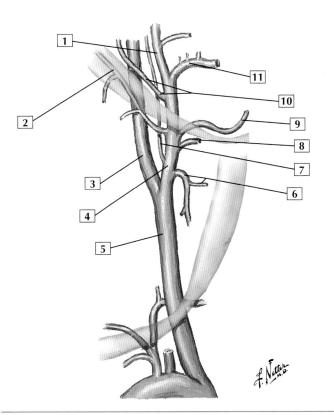

1. 蝶腭动脉
   Sphenopalatine artery
2. 上牙槽后动脉　Posterior superior alveolar artery
3. 蝶腭动脉的鼻中隔支
   Septal branches of sphenopalatine artery
4. 左、右腭大动脉　Left and right greater palatine arteries
5. 腭降动脉（翼腭窝内）
   Descending palatine artery in pterygopalatine fossa
6. 下牙槽动脉
   Inferior alveolar artery
7. 脑膜中动脉
   Middle meningeal artery
8. 颞深动脉和神经　Deep temporal arteries and nerves

## 注释

　　上颌动脉是颈外动脉的两个终支之一。在翼外肌表面或深面穿经，并在颞下窝内侧走行，分为 3 个部分。

　　该动脉第一部分——下颌后部，分支分布于鼓室和鼓膜、硬脑膜、下颌牙及牙龈、耳和颏部。第二部分为翼肌部，分支分布于咀嚼肌和颊肌。第三部分翼腭部，分支分布于上颌牙和牙龈、部分面部、眼眶、上颌、咽鼓管、鼻旁窦和鼻腔。

### 📷 临床拓展

　　**鼻出血**是一种常见的现象，通常发生在鼻前庭内血管丰富的区域和鼻中隔的前下侧（Kiesselbach 区）。上颌动脉和面动脉的鼻外侧支和鼻中隔支再发出许多鼻小动脉和细动脉。

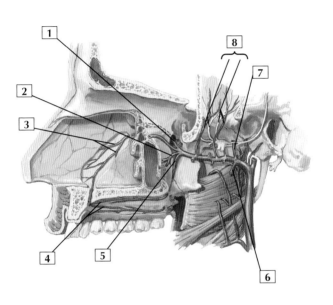

1. 脑膜中动脉
   Middle meningeal artery
2. 颊动脉　Buccal artery
3. 颈外动脉
   External carotid artery
4. 甲状腺上动脉
   Superior thyroid artery
5. 颈总动脉
   Common carotid artery
6. 锁骨下动脉
   Subclavian artery
7. 颈内动脉
   Internal carotid artery
8. 面动脉　Facial artery
9. 上颌动脉　Maxillary artery
10. 颞浅动脉
    Superficial temporal artery

## 注释

　　口腔和咽部的动脉主要起自颈外动脉的分支。**颈外动脉**分为 8 支：甲状腺上动脉、舌动脉、面动脉、咽升动脉、枕动脉、耳后动脉、上颌动脉、颞浅动脉。

　　上颌动脉发出分支分布于颞下区、鼻腔和咀嚼肌。上颌动脉分为 3 部分（图中显示一些分支）。

　　该动脉的第一部分——下颌后部，发出分支分布于鼓室和鼓膜、硬脑膜、下颌牙齿和牙龈、耳和颏部。第二部分为翼肌部，分支分布于咀嚼肌和颊肌。第三部分为翼腭部，分支分布与上颌牙和牙龈、部分面部、眼眶、上颚、咽鼓管、鼻旁窦和鼻腔。

### 📷 临床拓展

　　面动脉分支和上颌动脉分支间的吻合很常见，如果一条动脉受损，可建立起侧支循环。

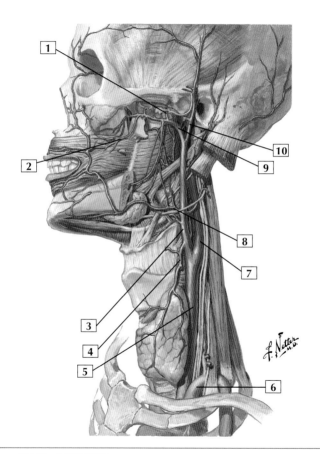

1. 翼丛　Pterygoid plexus
2. 喉上静脉
   Superior laryngeal vein
3. 甲状腺中静脉
   Middle thyroid vein
4. 甲状腺下静脉
   Inferior thyroid veins
5. 锁骨下静脉　Subclavian vein
6. 颈内静脉
   Internal jugular vein
7. 面、下颌后和舌静脉的总干
   Common trunk for facial,
   retromandibular, and lingual
   veins
8. 颈外静脉（切口）
   External jugular vein (cut)
9. 下颌后静脉
   Retromandibular vein
10. 颞浅静脉和动脉
    Superficial temporal vein and
    artery

### ❶ 注释

　　面部、口腔和咽部的静脉主要汇入**颈内静脉**。在颞下区，翼状静脉<u>丛</u>与海绵窦、眼眶和口腔的静脉相通。此区域的许多静脉和对应的动脉同名。

　　主要静脉如下：下颌后静脉接受来自颞区、颞下区（翼丛）、鼻腔、咽和口腔的属束。颈内静脉收集脑、面部、甲状腺和颈部的静脉血。颈外静脉收集颈部浅层、颈下、肩和上背部的静脉血，并常与下颌后静脉相通。

### 🅰 临床拓展

　　这些静脉通常没有瓣膜，因此提供了头部和颈部**感染扩散**的途径。翼状静脉丛与眼静脉（并通过这些静脉与海绵窦相连）、面静脉、颞浅静脉及其小属支相连，这些小属支也以导静脉的形式经颅骨流入硬脑膜静脉窦。

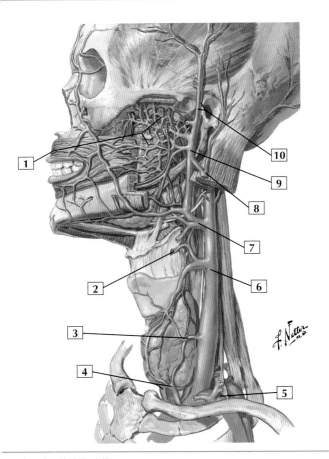

1. 前交通动脉
   Anterior communicating artery
2. 大脑前动脉
   Anterior cerebral artery
3. 颈内动脉
   Internal carotid artery
4. 大脑中动脉
   Middle cerebral artery
5. 后交通动脉
   Posterior communicating artery

6. 大脑后动脉
   Posterior cerebral artery
7. 小脑上动脉
   Superior cerebellar artery
8. 基底动脉　Basilar artery
9. 小脑下前动脉　Anterior inferior cerebellar artery
10. 椎动脉（切断）
    Vertebral artery (cut)
11. 小脑下后动脉　Posterior inferior cerebellar artery

### 🛈 注释

　　颈内动脉和椎动脉的分支供应脑。进入枕骨大孔后，两支椎动脉汇合形成基底动脉。后者在脑干前继续向前延伸，其分支与颈内动脉分支吻合，形成大脑动脉环（**Willis 环**）（虚线）。

　　脑的前循环围绕着大脑前动脉和大脑中动脉。后循环环绕椎 - 基底动脉系统和大脑后动脉。一般来说，供应脑的动脉是终末动脉，有充足的吻合来代偿闭塞的动脉。

---

### 📷 临床拓展

　　**蛛网膜下腔出血**最常见的原因是端脑和脑干动脉的一个囊状动脉瘤破裂。**小动脉瘤**通常发生在动脉的分叉处，约85% 发生在大脑前动脉、颈内动脉和大脑中动脉分支之间。

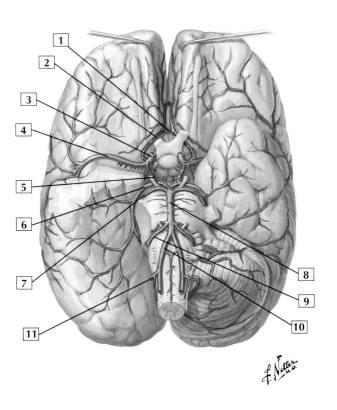

1. 下矢状窦
   Inferior sagittal sinus
2. 前和后海绵窦
   Anterior and Posterior
   intercavernous sinuses
3. 乙状窦　Sigmoid sinus
4. 横窦　Transverse sinus
5. 枕窦　Occipital sinus
6. 窦汇　Confluence of sinuses
7. 上矢状窦
   Superior sagittal sinus
8. 直窦　Straight sinus
9. 大脑大静脉（Galen 静脉）
   Great cerebral vein (of Galen)

**ℹ 注释**

　　硬脑膜静脉窦形成于硬脑膜的骨膜层和脑膜层之间。上矢状静脉窦和下矢状静脉窦收集脑的浅层和深部区域的静脉血。脑的静脉血，大部分汇聚到硬脑膜窦中，最终流入颈内静脉，少量汇入椎静脉。

　　发生感染时，细菌等可以进入这些硬脑膜静脉窦并扩散到头部的其他区域。

> **📷 临床拓展**
>
> 　　大部分来自大脑皮质的血管，从皮质表面穿过蛛网膜下腔，穿蛛网膜和硬脑膜层，注入上矢状窦。随着年龄的增长，脑容量会减少，而这种萎缩变小的脑在颅顶的剧烈运动时（通常是由于老年人跌倒和头部撞击），可能会引发导静脉撕裂，会在蛛网膜和硬脑膜之间发生出血，即**硬膜下血肿**。

矢状面

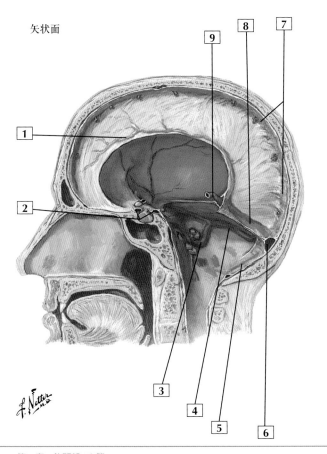

1. 板障静脉　Diploic veins
2. 上矢状窦
　 Superior sagittal sinus
3. (蛛网膜)颗粒小凹
　 Granular foveola (indentation of
　 skull by arachnoid granulation)
4. 外侧(静脉)隐窝
　 Lateral (venous) lacuna
5. 下矢状窦
　 Inferior sagittal sinus
6. 脑膜中血管
　 Middle meningeal vessels

7. 软脑膜　Pia mater
8. 蛛网膜下腔　Subarachnoid space
9. 蛛网膜　Arachnoid mater
10. 硬脑膜(骨膜层和脑膜层)
　　 Dura mater (periosteal and
　　 meningeal layers)
11. 大脑的静脉(穿过硬膜下
　　 腔进入静脉窦)　Cerebral
　　 veinpenetrating subdural space
　　 toenter sinus
12. 蛛网膜粒
　　 Arachnoid granulation

## 🛈 注释

　　脑膜包括硬脑膜(骨膜层和脑膜层)、蛛网膜和软脑膜。
在蛛网膜下腔，收集皮质的大脑静脉血管，并浸泡在脑脊液
中。这些脑静脉最终将静脉血引流到硬脑膜静脉窦内。

　　蛛网膜粒是簇状的蛛网膜绒毛，突入上矢状窦，
将循环脑脊液送回静脉系统。脉络丛每天产生大约
500~700ml 脑脊液。一些脑脊液也被衬在脑和脊髓表
面的小静脉吸收。

### 📷 临床拓展

　　头皮的静脉通过导静脉与硬脑膜窦相通。因为导静脉
没有瓣膜，头皮的**感染**可以进入颅腔。因此，应彻底清洗
**头皮伤口**，防止感染。板障静脉(颅骨的板障或者骨松质
的静脉)也与导静脉相连，并可能流入硬脑膜窦。

冠状面

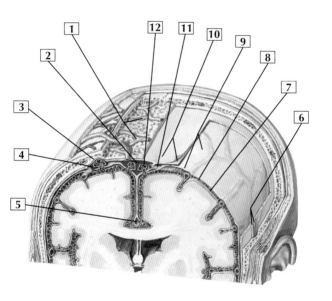

1. 腮腺　Parotid gland
2. 面神经主干（出茎乳突孔）
   Main trunk of facial nerve
   emerging from stylomastoid
   foramen
3. 胸锁乳突肌
   Sternocleidomastoid muscle
4. 颈外静脉
   External jugular vein
5. 面神经的颞支　Temporal
   branches of facial nerve
6. 腮腺管　Parotid duct
7. 咬肌　Masseter muscle
8. 面动、静脉
   Facial artery and vein
9. 面神经颈支（CN Ⅶ）
   Cervical branch of facial nerve
   (CN Ⅶ)

### 注释

　　腮腺是 3 对唾液腺中最大的腺体。腮腺管从腮腺前缘水平发出，穿过颊肌，进入口腔上颌第二磨牙对面的颊黏膜处。

　　面神经（CN Ⅶ）经**茎乳突孔**出颅，经腮腺，并在面部发出 5 个分支，即颞支、颧支、颊支、下颌缘支和颈支。这些神经支配面部表情肌。

### 临床拓展

　　肿瘤切除或面部创伤所致的腮腺手术会危及面神经（CN Ⅶ）的终末运动支，可导致面部一块或多块肌肉的瘫痪或无力。

　　**结石**可能阻塞腮腺管（Stensen 管），需要清除。

　　腮腺受舌咽神经（CN Ⅸ）支配，通过副交感节前神经纤维经岩小神经到耳神经节，在节内交换神经元后，并经三叉神经的耳颞神经，节后纤维到达腺体。

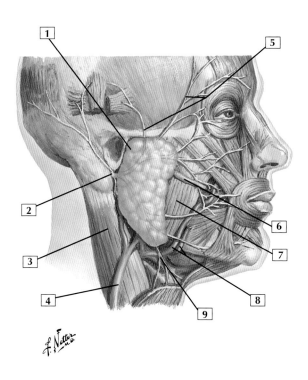

1. 泪腺眶部
   Orbital part of lacrimal gland
2. 半月皱襞和泪湖  Plica semilunaris and lacrimal lake
3. 泪阜
   Lacrimal caruncle
4. 下泪乳头和下泪点
   Inferior lacrimal papilla and punctum
5. 下鼻道  Inferior nasal meatus
6. 鼻泪管  Nasolacrimal duct
7. 泪囊  Lacrimal sac
8. 泪小管  Lacrimal canaliculi

## 注释

泪器由分泌泪液的泪腺和一个收集管道系统组成。泪腺排泄管将泪液从腺体输送到结膜囊，然后泪小管将泪液收集到泪囊。接着泪水沿鼻泪管流进下鼻甲下方的下鼻道。

泪液的产生是由面神经（CN Ⅶ）的副交感神经控制的，最终通过泪腺神经到达泪腺，泪腺神经是三叉神经眼神经（CN V$_1$）的一个分支。

人类的半月皱襞是我们的鳍状膜（第三个透明的眼睑）的残余部分。这些鳍状膜在许多其他脊椎动物中都能看到，尤其是鸟类、爬行动物和一些哺乳动物。

### 临床拓展

泪液中含有白蛋白、乳铁蛋白、溶菌酶、脂质、代谢物和电解质，并提供一层保护层，帮助保持角膜湿润，防止感染。因泪液分泌不足引起的**干眼症**并不少见，可以用润滑保湿眼药水或处方药进行治疗。

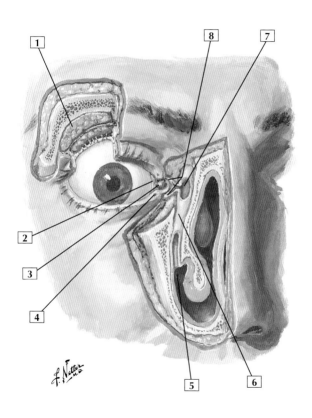

1. 角膜　Cornea

2. 晶状体　Lens

3. 虹膜　Iris

4. 睫状体和睫状肌
Ciliary body and ciliary muscle

5. 视网膜的视部
Optic (visual) part of retina

6. 脉络膜　Choroid

7. 巩膜　Sclera

8. 黄斑中的中央凹
Fovea centralis in macula

9. 视神经（CN Ⅱ）
Optic nerve (CN Ⅱ)

10. 玻璃体　Vitreous body

11. 前房　Anterior chamber

### 🕛 注释

　　眼球壁有三层：外层由巩膜和透明的角膜组成；中层的血管色素层，由脉络膜、睫状体和虹膜组成；最内层即神经层——视网膜。

　　视网膜黄斑部位的凹陷为**中央凹**，是一个无血管的区域，包含视锥细胞但没有视杆细胞，此区域是视网膜感光最敏锐的部位。

　　光线通过眼的屈光系统进入视网膜，其由角膜、房水、晶状体和玻璃体组成。

### 🔒 临床拓展

　　晶状体混浊称为**白内障**。治疗通常包括手术摘除晶状体，植入塑化晶状体，然后用眼镜矫正视力。**青光眼**通常由于房水再吸收不良而引起眼压的增高。这种增高的眼压可能会损害视网膜。

水平面

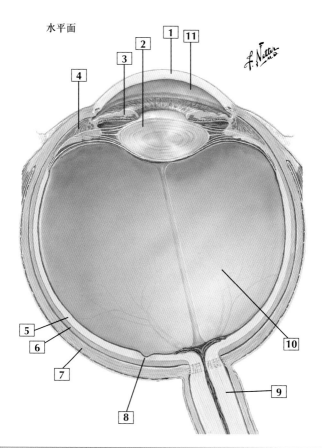

1. 角膜　Cornea
2. 小梁网　Trabecular meshwork
3. 巩膜静脉窦（Schlemm 管）
   Scleral venous sinus (canal of Schlemm)
4. 巩膜　Sclera
5. 睫状体　Ciliary body
6. 睫状肌（纵行及环形纤维）
   Ciliary muscle (meridional and circular fibers)
7. 睫状小带　Zonular fibers
8. 后房　Posterior chamber
9. 瞳孔开大肌
   Dilator pupillae muscle
10. 瞳孔括约肌
    Sphincter pupillae muscle
11. 晶状体　Lens
12. 虹膜襞　Folds of iris
13. 前房　Anterior chamber

### 注释

　　眼球在睫状小带和虹膜之间的区域是后房。它通过虹膜上的瞳孔与位于虹膜和角膜之间的前房相通。**房水**是由睫状体的睫状突持续产生的，充满前、后房，并汇入小梁网和巩膜静脉窦。

　　虹膜内两种平滑肌，即瞳孔开大肌和瞳孔括约肌，分别开大和缩小瞳孔。

　　睫状体的括约肌功能由其环形纤维收缩引起，收缩时睫状小带松弛，晶状体形状变得更圆，聚焦于眼睛近处物体。

### 📷 临床拓展

　　眼压升高超过正常限度引起**青光眼**。通常是由于对经由巩膜静脉窦（Schlemm 管）的房水回流受阻所致。眼压的增高会损害视神经盘，视网膜神经节细胞的轴突穿视神经盘后，形成视神经到达脑干。

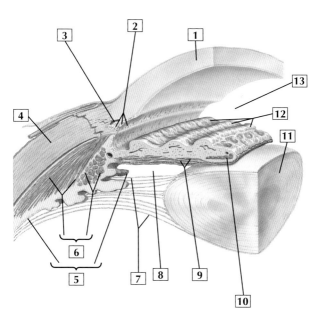

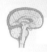

1. 砧骨　Incus
2. 锤骨（头）Malleus (head)
3. 鼓膜　Tympanic membrane
4. 蜗（圆）窗
   Cochlear (round) window
5. 咽鼓管
   Auditory tube (eustachian)
6. 耳蜗　Cochlea

7. 前庭蜗神经（CN Ⅷ）
   Vestibulocochlear nerve
   (CN Ⅷ)
8. 半规管、壶腹、椭圆囊和球囊
   Semicircular ducts, ampullae,
   utricle, and saccule
9. 前庭窗（椭圆窗）上的镫骨
   Stapes in vestibular (oval)
   window

**ℹ 注释**

外耳由耳廓和外耳道组成。

中耳由鼓室和 3 块听小骨组成。鼓室外侧壁是鼓膜，内侧壁上有椭圆窗和圆窗。听小骨包括锤骨、砧骨和镫骨。中耳通过咽鼓管与鼻咽部相连。通过咽鼓管，空气可以进出中耳鼓室，保持鼓膜两侧的压力平衡。

内耳由耳蜗的听器和前庭器组成。听器和前庭器由前庭蜗神经（CN Ⅷ）支配。

外耳有来自三叉神经的下颌神经（CN $V_3$）、面神经（CN Ⅶ）和迷走神经（CN Ⅹ）的感觉分支分布。中耳为舌咽神经（CN Ⅸ）分布。

**🩺 临床拓展**

　　急性**外耳炎**，俗称游泳耳，是一种外耳的炎症或感染。急性**中耳炎**是中耳的炎症，常见于 15 岁以下的儿童。

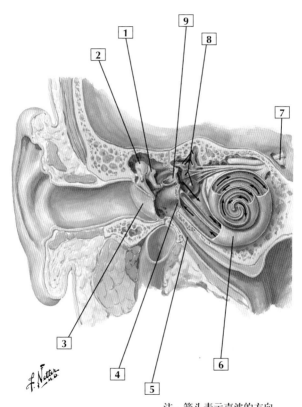

注: 箭头表示声波的方向

1. 乳突窦　Mastoid antrum
2. 砧骨　Incus
3. 鼓索（CN Ⅶ分支）
   Chorda tympani (branch of
   CN Ⅶ)
4. 鼓膜张肌和肌腱（*切断*）
   Tensor tympani muscle and tendon *(cut)*
5. 锤骨柄　Handle of malleus

6. 咽鼓管　Auditory tube
   (eustachian)
7. 鼓膜　Tympanic membrane
8. 茎突　Styloid process
9. 面神经（CN Ⅶ）
   Facial nerve (CN Ⅶ)
10. 乳突小房　Mastoid cells

**（！）注释**

　　中耳由鼓室和 3 个听小骨组成，图中显示锤骨和砧骨。鼓室外侧壁为鼓膜，可见鼓膜与锤骨柄相连，附着于咽鼓管和锤骨柄间的鼓膜张肌，可以缓解鼓膜的过度振动。咽鼓管允许空气进出中耳鼓室，并帮助平衡中耳内的空气压力。

---

**🞄 临床拓展**

　　**巨大的声音**可能损害耳。在某种程度上，鼓膜张肌和镫骨肌（图中未显示）有助于缓解听小骨的过度振动。

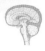

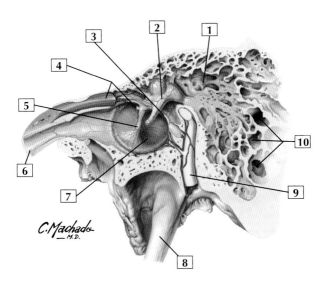

C. Machado
— M.D.

1. 额窦　Frontal sinus
2. 中鼻甲　Middle nasal concha (turbinate)
3. 中鼻道　Middle nasal meatus
4. 下鼻甲（骨）　Inferior nasal concha (turbinate)
5. 咽鼓管开口　Opening of auditory tube (eustachian)
6. 咽扁桃体（增大为腺样体）　Pharyngeal tonsil (adenoid if enlarged)
7. 蝶窦　Sphenoidal sinus
8. 蝶鞍上的垂体　Hypophysis (pituitary gland) in sella turcica

### 注释

鼻外侧壁的特征是有 3 个鼻甲（如果没有黏膜覆盖称为骨性鼻甲）。每个鼻甲下方的间隙是鼻道。

鼻泪管开口于下鼻道。额窦和上颌窦开口于中鼻道。此外，前组和中组筛窦开口于中鼻甲下方的中鼻道。后组筛窦开口于上鼻道，蝶窦开口于蝶筛隐窝。

该区域的血供由上颌动脉发出的蝶腭动脉分布，一般感觉的神经来自上颌神经（三叉神经第二支 CN $V_2$），嗅神经（CN I）分布于嗅区，面神经（CN VII）的运动纤维经**翼腭神经节**换元后到达黏液腺。

### 临床拓展

鼻 - 鼻窦炎是发生于鼻腔或鼻旁窦（特别是筛窦和上颌窦）的炎症。这种感染通常由呼吸道病毒或继发性细菌感染引起。临床表现为鼻充血、面部疼痛和压痛、分泌物、发热、头痛、上颌牙痛和口臭。

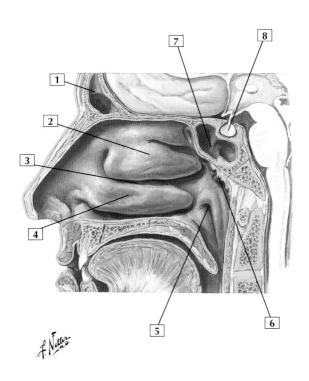

1. 面神经分支（CN Ⅶ）
   Branches of facial nerve
   (CN Ⅶ)
2. 面横动脉
   Transverse facial artery
3. 腮腺管 Parotid duct

4. 舌下腺 Sublingual gland
5. 下颌下腺管
   Submandibular duct
6. 下颌下腺
   Submandibular gland
7. 腮腺 Parotid gland

---

### ❶ 注释

　　腮腺通过腮腺管连于口腔。下颌下腺通过下颌下腺管连于口腔底，该导管位于口腔黏膜下方，与舌神经关系密切。舌下腺通过舌前下方的几条小管开口于舌下襞。

　　腮腺是浆液性腺，而下颌下腺大部分是浆液性腺和部分黏液性腺。舌下腺几乎完全是黏液性腺。

　　小唾液腺存在于硬腭、脸颊、舌和口唇的黏膜上。

---

### ☐ 临床拓展

　　有时一个小结石会阻塞腮腺管或下颌下腺管。此外，这两个腺体都可能患有肿瘤，需要切除。在腮腺手术中，外科医生必须非常小心，避免碰到面神经的终末分支，这些分支在离开茎乳孔后穿过腮腺。

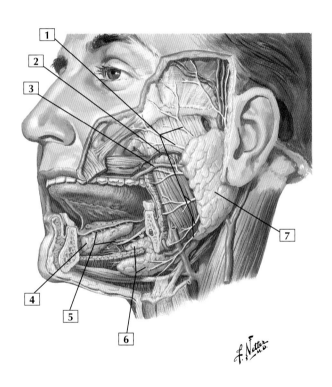

1. 喉上神经
   Superior laryngeal nerve
2. 甲状腺上动脉
   Superior thyroid artery
3. 上甲状旁腺
   Superior parathyroid gland
4. 下甲状旁腺
   Inferior parathyroid gland

5. 甲状颈干
   Thyrocervical trunk
6. 喉返神经
   Recurrent laryngeal nerve
7. 甲状腺下动脉
   Inferior thyroid artery
8. 甲状腺右叶
   Right lobe of thyroid gland

---

**🕪 注释**

　　由于甲状旁腺的胚胎发育，致使下甲状旁腺的位置可能不同。虽然大多数人有 4 个甲状旁腺，但超过 4 个的甲状旁腺并不少见，而且位置上有一些变化。

　　在颈部手术中，术者应非常重视喉返神经的位置。这两支喉返神经通常上行于气管食管间沟内，并与甲状腺的左、右叶密切相关。右喉返神经勾绕右侧锁骨下动脉，而左喉返神经勾绕主动脉弓。

---

**🛅 临床拓展**

　　年龄在 40 岁以下的**甲状腺功能亢进**患者中最常见的类型是 Graves 病。甲状腺激素的过量释放会导致组织基础代谢率升高，并出现代谢升高的症状，如兴奋、潮红、皮肤发热、心悸、气短、震颤、眼球突出、黏液水肿、甲状腺肿。

　　原发性**甲状旁腺功能亢进**导致分泌过多的甲状旁腺激素，增加血浆钙水平，骨中的钙沉积减少。正常情况下，人体约 99% 的钙储存在骨骼中。

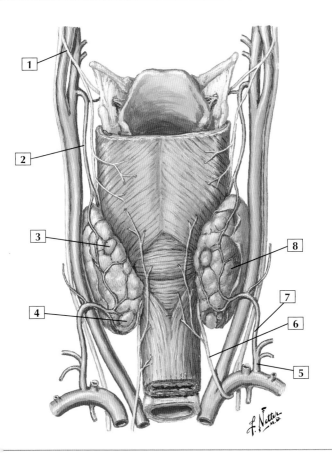

1. 鼻后孔　Choanae
2. 鼻咽部　Nasopharynx
3. 口咽部　Oropharynx
4. 喉咽部　Laryngopharynx

5. 梨状隐窝　Piriform fossa
6. 会厌　Epiglottis
7. 悬雍垂　Uvula
8. 软腭　Soft palate

### ❶ 注释

　　咽部由鼻咽部、口咽部和喉咽部组成。鼻咽部位于鼻腔后面。口咽部位于软腭和会厌之间，位于口腔后。喉咽部也称为下咽部，位于咽的较低部，会厌和食管入口之间。

　　吞咽时，食物从口腔进入口咽，软腭隆起，封闭鼻咽部。会厌向下弯曲，喉向上移动，关闭喉入口。食团越过会厌，通过梨状隐窝进入食管的上部。

### 📷 临床拓展

　　细小的骨（鱼刺）会嵌在梨状隐窝内，引起剧烈疼痛和窒息或作呕的感觉。在去除鱼刺时必须谨慎，以免损伤下层的黏膜，因为喉上神经的内支（感觉喉咽部和声带上方的喉）正好位于黏膜之下。

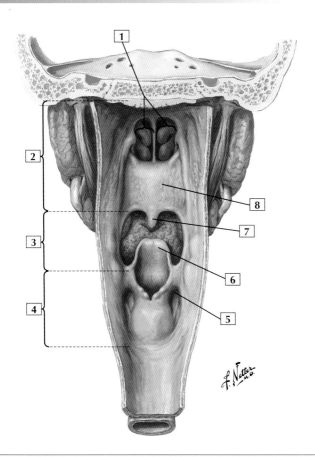

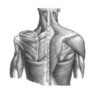

# 第 2 章

## 背部和脊柱区

## 骨和骨连结

## 骨骼肌

1. 寰椎（C1） Atlas (C1)
2. 第 1 胸椎 T1
3. 第 1 腰椎 L1
4. 尾骨 Coccyx
5. 骶骨（S1–S5） Sacrum (S1–S5)

6. 腰椎 Lumbar vertebrae
7. 胸椎 Thoracic vertebrae
8. 颈椎 Cervical vertebrae
9. 枢椎（C2） Axis (C2)

### ❶ 注释

　　脊柱由 7 块颈椎、12 块胸椎、5 块腰椎、5 块骶椎（融合成 1 块骶骨）和 4 块尾椎（最后 3 块融合）构成。

　　脊柱的初级生理弯曲包括胸曲和骶曲。次级生理弯曲包括颈曲和腰曲。次级生理弯曲是婴幼儿时期开始抬头动作以支撑头部重量，以及完成坐、站等动作以支撑体重时形成的。

　　颈椎和腰椎较脊柱其他区域的椎体具有更大的活动度。

　　**椎间盘**分隔两个相邻的椎体（除去寰椎和枢椎之间以及骶椎和尾椎之间）

### ⬛ 临床拓展

　　胸椎或腰椎严重的侧弯和旋转扭曲称为**脊柱侧凸**。胸椎的严重屈曲称为椎体后突（驼背），腰椎严重前突称为**脊柱前突症**（凹背症）。

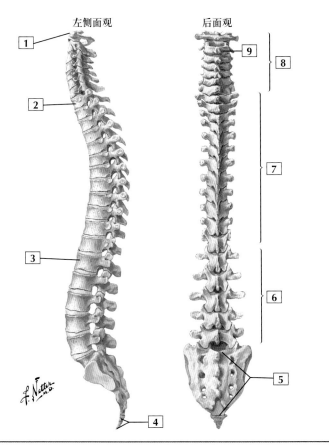

左侧面观

后面观

1. 椎体　Body
2. 横突　Transverse process
3. 横突孔
　　Foramen transversarium
4. 椎弓根　Pedicle
5. 椎弓板　Lamina
6. 齿突　Dens
7. 棘突　Spinous processes

### ❶ 注释

　　第 1、2 颈椎分别称为寰椎和枢椎（参见第 1 章头颈部），颈椎间具有一定的活动度。

　　典型的颈椎具有椎体、椎弓根、椎弓板和突起。

　　颈椎的横突有横突孔，其间有椎动脉穿行。

　　下方的图显示连接的第 2 到第 7 颈椎和第 1 胸椎。第 7 颈椎由于棘突很长被称为隆椎，通常是第一个可以观察和触诊的棘突。图中去除了相邻椎体之间的椎间盘。

---

#### 🔧 临床拓展

　　颈椎的**椎间盘突出症**（髓核的突出，见图 2-5）通常在没有创伤的情况下发生，与髓核的脱水有关系。如果突出物压迫了脊神经的神经根则可以产生感觉和运动的功能丧失。常见的颈椎椎间盘突出的位置为 C5-C6 或者 C6-C7 的椎间盘。

---

上面观

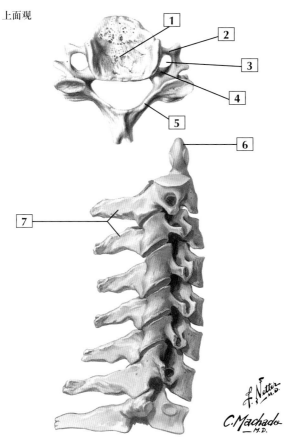

1. 椎孔　Vertebral foramen
2. 椎板　Lamina
3. 椎弓根　Pedicle
4. 椎体　Body
5. 下关节突和关节面　Inferior articular process and facet
6. 棘突　Spinous process
7. 椎下切迹　Inferior vertebral notch
8. 下肋凹　Inferior costal facet
9. 横突肋凹　Transverse costal facet
10. 上肋凹　Superior costal facet

### 🚯 注释

　　典型的胸椎具有肋凹结构。上肋凹与相应肋骨的肋头形成关节，下肋凹与下位肋骨形成关节，横突肋凹与相应肋骨的肋结节形成关节。

　　椎体、椎弓根和椎弓板闭合成椎孔，脊髓及其脊膜位于其中。

　　胸椎的棘突较长且伸向后下。

　　胸部脊柱具有一定的活动度，但是被肋骨与后面椎骨以及前面胸骨的关节限制。

---

### 📷 临床拓展

　　胸椎与肋骨经关节形成粗壮的胸廓，可以保护胸部脏器。胸椎的运动与腰椎和颈椎相比活动范围比较有限。**骨质疏松症**是当骨失去钙质时发生的一种代谢性疾病。椎体最容易发生骨质疏松症而产生骨折。

---

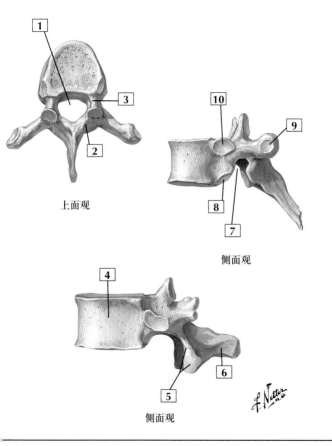

上面观

侧面观

侧面观

## 2-4 腰椎

1. 椎体　Vertebral body
2. 椎孔　Vertebral foramen
3. 椎弓根　Pedicle
4. 横突　Transverse process
5. 上关节突

　　Superior articular process

6. 椎弓板　Lamina
7. 棘突　Spinous process
8. 乳突

　　Mammillary process
9. 副突

　　Accessory process

---

### ❶ 注释

　　典型的腰椎具有粗大的椎体和宽大的横突，可以支持躯干的重量并且为躯干和背部肌肉提供附着点。

　　脊椎的腰部可以产生一定的运动（屈、伸、侧屈和环转）。尽管腰椎长长的横突可以为肌肉提供附着点，但其并不与肋骨形成关节。

---

#### ☗ 临床拓展

　　腰椎的形态既适于支撑也适合运动。**腰椎疼痛**（下腰痛）非常常见，通常由于肌肉（尤其是伸肌）、韧带或者椎间盘的功能失调，影响了脊神经造成。腰椎的**椎间盘突出症**最为常见，尤其在 L4-L5 和 L5-S1 之间。L4-L5 的椎间盘突出可以压迫 L5 的脊神经根，而 L5-S1 之间的椎间盘突出可以压迫 S1 的脊神经根。**椎管狭窄**是椎间孔的缩窄，可能导致脊神经根的压迫（马尾，见图 2-16）。腰椎狭窄通常在椎间盘水平发生，但是也可以在椎间孔位置发生。

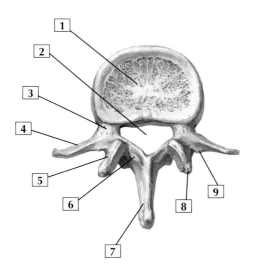

1. 纤维环　Anulus fibrosus
2. 髓核　Nucleus pulposus
3. 上关节突
   Superior articular process
4. 椎弓根　Pedicle
5. 椎间盘　Intervertebral disc
6. 乳突　Mammillary process
7. 下关节突
   Inferior articular process

8. 椎下切迹
   Inferior vertebral notch
9. 椎间孔
   Intervertebral (neural) notch
10. 椎上切迹
   Superior vertebral notch
11. 横突　Transverse process
12. 椎弓板　Lamina
13. 骶关节面
   Articular facet for sacrum

### ❶ 注释

　　椎间盘形成了相邻两个椎骨之间的间接软骨连结。椎间盘存在于枢椎到骶骨，但是在寰椎和枢椎之间没有椎间盘（C1 和 C2）。椎间盘具有减震作用。椎间盘由中间的髓核和周围环绕的纤维环组成。

　　相邻的椎上切迹和椎下切迹形成椎间孔，椎间孔中有脊神经穿过。

　　椎弓之间的连结由上、下关节突（面）构成，属于平面滑膜关节，可以发生少许滑动。

### 📷 临床拓展

　　明显的**腰椎前突症**是一种腰椎的异常伸展，常见于妇女的妊娠晚期，由于此时胎儿的重量集中压迫腰部。

　　**椎间盘突出症**也是一种常见的腰椎疾病，尤其常见于 L4–L5 和 L5–S1 椎间盘。

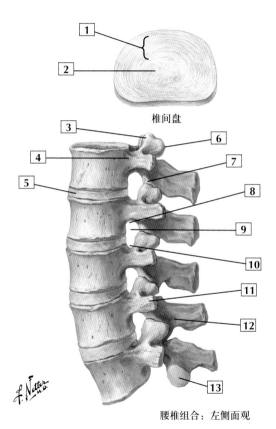

椎间盘

腰椎组合：左侧面观

1. 前纵韧带
   Anterior longitudinal ligament
2. 椎间盘　Intervertebral disc
3. 后纵韧带
   Posterior longitudinal ligament
4. 椎弓根（*切面*）
   Pedicle *(cut surface)*
5. 黄韧带　Ligamentum flavum

6. 棘上韧带
   Supraspinous ligament
7. 棘间韧带　Interspinous ligament
8. 黄韧带　Ligamentum flavum
9. 关节突关节的关节囊（*部分打开*）
   Capsule of zygapophysial joint
   *(partially opened)*

---

### ❶ 注释

　　椎间盘构成相邻椎体间的间接韧带连结（滑膜型）。椎间盘有前纵韧带和后纵韧带的保护。在寰椎和枢椎之间没有椎间盘。

　　脊柱的韧带有前纵韧带和后纵韧带。前纵韧带沿椎体的前面走行，后纵韧带沿椎体的后面走行。黄韧带连接相邻的椎弓板限制其屈曲。棘上韧带（限制脊柱屈曲）和棘间韧带（较弱）沿着各部椎骨棘突走行。

　　前纵韧带限制脊柱过度后伸，后纵韧带限制脊柱过度前屈，前纵韧带较后纵韧带强壮。黄韧带有助于完成直立姿势。

---

### 📷 临床拓展

　　脊柱过于弯曲，尤其处于后伸的姿势时，可以导致这些处于牵拉状态的纵行韧带有撕裂的风险。

左外侧面（部分显示中间断面）

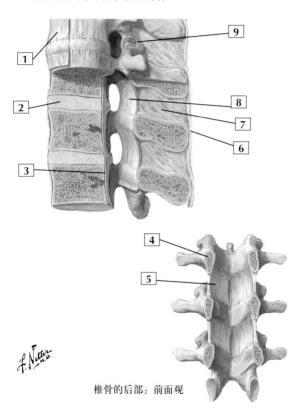

椎骨的后部：前面观

1. 腰骶关节面
   Lumbosacral articular surface
2. 骶翼（外侧部）
   Ala (lateral part)
3. 尾骨　Coccyx
4. 上关节突
   Superior articular process
5. 岬　Promontory
6. 骶前孔　Anterior (pelvic) sacral foramina
7. 尾骨的横突
   Transverse process of coccyx
8. 耳状面　Auricular surface
9. 骶外侧嵴
   Lateral sacral crest
10. 骶正中嵴
    Median sacral crest
11. 骶管裂孔　Sacral hiatus
12. 尾骨角
    Coccygeal cornu (horn)
13. 骶角　Sacral cornu (horn)
14. 骶后孔
    Posterior sacral foramina

### ❶ 注释

　　楔状的骶骨由 5 块骶椎融合而成。骶骨构成了骨盆的后部，为骨盆结构提供了稳定性和力量。骶骨和骨盆之间的关节连结是强壮的骶髂关节，这一关节的相关描述可参见图 5-1。

　　脊神经的前、后根从 4 对骶前孔和骶后孔出入。

　　尾骨也是一个楔形的结构。第 1 节尾椎并未融合，其他 3 节尾椎融合为一体。

> ### 🔲 临床拓展
>
> 　　摔倒时尾骨着地会导致尾骨骨折或者造成骶骨和尾骨关节的骨折脱位。尾骨是人类胚胎尾部发育的遗迹，人类早期发育过程中出现过尾部，但在进化过程中大部分都被吸收，只留下皮下尾骨部分。如果这一遗迹还存在，可以进行整形。

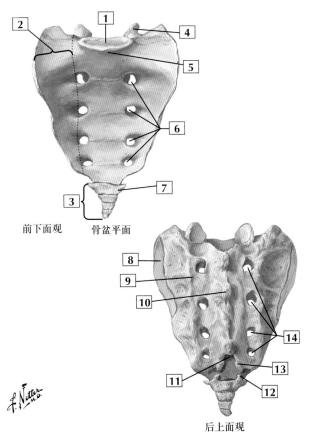

前下面观 骨盆平面

后上面观

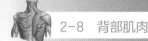
1. 头夹肌
   Splenius capitis muscle
2. 颈夹肌
   Splenius cervicis muscle
3. 小菱形肌（*断端*）
   Rhomboid minor muscle (*cut*)
4. 上后锯肌 Serratus posterior
   superior muscle
5. 大菱形肌（*断端*）
   Rhomboid major muscle (*cut*)
6. 下后锯肌 Serratus posterior
   inferior muscle
7. 竖脊肌（覆有封套筋膜）
   Erector spinae muscles
   (covered with investing fascia)
8. 胸腰筋膜
   Thoracolumbar fascia
9. 背阔肌
   Latissimus dorsi muscle
10. 斜方肌 Trapezius muscle

**❶ 注释**

　　背部浅层肌实际上与上肢和胸廓的运动有关，而并不是真正的背部固有肌。斜方肌、背阔肌、肩胛提肌、大/小菱形肌、上后锯肌和下后锯肌属于背部浅层肌。除了后锯肌运动胸廓外，其他所有肌肉与上肢的运动有关。具体可参见上肢部分。竖脊肌是真正的背部固有深层肌。

---

**🏥 临床拓展**

　　背部浅层肌能够限制颈部、上肢或者胸廓的过度活动。**慢性背痛**最常发生在腰部区域，是一个重要的健康问题。这种疼痛主要由于脊柱的关节、韧带和椎间盘的紊乱引起；也可以由于覆盖脊髓的硬脊膜的功能失调或者神经根压迫引起肌肉痉挛导致。

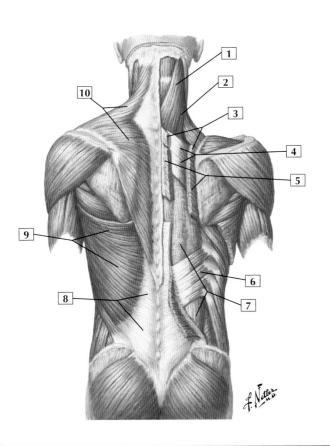

1. 头夹肌
   Splenius capitis muscle

2. 颈夹肌
   Splenius cervicis muscle

3. 头半棘肌
   Semispinalis capitis muscle

4. 冈上肌　Supraspinatus muscle

5. 大、小圆肌　Teres minor and major muscles

6. 竖脊肌
   Erector spinae muscle

**➲ 起点**　头夹肌和颈夹肌共同起自项韧带和 C7-T6 椎体的棘突（头夹肌起自 C7-T3，颈夹肌起自 T3-T6）。

**➲ 止点**　头夹肌纤维止于颞骨的乳突以及枕骨的上项线的外侧 1/3。颈夹肌向上附着于 C1-C3 椎体的横突和 C3 椎骨后面的结节处。

**➲ 作用**　在对侧肌肉的协同作用下，头夹肌和颈夹肌可以后伸头和颈部。单侧肌肉收缩可以使头和颈偏向同侧。

**➲ 神经支配**　头夹肌由中部颈神经的后支配。颈夹肌由低位颈神经的后支配。

**➲ 注释**　头夹肌和颈夹肌组成背内在肌的浅层。**背内在肌**通常由脊神经后支支配。头半棘肌和竖脊肌也是深层的背内在肌。大圆肌和小圆肌以及冈上肌是与上肢运动相关的肩胛肌。

---

**🔷 临床拓展**

　　负责完成后伸颈部的这些颈固有肌可能引发颈部疼痛。颈部长时间处于一种不寻常的固定位置（睡眠或者清醒状态）或者伸展过度时，可以导致这种颈部疼痛。肌肉的**痉挛**（一种反射性抽搐）可能最终导致肌肉的缺血，从而加重疼痛。

---

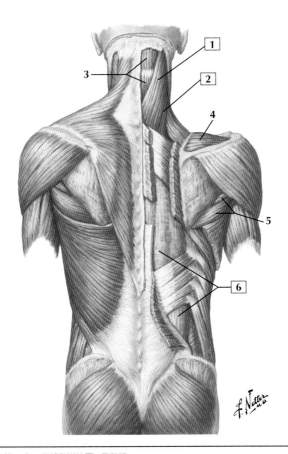

1. 大菱形肌　Rhomboid major muscle
2. 小菱形肌　Rhomboid minor muscle
3. 副神经（脑神经XI）（支配斜方肌）Accessory nerve (CN XI) (innervates trapezius muscle)
4. 斜方肌（*翻起*）Trapezius muscle *(reflected)*
5. 后皮支（起自C4–T6 脊神经后支的内侧支）

Posterior cutaneous branches (from medial branches of dorsal rami of C4–T6 spinal nerves)
6. 背阔肌　Latissimus dorsi muscle
7. 后皮支（起自T7–T12 脊神经后支的外侧支）Posterior cutaneous branches (from lateral branches of dorsal rami of T7–T12 spinal nerves)

⊃ **起点**　小菱形肌起自项韧带和C7、T1椎体的棘突。**大菱形肌**起自棘上韧带和 T2-T5 椎体的棘突。

⊃ **止点**　此两块肌肉的肌纤维一起以从脊柱到肩胛骨下角方向附着于肩胛骨的内侧缘，小菱形肌也附着于肩胛骨的脊柱内侧缘的平滑三角面。

⊃ **作用**　这些肌肉可以缩回并旋转肩胛骨，使肩胛骨关节盂向下。它们还有助于把肩胛骨固定到胸廓上，并有助于降低被高举的上肢。

⊃ **神经支配**　肩胛背神经（C4 和 C5）。

⊃ **注释**　大菱形肌和小菱形肌是背部肌肉的浅层肌。大多数浅层的肌肉都附着于肩胛骨，并与上肢的运动有关系。大菱形肌的宽度大约是小菱形肌的 2 倍。

---

**☎ 临床拓展**

　　肩胛背神经的损伤可以减弱菱形肌的作用，导致同侧肩胛骨的移位，其他肌肉将肩胛骨异常牵拉（**翼状肩胛**）。临床上检测菱形肌的功能，可以让患者将手置于臀部，后推其肘部对抗阻力。

第 2 章　背部和脊柱区/骨骼肌

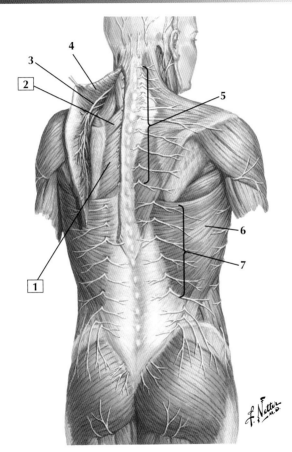

1. 上后锯肌　Serratus posterior superior muscle

2. 下后锯肌　Serratus posterior inferior muscle

3. 腰髂肋肌　Iliocostalis lumborum muscle

4. 胸长肌　Longissimus thoracis muscle

5. 棘肌　Spinalis thoracis muscle

6. 胸髂肋肌（*拉开*）
Iliocostalis thoracis muscle *(retracted)*

7. 颈最长肌
Longissimus cervicis muscle

8. 颈棘肌
Spinalis cervicis muscle

**⊃ 起点**　**上后锯肌**附着于项韧带的下部和 C7-T3 椎体的棘突。**下后锯肌**附着于 T11-L2 椎体的棘突及其棘上韧带。

**⊃ 止点**　上后锯肌的 4 个指状肌附着点附着于第 2~5 肋肋角处。下后锯肌以 4 个指状突起附着于下 4 位肋骨肋角的外侧的肋下缘。

**⊃ 作用**　上后锯肌可以提升肋骨；而下后锯肌将肋骨拉向外下，对抗膈肌的内拉作用。

**⊃ 神经支配**　上后锯肌由 T1-T4 脊神经的前支支配。下后锯肌由 T9-T12 脊神经的前支支配。

**⊃ 注释**　这两块肌肉附着于肋骨，可认为是胸廓的肌肉（也可以被认为是背部肌），在呼吸的过程中作用于肋骨。这两块肌肉通常很细小，可能与附在其上面的肌肉系统融合。图中第 3~8 块肌肉是背内在肌（竖脊肌），由脊神经后支支配。

### 🔰 临床拓展

　　这两块肌肉是呼吸的辅助肌，运动员的此二肌可以发育得很强壮。然而，老年人的这些肌肉通常比较细小，甚至难以察觉。在少数情况下，下后锯肌可能完全缺如。

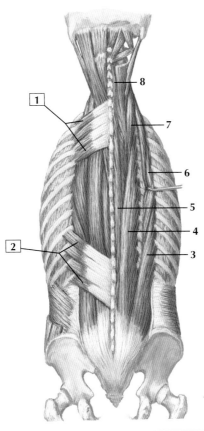

1. 头半棘肌
   Semispinalis capitis muscle
2. 头棘肌和颈棘肌 Splenius capitis and cervicis muscles
3. 头后小直肌 Rectus capitis posterior minor muscle
4. 头上斜肌 Obliquus capitis superior muscle
5. 头后大直肌 Rectus capitis posterior major muscle
6. 头下斜肌 Obliquus capitis inferior muscle

➲ **起点** 头半棘肌的肌腱附着于下位颈椎和 T6 或 T7 以及下位颈椎横突。

➲ **止点** 这一较宽阔的肌肉附着于枕骨的上项线和下项线。

➲ **作用** 后伸头部和颈部脊柱，旋转头部使面部朝向对侧。

➲ **神经支配** 颈神经后支。

➲ **注释** 头半棘肌是 3 组半棘肌之一。另外两组是颈和胸半棘肌。头半棘肌覆盖颈半棘肌，头后小直肌，头后大肌，头上斜肌和头下斜肌属于枕下肌，由枕下神经（C1后支）支配。

半棘肌（分为头、颈和胸部）是横突棘肌的一部分，它们位于竖脊肌的深部，充满了椎体横突和棘突之间的凹陷。此组肌肉在临床有时被称为椎旁肌。

---

**🏥 临床拓展**

这些颈部深层的固有肌，在颈部过度运动或者长时间保持一种姿势时可能变得紧张。

---

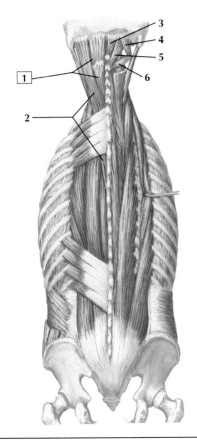

## 1. 竖脊肌 Erector spinae muscle

**⊃ 起点** 竖脊肌由棘肌、胸最长肌和髂肋肌组成。它们以一宽阔的肌腱（深层到达胸腰筋膜）起自髂嵴后面、骶骨后面、骶椎、骶骨和下位腰椎的棘突和棘上韧带。

**⊃ 止点** 髂肋肌附着于低位肋骨的肋角和颈椎横突。胸最长肌附着于肋角和肋结节之间的肋骨、胸椎和颈椎的横突以及颞骨的乳突。棘肌附着于高位胸椎和中位颈椎的棘突以及颅骨。

**⊃ 作用** 双侧协同作用时，这些肌肉可以后伸脊柱和头部。单侧收缩时，使脊柱弯向同侧。竖脊肌是胸部和腰部的脊柱强有力的后伸肌。它对颈部脊柱的作用比较微弱，其作用被夹肌和半棘肌的作用所替代。

**⊃ 神经支配** 各部肌肉有其对应的脊神经后支支配。

**⊃ 注释** 髂肋肌按照其位置分为腰髂肋肌、胸髂肋肌和颈髂肋肌三群；最长肌被分为胸、颈和头三群；棘肌被分为胸、颈和头三群。

### 🔓 临床拓展

这些脊柱的伸肌在人举起重物时会受到极大压力，尤其当人使用背部肌肉或者强大的腿部肌肉抬举重物时，此时脊柱通常不能保持垂直状态。

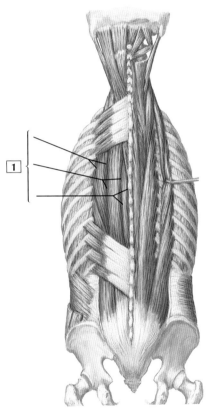

1. 颈回旋肌（长头、短头）
   Rotatores cervicis muscle
   (longus; brevis)
2. 胸回旋肌（长头、短头）
   Rotatores thoracis muscle
   (longus; brevis)
3. 提肋肌（短头、长头）
   Levatores costarum muscle
   (brevis; longus)

4. 腰多裂肌
   Multifidus lumborum muscles
5. 胸多裂肌
   Multifidus thoracis muscles
6. 胸半棘肌
   Semispinalis thoracis muscle
7. 头半棘肌
   Semispinalis capitis muscle

### ❶ 注释

　　此图展示了背部肌肉的最深层，包括横突棘肌和椎旁肌。横突棘肌包括半棘肌、多裂肌和回旋肌。其中大部分肌肉起自邻近椎骨的横突。它们从上方横跨并附着于上面椎骨的棘突和横突。

　　横突棘肌对于在运动过程中稳定脊柱非常重要，能帮助后伸和旋转脊柱。各背部深层肌由相应脊神经的后支支配。

### 🧰 临床拓展

　　由于横突棘肌位于横突和棘突之间而形成一个较大的肌肉块，临床医生通常将横突棘肌简单称为椎旁肌。

　　**背筋膜疼痛**是一种常见的综合征，但目前人们对其尚知之甚少。此综合征涉及与特定的扳机点相关的局部骨骼肌的疼痛（隐痛和烧灼痛），尤其在用以维持颈部和腰背部姿势的竖脊肌常有发生。

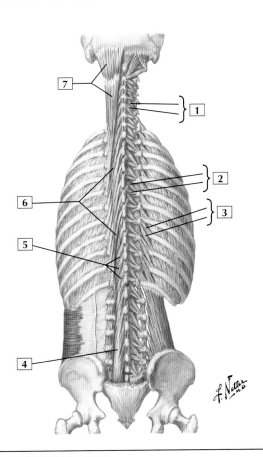

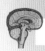 

1. 枕大神经（C2 脊神经后支）
   Greater occipital nerve (posterior ramus of C2 spinal nerve)
2. 耳大神经（颈丛 C2、C3） Great auricular nerve (cervical plexus C2 and C3)
3. 枕小神经（颈丛 C2、C3） Lesser occipital nerve (cervical plexus C2 and C3)
4. 第 3 枕神经（C3 脊神经后支）
   Third occipital nerve (posterior ramus of C3 spinal nerve)
5. 枕大神经（C2 脊神经后支）
   Greater occipital nerve (posterior ramus of C2 spinal nerve)
6. 头下斜肌 Obliquus capitis inferior muscle
7. 头上斜肌 Obliquus capitis superior muscle
8. 枕下神经（C1 脊神经后支）
   Suboccipital nerve (posterior ramus of C1 spinal nerve)
9. 头后大直肌 Rectus capitis posterior major muscle
10. 头后小直肌 Rectus capitis posterior minor muscle

### ❶ 注释

　　枕下区包括颈部深层和后部的肌肉以及与寰椎和枢椎（C1 和 C2）相关的肌肉。
　　这些肌肉大部分用于维持姿势，也有助于头部运动。枕下区的肌肉由 C1 脊神经的后支支配（枕下神经）。
　　前 3 对脊神经后支位于此区域。通常来讲，枕下神经（C1 后支）没有皮肤感觉纤维，所以背部的皮神经支配图从 C2 开始，并没有 C1 的皮肤分布范围。这些神经除具有躯体感觉传入纤维和交感的节后纤维外，还包含本体感觉（位置觉）的纤维成分。需要注意此处有起自锁骨下动脉的椎动脉经过，进入枕骨大孔。

### 🏥 临床拓展

　　椎动脉与颈内动脉的血液一起供应脑，这些动脉的粥样硬化会减少脑的血液供应。

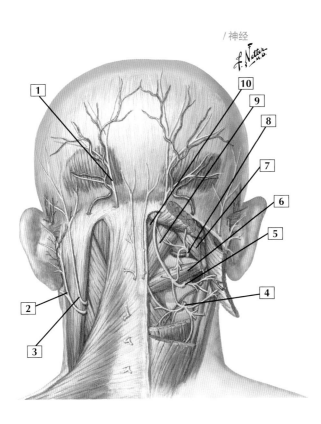

/ 神经

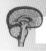

1. C1 脊神经　C1 spinal nerve
2. 脊髓圆锥　Conus medullaris
3. 马尾　Cauda equina
4. 终丝
　Filum terminale internum
5. 骶丛　Sacral plexus
6. 腰丛　Lumbar plexus
7. 臂丛　Brachial plexus
8. 颈丛　Cervical plexus

### ◑ 注释

　　脊髓是脑干向下的延伸；脊髓和脑组成了中枢神经系统。脊髓发出 31 对脊神经（8 对颈神经、12 对胸神经、5 对腰神经、5 对骶神经和 1 对尾神经）。

　　脊髓与脑相似，由 3 层脊膜包裹。最里面一层是与脊髓紧密相贴的软脊膜；中间层是蛛网膜；外面一层是坚硬的纤维层，称硬脊膜。

　　腰骶髓的前根和后根形成**马尾**。

　　终丝是脊髓末端（圆锥）的膜性延伸。硬脊膜包裹终丝附着于尾骨的背侧。

### ▣ 临床拓展

　　腰椎穿刺可以用来检测蛛网膜下腔的脑脊液，这一穿刺术通常在可以避免穿刺到脊髓的下位腰椎间进行（成年脊髓的末端止于 L1）。马尾的神经根浸泡漂浮在脑脊液中，神经根彼此分开可以允许穿刺针在不损伤神经根的情况下进入蛛网膜下腔。

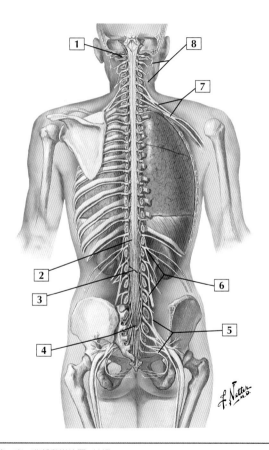

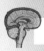
1. 脊神经后根
   Posterior root of spinal nerve
2. 脊神经节 Spinal ganglion
3. 脊神经前支
   Anterior ramus of spinal nerve
4. 硬脊膜 Dura mater
5. 蛛网膜 Arachnoid mater
6. 蛛网膜下腔
   Subarachnoid space
7. 覆盖脊髓的软脊膜
   Pia mater overlying spinal cord
8. 齿状韧带 Denticulate ligament

## 🄳 注释

　　脊髓的腹侧（前根）和背侧（后根）神经根丝在椎间孔处合并形成脊神经。在愈合点的远侧端有脊髓感觉性的背根神经节，也称脊神经节。**脊神经节**含有感觉性神经元的胞体。每个脊神经又分为粗大的前支和一个较细小的后支。

　　大约有 20 对齿状韧带把脊髓固定在硬脊膜上。齿状韧带是软脊膜在前、后根之间向外伸展固定于硬脊膜上形成的结构。脊髓有 3 层脊膜包裹：纤维性坚硬的硬脊膜、中间的蛛网膜和包裹脊髓的软脊膜。蛛网膜和软脊膜之间的腔隙（**蛛网膜下腔**）中有脑脊液。

### 🄲 临床拓展

　　蛛网膜下腔（脑和脊髓处）含有大约 150ml 脑脊液。中枢神经系统中存在感染的情况下，可以抽取脑脊液进行实验室检查分析或者进行压力测定。

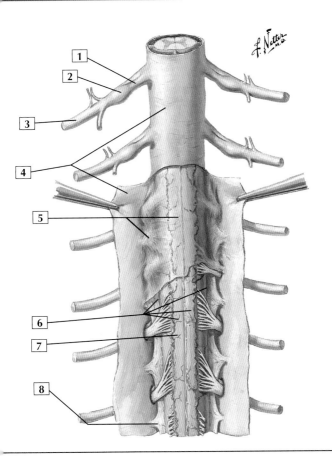

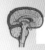
1. 硬膜外腔的脂肪
   Fat in epidural space
2. 交感神经节 Sympathetic ganglion
3. 前根 Anterior root
4. 灰、白交通支 White and gray rami communicantes
5. 脊神经 Spinal nerve
6. 后支 Posterior ramus
7. 脊神经节 Spinal ganglion
8. 蛛网膜下腔 Subarachnoid space
9. 硬脊膜 Dura mater

### 注释

脊神经通过交通支与交感链进行交通。在脊髓 T1 和 L2 节段具有灰、白交通支，但是在其他脊髓节段只有灰交通支。

脊髓前根和后根在椎间孔处结合形成脊神经。脊神经立即分为一个粗大的前支和一个细小的后支，后支支配背部的皮肤和背部固有肌。

硬膜外腔（硬脊膜和骨性椎管之间）充满了脂肪和丰富的椎翶永丛。蛛网膜下腔（在蛛网膜和软脊膜之间）含有脑脊液。

### 临床拓展

任何造成椎间孔狭窄的病变（邻近的骨质增生、肿瘤和脓肿）都可以压迫侵犯脊神经后根，从而导致与神经根或者脊神经相关的症状。

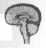

胸椎的断面

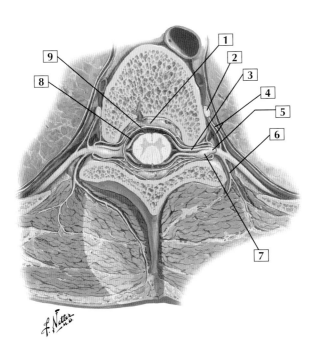

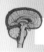

1. 后根　Posterior root
2. 脊神经节　Spinal ganglion
3. 交感干　Sympathetic trunk
4. 交感神经节
   Ganglion of sympathetic trunk
5. 脊神经　Spinal nerve
6. 白交通支
   White ramus communicans
7. 灰交通支
   Gray ramus communicans
8. 前根　Anterior root
9. 内脏神经　Splanchnic nerve
10. 腹腔神经节
    Celiac ganglion
11. 迷走神经（CN X）
    Vagus nerve (CN X)
12. 中间外侧柱
    Intermediolateral cell column
13. 肠系膜上神经节
    Superior mesenteric ganglion
14. 肠神经丛　Enteric nerve
    plexuses of gut

---

### ❶ 注释

　　传入（感觉）纤维（图中为黑色）通过内脏神经和脊神经返回脊髓，这些感觉神经的胞体位于脊神经节（背根神经节）。

　　**交感神经传出（运动）纤维**（图中为红色）起自脊髓胸段的中间外侧柱，经过前根出脊髓，以白交通支离开脊神经。运动节前纤维在此有三种去向：①通过内脏神经与腹腔神经节形成突触换元；②经由交感干上行或者下行，与高位或者低位的交感神经节形成突触换元；③与相应脊髓水平的交感链上的神经节形成突触换元。

　　节前纤维与节后神经元（交感椎旁神经节或腹腔神经节内）形成突触换元，节后神经元发出节后纤维支配内脏、平滑肌、腺体和皮肤的立毛肌（附于毛囊）等。

　　此示意图中的**副交感神经传出纤维**通过迷走神经支配内脏的平滑肌等，内脏的反馈性传入纤维也由迷走神经传回脑干。内脏传入纤维也负责传导由于肿胀、炎症和缺血引发的疼痛，其同样通过内脏神经和后根传回脊髓（胞体位于脊神经节）。

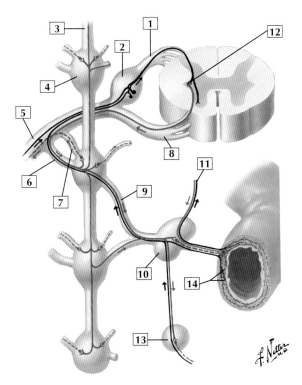

交感纤维　　　副交感纤维　　　—— 到脊髓或者大脑
—— 节前纤维　　　——— 节前纤维　　　　的传出纤维
--- 节后纤维　　　--- 节后纤维

1. 脊髓后动脉
   Posterior spinal arteries

2. 脊髓前动脉
   Anterior spinal artery

3. 前根动脉
   Anterior radicular artery

4. 肋间后动脉的背侧支
   Dorsal branch of posterior
   intercostal artery

5. 肋间后动脉
   Posterior intercostal artery

6. 胸（降）主动脉
   Thoracic (descending) aorta

7. 前节段性髓质动脉
   Anterior segmental medullary
   artery

8. 脊髓前动脉
   Anterior spinal artery

9. 软脊膜动脉丛
   Pial arterial plexus

10. 右侧脊髓后动脉
    Right posterior spinal artery

---

**❶ 注释**

　　供应脊髓的动脉起自椎动脉、颈升动脉、肋间后动脉和腰动脉。通常有 1 条纵向的脊髓前动脉和 2 条脊髓后动脉贯穿脊髓全长。

　　脊髓节段性根动脉与脊神经的前根和后根伴行。脊髓前、后动脉与节段性髓质动脉的吻合交通形成脊髓的软脊膜动脉丛。

---

**🔒 临床拓展**

　　脊髓前动脉和成对的脊髓后动脉提供了脊髓大部分血供。另外，脊髓血供还有起自主动脉的根动脉的补充。如果这些根动脉的血流受阻（例如，手术损伤或者发生破裂、错位或者其他损伤），脊髓可能会出现缺血或者梗死。

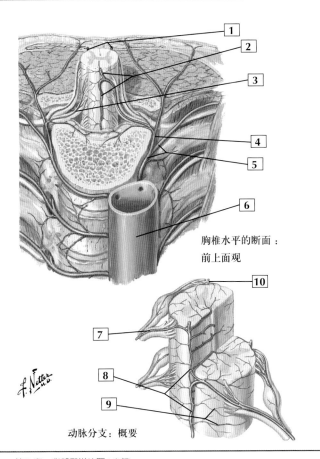

胸椎水平的断面：
前上面观

动脉分支：概要

1. 椎基底静脉
   Basivertebral vein
2. 椎内静脉丛（硬膜外）
   Internal vertebral (epidural)
   venous plexus
3. 椎间静脉
   Intervertebral vein
4. 椎内静脉丛（硬膜外）
   Internal vertebral (epidural)
   venous plexus
5. 椎外静脉丛　External
   vertebral venous plexus
6. 椎基底静脉
   Basivertebral vein
7. 节段性髓质静脉前段/前
   根静脉 Anterior segmental
   medullary/ radicular vein
8. 软脊膜静脉丛
   Pial venous plexus
9. 脊髓后静脉
   Posterior spinal vein
10. 脊髓前静脉
    Anterior spinal vein

## ⏻ 注释

　　脊髓通常有 3 条脊髓前静脉和 3 条脊髓后静脉（静脉变异比较大）。这些静脉之间互相吻合，汇入节段性根静脉。

　　脊髓和脊柱的静脉形成椎间静脉丛。这些静脉与环绕骨性椎体的椎外静脉丛互相交通。椎静脉丛最后汇入椎间静脉，继而汇入椎静脉、腰升静脉、奇静脉系统和下腔静脉。

　　椎静脉丛的大部分静脉没有静脉瓣，但是最近有证据表明：有一些静脉确实存在静脉瓣。由于椎静脉丛回流静脉血的范围很大（整个脊柱），其为癌细胞从一个区域（如骨盆）到远处（如肺和脑）转移提供了一个通道。

### 📷 临床拓展

　　椎静脉丛（Batson 静脉丛）是一个沿脊柱分布的静脉网，为癌细胞从远端区域（如骨盆）向近端脏器（如肺和脑）的静脉转移提供了途径。

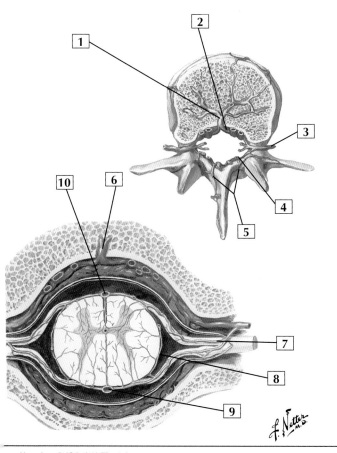

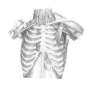

# 第 3 章

## 胸部

# 胸部

1. 肩胛骨（肩峰、喙突、肩胛盂）Scapula (Acromion; Coracoid process; Glenoid cavity)
2. 锁骨　Clavicle
3. 真肋（1~7）True ribs (1~7)
4. 肋软骨　Costal cartilages
5. 假肋（8~12）False ribs (8~12)
6. 浮肋（11~12）Floating ribs (11~12)
7. 胸骨（颈静脉切迹、胸骨柄、胸骨角、胸骨体、剑突）Sternum (Jugular notch; Manubrium; Angle; Body; Xiphoid process)

### ❶ 注释

　　胸廓是**中轴骨**的一部分，还包括颅骨和椎骨。骨性胸廓包括胸骨、12 对肋以及肋的相应关节。锁骨和肩胛骨是上肢带骨。

　　胸部的关节包括胸锁关节（一个含有关节盘的鞍状滑膜关节）、胸肋关节（透明软骨结合）和肋软骨关节（主要是软骨连结）。

　　胸腔顶部的开口是**胸廓上口**，底部的开口是**胸廓下口**，由膈封闭。

### ⚕ 临床拓展

　　胸廓损伤通常由外伤造成，多与**肋骨骨折**有关。第 1、11 和 12 肋很少出现断裂。肋骨骨折可能发生在同一肋骨的水平面或斜面或多个部位，从而导致游离端的浮动（stove-in chest 或连枷胸）。由于呼吸过程中肋骨上抬和下移，造成疼痛加剧。

前面观

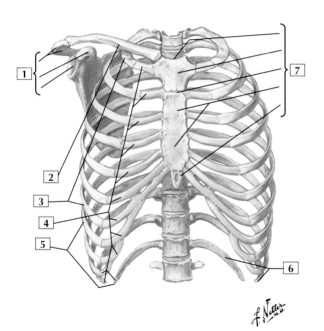

1. 前纵韧带　Anterior longitudinal ligament
2. 下肋凹（与下位肋骨的肋头相关节）　Inferior costal facet of vertebra (articulates with the head of the rib that is 1 number higher than the vertebra)
3. 肋头关节间韧带　Intraarticular ligament of head of rib
4. 上肋凹（与同序数肋骨的肋头相关节）　Superior costal facet of vertebra (articulates with the head of the rib that is the same number as the vertebra)
5. 肋头辐状韧带　Radiate ligament of head of rib
6. 肋横突上韧带　Superior costotransverse ligament
7. 肋横突间韧带　Intertransverse ligament
8. 肋横突外侧韧带　Lateral costotransverse ligament
9. 横突肋凹（与同序数椎骨的肋结节相关节）　Transverse costal facet of vertebra (articulates with the tubercle of the rib that is the same number as the vertebra)

---

### 🛈 注释

上、下关节突之间可形成滑膜关节（关节突关节）。每个关节都被一个薄关节囊所包裹。辅助韧带将椎弓板、横突、棘突等结合在一起。这些连结只允许在脊柱屈曲、伸展和有限的侧向弯曲过程中，相邻椎骨之间进行一些滑动运动。

肋椎关节是肋头和椎体肋凹之间的平面滑膜关节。肋横突关节是肋结节和横突肋凹之间的平面滑膜关节。这些关节属于微动关节。

---

### 📷 临床拓展

**骨关节炎**是最常见的关节炎类型，通常累及负重关节（包括关节突关节），发生关节软骨的侵蚀。

左侧面观

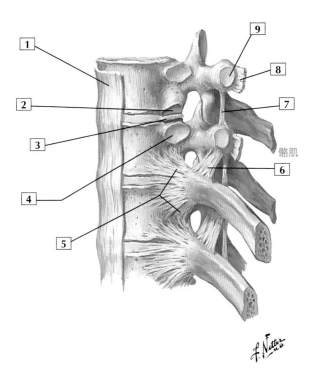

**9**

**8**

**1**

**2**

**7**

**3**

肋肌

**4**

**6**

**5**

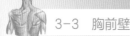
1. 肋间外肌　External intercostal muscles

○ **起点**　肌束均起自肋骨的下缘。

○ **止点**　肌束均附着于下位肋骨的上缘。

○ **作用**　在吸气过程中，肋间外肌可以提肋。

○ **神经支配**　由肋间神经支配，肋间神经按肋间隙顺序编号。第4肋间神经支配第4肋和第5肋之间的第4肋间隙的肌肉。

○ **注释**

由于这些肌肉填充了肋间隙，因此在胸廓的每一侧都有11条肋间外肌。所有的肋间肌使肋间保持封闭，防止肋间在呼气时膨出和在吸气时凹陷。

> **♦ 临床拓展**
>
> 尽管膈肌是主要的呼吸肌（新生儿或静息状态下几乎仅依靠膈肌呼吸），但肋间肌与其他辅助呼吸肌（如斜角肌）的确可以起到辅助膈肌呼吸的作用。这些肌肉在病理状态下（例如**肺气肿**）会出现肥大。

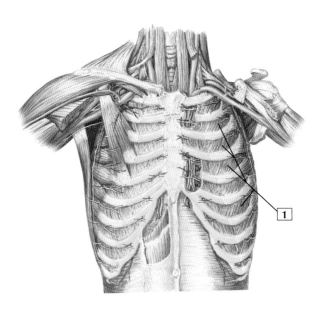

1

# 3-4　胸前壁：内面观

**1. 肋间内肌**　Internal intercostal muscles
2. 胸横肌　Transversus thoracis muscle
3. 膈　Respiratory diaphragm

⮕ **起点**　起自肋骨下缘内表面的隆起和相应的肋软骨。

⮕ **止点**　肌束附着于下位肋骨的上缘。

⮕ **作用**　与肋软骨相连的上 4、5 位的肋间内肌可提升肋骨。肋间内肌的外侧部和后部，肌纤维走行更倾斜的地方，在呼气时降低肋骨。

⮕ **神经支配**　肋间神经。

⮕ **注释**

　　通常，这 11 对肋间内肌走行垂直于对应的肋间外肌。所有的肋间肌使肋间隙保持封闭，防止它们在呼气时膨出或在吸气时凹陷。

> 🅰 **临床拓展**
>
> 　　肋间肌辅助呼吸，病理情况下可能会肥大（例如哮喘或肺气肿）。

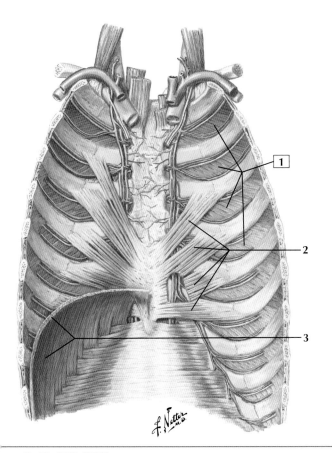

1. **肋间最内肌** Innermost intercostal muscles
2. **胸横肌** Transversus thoracis muscle

⊃ **起点** 肋间最内肌起自于肋骨下缘。胸横肌起自于胸骨下端后面和剑突。

⊃ **止点** 肋间最内肌附着于下位肋骨的上缘。胸横肌附着于第 2~6 肋软骨的内表面。

⊃ **作用** 肋间最内肌的作用仍有争议，一般认为可以降肋。胸横肌可降肋。

⊃ **神经支配** 肋间神经。

⓵ **注释**

肋间最内肌通常发育不良，可能与外面的肋间内肌融合。在近胸壁外侧面更明显。胸横肌的附着点可变。所有的肋间肌使肋间隙保持封闭，防止它们在呼气时膨出或在吸气时凹陷。

> 🔲 **临床拓展**
>
> **胸部创伤**可以导致极其痛苦的呼吸困难。通过向肋间隙注射局部麻醉剂可以缓解这种疼痛（肋间神经阻滞）。肋间神经血管束走行在肋沟中，位于肋间内肌和肋间最内肌之间。

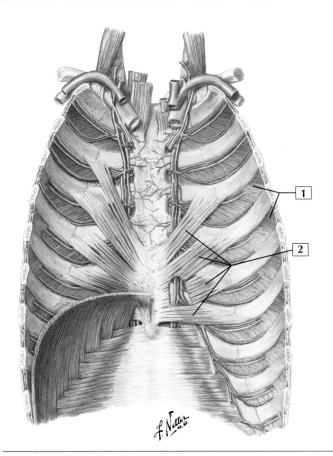

1. **前锯肌**　Serratus anterior muscle
2. **肋间外肌**　External intercostal muscle
3. **胸长神经**　Long thoracic nerve

⊃　**起点**　**前锯肌**以肌齿起自上 8~9 肋的外表面和上缘。

⊃　**止点**　前锯肌纤维向后走行，紧贴胸壁，止于肩胛骨内侧缘的腹侧面（前面）。

⊃　**作用**　前锯肌向前拉肩胛骨的内侧缘紧贴胸廓，防止肩胛骨突出（翼状肩）。也可通过使肩胛骨下角外旋提升肩胛骨。这些动作可使臂外展。在水平面以上的臂外展只能通过肩胛骨下角的外旋完成。

⊃　**神经支配**　胸长神经（C5、C6 和 C7）。

❶　**注释**

前锯肌对肩胛骨旋转尤为重要，因此三角肌可以完全使臂外展，对保持肩胛骨紧贴胸壁也尤为重要。

---

🔰　**临床拓展**

胸长神经的损伤可能导致"**翼状肩**"，当患者用上臂做推的动作时尤为明显。在这种情况下，肩胛骨下角离开胸廓而突出于皮下。这类神经损伤可以发生在胸侧壁创伤或颈部侧屈导致的神经拉伸损伤。

---

　　　　　　　　　　　第 3 章　胸部/骨骼肌

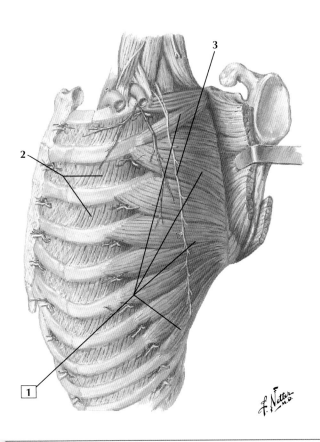

1. 咽下缩肌　Inferior pharyngeal constrictor muscle
2. 咽下缩肌的环咽（肌）部　Cricopharyngeal (muscle) part of inferior pharyngeal constrictor muscle
3. 环形肌和纵行的薄弱肌纤维　Circular muscle layer with sparse longitudinal fibers
4. 纵行肌的外侧部　Lateral mass of longitudinal muscle
5. 纵行肌层开窗（暴露出环形肌）　Window cut in longitudinal muscle layer (revealing circular muscle layer)

### 🕛 注释

　　食管是一条从咽部延伸到胃的肌性管道。外层肌组织为两层：内层的环形肌纤维和外层的纵行肌纤维。食管肌从咽部的骨骼肌逐渐过渡至胃部的平滑肌。

---

### 📷 临床拓展

　　食管沿其长度有 4 处生理狭窄，是异物滞留和损伤黏膜的部位，它们是：
- 咽部与食管衔接处
- 主动脉弓与食管交叉处
- 左主支气管压迫处
- 食管通过膈的食管裂孔处

　　**胃食管反流病（GERD）**可能发生在食管下段，表现为消化不良、嗳气、胃灼热（烧心）、吞咽困难、支气管痉挛乃至哮喘。

---

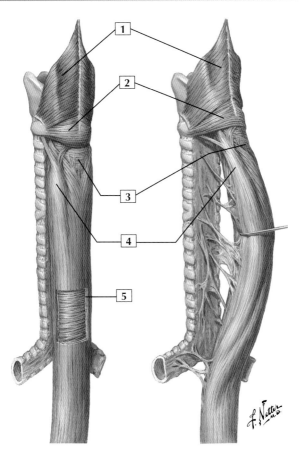

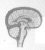
1. 前根 Anterior root
2. 后根 Posterior root
3. 脊神经 Spinal nerve
4. 交感神经节
   Sympathetic ganglion
5. 前支（肋间神经）
   Anterior ramus (Intercostal nerve)
6. 后支 Posterior ramus
7. 外侧皮支

Lateral cutaneous branch
8. 肋间最内肌
   Innermost intercostal muscle
9. 肋间内肌
   External intercostal muscle
10. 肋间外肌
    External intercostal muscle
11. 前皮支
    Anterior cutaneous branch

### 🕛 注释

胸神经是典型的脊神经。后根和前根结合形成脊神经，该神经分为一个小的后支，支配背部肌肉；一个较大的前支（肋间神经），支配躯干肌。胸神经前支在腋中线处分出外侧皮支，在胸骨的前外侧分出前皮支。在肋间内肌和肋间最内肌之间走行。

前 11 对胸神经的前支构成**肋间神经**（T12 是肋下神经，在第 12 肋下方）。肋间后动脉和静脉伴随肋间神经走行（在此图中未显示）。

### 📷 临床拓展

胸神经前支（肋间神经）在每个肋骨下缘的肋沟中走行；胸腔穿刺操作进入肋间隙（用于**注射**或**导管放置**）时，必须注意这一解剖特征。

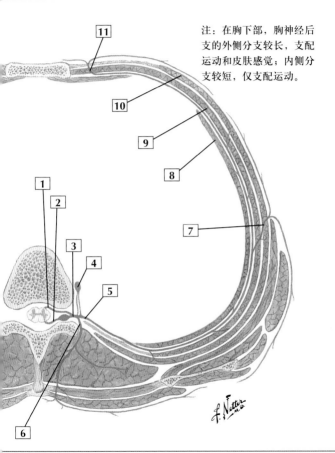

注：在胸下部，胸神经后支的外侧分支较长，支配运动和皮肤感觉；内侧分支较短，仅支配运动。

1. 颈上神经节
   Superior cervical ganglion
2. 迷走神经（CN X）
   Vagus nerve（CN X）
3. 膈神经 Phrenic nerve
4. 胸心支（交感）Thoracic
   (sympathetic) cardiac branches

5. 心丛 Cardiac plexus
6. 喉返神经
   Recurrent laryngeal nerve
7. 颈中神经节
   Middle cervical ganglion
8. 迷走神经（CN X）
   Vagus nerve（CN X）

### 🜂 注释

　　心肌受自主神经系统的支配。心丛中的交感神经主要源于交感干的颈部（其节前纤维来自上 4 胸髓的神经元），直接发出胸心支（节后交感神经）至心。

　　副交感神经（节前纤维）随迷走神经（CN X）走行。副交感神经和交感神经的分支共同在心、大血管周围和气管杈周围构成心丛。迷走神经的节前纤维在这个神经丛中换元后发出节后纤维。

　　交感神经可提高心率和心肌收缩力，而副交感神经使心率降低。

---

#### 📷 临床拓展

　　心肌缺血引起的疼痛感，称为**心绞痛**。与心绞痛相关的内脏感觉纤维伴随交感神经到达上 4 胸髓节段，这可能是左侧皮肤区域的 T1-T4 皮区出现**牵涉痛**的原因。这种疼痛最初可能被患者描述为躯体（肌肉骨骼）疼痛，而不是心肌缺血引起的疼痛。

---

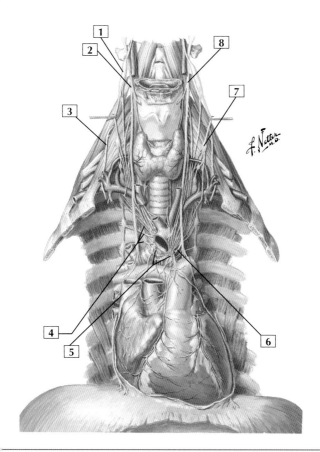

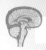

1. 第 3 肋间神经
   3rd intercostal nerve
2. 第 3 胸神经节
   3rd thoracic ganglion
3. 交感干　Sympathetic trunk
4. 胸内脏大神经　Greater
   thoracic splanchnic nerve
5. 腹腔神经丛和神经节
   Celiac plexus and ganglia
6. 迷走神经前干
   Anterior vagal trunk
7. 左胸内脏大神经
   Left greater thoracic
   splanchnic nerve
8. 心丛　Cardiac plexus
9. 左侧喉返神经
   Left recurrent laryngeal nerve
10. 颈交感干
    Cervical sympathetic trunk
11. 迷走神经
    Vagus nerve (CN X)

---

### ❶ 注释

　　食管和胸后壁的神经包括躯体神经（肋间神经）和自主神经。胸髓发出肋间神经，通过交通支与交感干相连。在胸部，交感神经分出内脏大神经、内脏小神经、内脏最小神经（都是节前交感神经），这些神经通过膈到达腹部。

　　副交感神经通过迷走神经支配这一区域。当它们穿过膈时，左、右迷走神经在食管上形成一个神经丛。交感神经和副交感神经纤维构成了复杂的心丛。

> #### ❂ 临床拓展
>
> 　　后纵隔肿物可表现为疼痛、神经系统症状或**吞咽困难**。最常见的肿物包括周围神经或神经鞘细胞的肿瘤（如**神经鞘瘤**），或食管肿瘤、憩室。

前面观

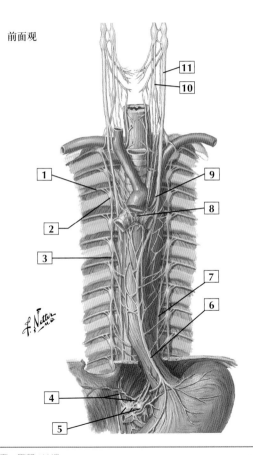

## 3-11 肋间的动脉

1. 肋间后动脉背侧支 Dorsal branch of posterior intercostal artery
2. 肋间后动脉 Posterior intercostal artery
3. 肋间后动脉外侧皮支 Lateral cutaneous branch of posterior intercostal artery
4. 肋间前动脉 Anterior intercostal arteries

5. 腹壁上动脉 Superior epigastric artery
6. 胸廓内动脉 Internal thoracic artery
7. 胸主动脉 Thoracic aorta
8. 右侧肋间后动脉（切断） Right posterior intercostal arteries *(cut)*
9. 交感干 Sympathetic trunk

---

### ❶ 注释

肋间后动脉从胸主动脉两侧发出，沿肋间最内肌和肋间内肌之间的肋下缘走行。在腋中线，这些肋间后血管发出外侧皮支。在前面，肋间后血管与胸廓内动脉（乳内动脉）发出的肋间前动脉吻合。

肋间后静脉和肋间神经也随肋间后动脉走行（本图中，动脉只显示一侧，神经在另一侧；肋间后静脉未显示）。

---

### 🩺 临床拓展

由于肋间主要神经血管束（神经、动脉、静脉）位于每根肋（肋沟）的正下方，因此任何穿入肋间隙的针或导管都应靠近下位肋骨的上缘，以避免刺穿神经血管束。

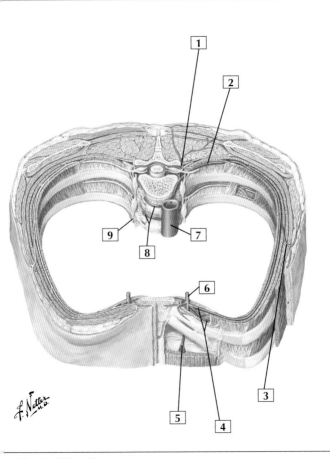

1. 右颈内静脉
   Right internal jugular vein
2. 右头臂静脉　Right
   brachiocephalic vein
3. 锁骨下动、静脉
   Subclavian artery and vein
4. 上腔静脉
   Superior vena cava
5. 左肺动脉
   Left pulmonary artery

6. 肺动脉干　Pulmonary trunk
7. 左颈内静脉
   Left internal jugular vein
8. 左颈总动脉
   Left common carotid artery
9. 主动脉弓　Arch of aorta
10. 左头臂静脉
    Left brachiocephalic vein
11. 头臂干
    Brachiocephalic trunk

### ❶ 注释

　　颈内静脉和锁骨下静脉汇合成左、右头臂静脉。双侧头臂静脉汇合形成**上腔静脉**。

　　**肺动脉干**接受来自右心室的血液，分为左肺动脉和右肺动脉。升主动脉接受来自左心室的血液，并在肺动脉干上方形成主动脉弓，向下延伸为胸主动脉。

　　心包被切开，显示位于膈上的心。胸膜也已切开，可以看到肺。

### 🔓 临床拓展

　　**心包填塞（又称心脏压塞）**可由心包腔内积液或出血引起，积液会抑制心的有效收缩和舒张功能，从而减少静脉回流和心输出量。

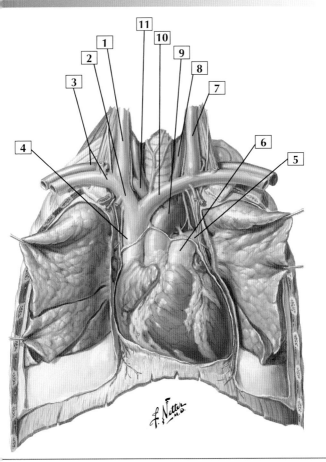

1. 右冠状动脉　Right coronary artery
2. 心小静脉　Small cardiac vein
3. 左冠状动脉回旋支　Circumflex branch of left coronary artery
4. 冠状窦　Coronary sinus
5. 心中（后室间）静脉　Middle cardiac (posterior interventricular) vein
6. 右冠状动脉后室间支（后降支）Inferior (posterior)
　　interventricular (posterior descending) branch of right coronary artery
7. 左冠状动脉前室间支（左前降支）Anterior interventricular
　　(left anterior descending) branch of left coronary artery
8. 心大（前室间）静脉　Great cardiac (anterior interventricular) vein
9. 左冠状动脉回旋支　Circumflex branch of left coronary artery
10. 左冠状动脉　Left coronary artery

### ❶ 注释

　　右冠状动脉起自升主动脉，通常供应右心房、大部分右心室、左心室膈面、部分房室间隔、窦房结（60%）和房室结（80%）。

　　左冠状动脉也起自升主动脉，其分支通常供应左心房、大部分左心室、部分右心室、大部分室间隔、窦房结（40%）和房室结（20%）。

　　冠状窦是心最大的静脉，它接受来自心大静脉、心中静脉、心小静脉的血液，然后流入右心房。

### 🔓 临床拓展

　　40%~50% 冠状动脉闭塞导致的心肌缺血和潜在心肌梗死会发生在左冠状动脉前降支近侧端。

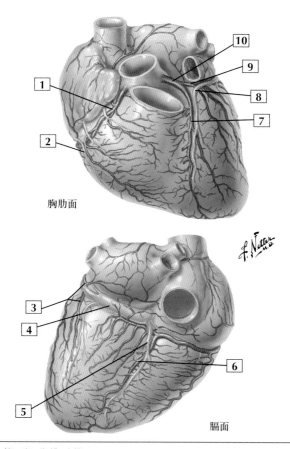

胸肋面

胸膈面

1. 锁骨下动脉　Subclavian artery
2. 肋间动脉　Intercostal artery
3. 膈下动脉
   Inferior phrenic arteries
4. 腹腔干　Celiac trunk
5. 胃左动脉食管支
   Esophageal branch of left
   gastric artery
6. 胸主动脉食管支
   Esophageal branches of
   thoracic aorta
7. 胸（降）主动脉
   Thoracic (descending) aorta
8. 右支气管动脉
   Right bronchial artery
9. 主动脉弓　Arch of aorta
10. 头臂干
   Brachiocephalic trunk
11. 锁骨下动脉
   Subclavian artery
12. 甲状颈干
   Thyrocervical trunk

### 🛈 注释

　　胸主动脉是主动脉弓的直接延续。胸主动脉发出分支包括气管、食管、心包、纵隔、肋间后、肋下和膈上动脉。

　　食管和降主动脉位于后纵隔，心位于中纵隔内。

　　胸部淋巴管未显示，但位于食管后方（见图 3-26）。

### 📷 临床拓展

　　支气管小动脉（通常 1 条右动脉和 2 条左动脉）是营养动脉，向脏胸膜、支气管和腺体、肺结缔组织和肺内大动脉壁输送必需的营养和氧气。

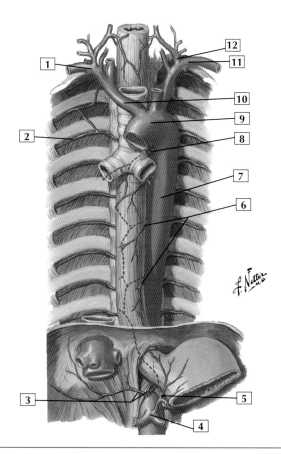

1. 右头臂静脉
   Right brachiocephalic vein
2. 上腔静脉
   Superior vena cava
3. 奇静脉　Azygos vein
4. 下腔静脉（切开）
   Inferior vena cava *(cut)*
5. 胃左静脉　Left gastric vein
6. 胃左静脉食管支
   Esophageal branches of left
   gastric vein

7. 肠系膜上静脉
   Superior mesenteric vein
8. 脾静脉　Splenic vein
9. 半奇静脉　Hemiazygos vein
10. 副半奇静脉　Accessory
    hemiazygos vein
11. 肋间后静脉
    Intercostal vein
12. 左头臂静脉
    Left brachiocephalic vein

### ⓘ 注释

　　奇静脉系统位于脊柱两侧，引流背部、胸壁和腹壁深层结构的静脉血。奇静脉尽管在解剖学上有变异，但通常起自下腔静脉或右腰升静脉，而半奇静脉（奇静脉的主要属支）来自左腰升静脉或肾静脉。最终，大部分奇静脉系统的血液注入上腔静脉。

### 📷 临床拓展

　　奇静脉系统是下腔静脉与上腔静脉之间重要的静脉吻合部位。奇静脉不含静脉瓣，所以在不同的压力下，血液可能会流向不同方向。在**门静脉高压**等情况下，奇静脉系统可与腹部的胃左静脉相通，是**门腔**吻合的重要组成部分。

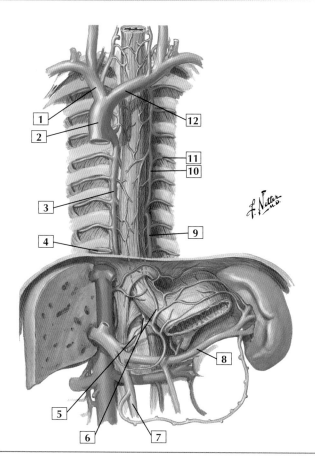

1. 胸大肌　Pectoralis major muscle
2. 乳腺小叶　Gland lobules
3. 输乳管窦　Lactiferous sinus
4. 输乳管　Lactiferous ducts
5. 乳头　Nipple
6. 乳晕　Areola
7. 乳晕腺　Areolar glands
8. 乳房悬韧带（Cooper 韧带）
　　Suspensory retinacula of breast (Cooper's)

### 注释

　　乳腺是位于浅筋膜内的特殊腺体。腺组织被纤维束分开。每一个乳腺小叶都通向一个输乳管，该导管在乳头下方扩张，形成一个输乳管窦，在哺乳期间储存乳汁。

　　乳房悬韧带（Cooper 韧带）是一种致密的结缔组织，通过乳房的实质从皮肤真皮连至浅筋膜。

　　约 75% 的乳腺淋巴管引流向**腋窝淋巴结**。还可引流至锁骨下淋巴结，内侧至胸骨旁淋巴结，或向下至腹部淋巴管。

### 📷 临床拓展

　　乳房分为四个象限：内上、外上、内下、外下。大约 50% 的乳腺癌发生在外上象限。**乳腺癌**是女性最常见的恶性肿瘤。乳腺癌发病率超过了肺癌和结直肠癌这两种常见肿瘤的合并发病率。乳腺肿瘤大多为**导管癌**。

前外侧解剖

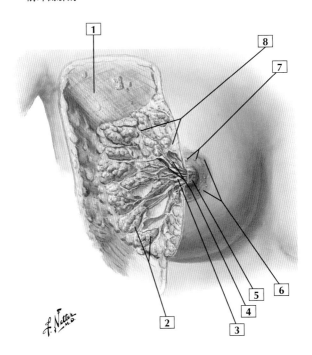

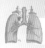 

1. 肋胸膜（切除） Costal part of parietal pleura *(cut away)*
2. 右肺上、中、下叶 Superior, middle, and inferior lobes of right lung
3. 斜裂 Oblique fissure
4. 膈胸膜 Diaphragmatic part of parietal pleura
5. 左肺小舌 Lingula of superior lobe of left lung
6. 斜裂 Oblique fissure
7. 左肺上、下叶 Superior and inferior lobes of left lung
8. 左肺心切迹 Cardiac notch of left lung

**① 注释**

　　肺位于由壁胸膜和脏胸膜围成的胸膜腔内。**壁胸膜**位于胸壁内表面、膈上表面和纵隔表面；脏胸膜与肺表面密切相连。**脏胸膜**在肺门处移行为壁胸膜，肺门是血管等结构出入肺的重要通道。

　　右肺被斜裂和水平裂分为上、中、下叶。左肺被斜裂分为上叶和下叶。左肺还包括左肺小舌，即左肺上叶的舌状部。舌叶大致相当于右肺的中叶。

　　每个肺包含 10 个**支气管肺段**，每个肺段由一个肺段支气管和一个动脉供应。

**🩺 临床拓展**

　　壁胸膜和脏胸膜之间的潜在间隙内只含有少量浆液，可润滑表面并减少呼吸时的摩擦。如果液体（如血液或积液）或空气进入这个潜在的间隙，胸膜腔空间扩大，其压力可以使肺部分或全部萎陷。

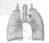

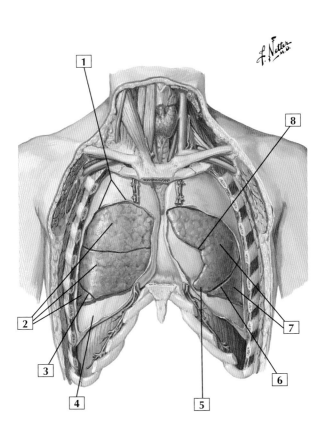

1. 肺门　Hilum
2. 斜裂　Oblique fissure
3. 左肺动脉
   Left pulmonary artery
4. 左主支气管
   Left main bronchus
5. 肺韧带　Pulmonary ligament
6. 肺尖　Apex
7. 右肺下静脉
   Right inferior pulmonary vein
8. 支气管（肺门）淋巴结
   Bronchopulmonary (hilar)
   lymph nodes
9. 右上叶（动脉上）支气管
   Right superior lobar
   (eparterial) bronchus

**ⓘ 注释**

　　**肺门**是肺血管、支气管、淋巴管和神经出入肺的地方。在肺门处脏胸膜与壁胸膜移行形成肺韧带，壁胸膜覆盖纵隔和胸壁内侧。

　　从每个肺门看，支气管一般在后，肺动脉在上，肺静脉在前、下。

　　右肺有上、中、下叶，以水平裂和斜裂为界。左肺有上、下两叶。

　　每个肺包含 10 个**支气管肺段**，每个肺段由肺段支气管和动脉供应。

**🩺 临床拓展**

　　肺癌是肿瘤相关死亡的首要原因，与 20~30 年的吸烟史相关。肺癌是一种侵袭性强、转移迅速的肿瘤。**腺癌**和**鳞癌**是最常见的肺癌类型。

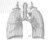
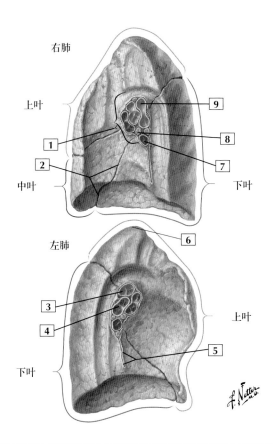

右肺

上叶

9

1

2

8

7

中叶

下叶

左肺

6

3

4

5

上叶

下叶

1. 胸腺　Thymus
2. 头臂干　Brachiocephalic trunk
3. 上腔静脉　Superior vena cava
4. 心包　Pericardium
5. 膈神经和心包膈动、静脉
   Phrenic nerve and pericardiophrenic artery and vein
6. 喉返神经　Recurrent laryngeal nerve
7. 主动脉弓　Arch of aorta
8. 左头臂静脉　Left brachiocephalic vein

---

### 🛈 注释

　　心位于**中纵隔**，包裹在心包的浆膜腔中。心包的外层为纤维心包，是一个与大血管根部融合的坚固纤维性结缔组织。内层浆膜心包由一层覆盖在心包内部的壁层和心肌表面的脏层组成。

　　胸腺在成人时发生萎缩和被脂肪填充，覆盖在大血管和心包上部。通常位于胸骨柄的正后方。

　　此图还显示了纵隔胸膜、肋胸膜、膈胸膜和胸膜顶。

---

### 📷 临床拓展

　　心包腔是浆膜心包两层之间的潜在腔隙，含有少量的浆液润滑液，以减少心搏动时的摩擦。心脏创伤或血管破裂可导致心包腔出血，从而压迫心脏使其功能受损。这种情况被称为**心包填塞（心脏压塞）**。

　　**心包炎**通常是由病毒引起的心包感染，细菌和真菌有时也是致病因素。

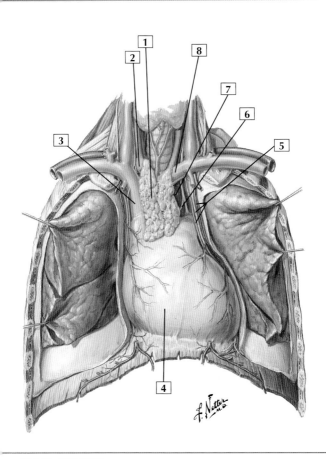

1. 上腔静脉　Superior vena cava
2. 心包横窦　Transverse pericardial sinus
3. 右肺静脉　Right pulmonary veins
4. 下腔静脉　Inferior vena cava
5. 心包斜窦　Oblique pericardial sinus
6. 左肺静脉　Left pulmonary veins
7. 肺动脉干（分叉处）　Pulmonary trunk (bifurcation)
8. 升主动脉　Ascending aorta
9. 左膈神经（C3–C5）　Left phrenic nerve (C3–C5)

### ❶ 注释

　　心包腔是位于浆膜性心包的脏、壁两层之间的潜在腔隙。浆膜性心包的壁层位于纤维性心包的内面。浆膜性心包从心脏大血管周围反折，形成浆膜性心包壁层。心（在本图中被移除）位于心包腔内。

　　**心包斜窦**是左心房后的一个间隙，是肺静脉周围浆膜性心包的另一个反折区。

　　纤维性心包的疼痛感经两侧的膈神经（C3-C5）传导，膈神经在支配膈肌的过程中穿过这层心包。

### 📷 临床拓展

　　**心包横窦**是浆膜性心包反折形成的一个间隙，位于升主动脉和肺动脉干的后面，上腔静脉前面。这是一个重要的临床解剖区域，因为钳夹这些血管可以完全阻断心室血液的流出。

去除心的心包：前面观

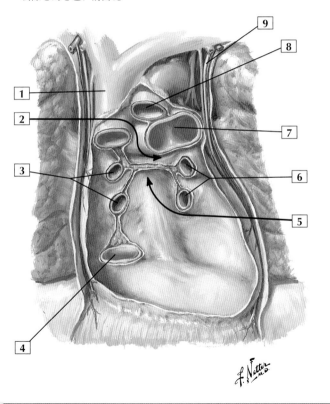

1. 上腔静脉
   Superior vena cava
2. 房间隔　Interatrial septum
3. 卵圆窝　Fossa ovalis
4. 下腔静脉　Inferior vena cava
5. 冠状窦口
   Opening of coronary sinus

6. 梳状肌　Pectinate muscles
7. 三尖瓣隔侧尖
   Septal cusp of tricuspid valve
8. 界嵴　Crista terminalis
9. 右心耳　Right auricle
10. 肺动脉干　Pulmonary trunk
11. 升主动脉　Ascending aorta

### 注释

　　右心房内腔的平滑部称为**腔静脉窦**，因为它是从胚胎静脉窦演化而来，接受上、下腔静脉和冠状窦的静脉血。它与心房的心肌部被一条隆起分开，即**界嵴**。

　　**卵圆窝**是胚胎时期卵圆孔闭合后的遗迹。

　　右心房略大于左心房，心腔右侧的压力通常低于左侧，右心房壁较薄。

　　心耳是心房的囊状附属部，在功能上与心房的其他部分相同。

### 临床拓展

　　**房间隔缺损**占先天性心脏病的 10%~15%。在这种情况下，血液从压力较高的左心房流入压力较低的右心房（左至右分流）。

打开的右心房：右外侧面观

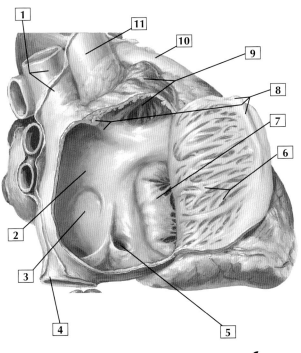

1. 右房室（三尖）瓣（前尖、后尖、隔侧尖）Right atrioventricular (tricuspid) valve (Anterior, Septal, and Posterior cusps)
2. 腱索 Chordae tendineae
3. 后上（前）乳头肌 Superoposterior (anterior) papillary muscle
4. 肉柱 Apical trabeculations (trabeculae carneae)
5. 隔缘肉柱（节制索）Septomarginal trabecula (Septal limb and Moderator band)
6. 室间隔（肌部）Interventricular septum (muscular part)
7. 动脉圆锥 Conus arteriosus
8. 肺动脉瓣（前、右、左半月瓣）Pulmonary valve (Anterior, Right, and Left semilunar cusps)

## 🛈 注释

　　腱索将乳头肌连接到**三尖瓣**（右房室瓣）的尖部。在右心室收缩时，腱索阻止瓣膜尖端翻入右心房。

　　**隔缘肉柱（节制索）**连接室间隔和前乳头肌的基底部。在这条心肌中穿行的右束支（心传导系的一部分）将兴奋传导至前乳头肌。

　　室间隔的大部分是肌性的，但其上部有一个小的膜部区，这是室间隔缺损的常见部位。

### 🔹 临床拓展

　　**室间隔缺损**是最常见的先天性心脏病。最常见的发生部位在三尖瓣和二尖瓣下方的室间隔膜周部。这种缺陷会导致血液从左向右分流，并可能导致充血性心力衰竭。

打开的右心房：前面观

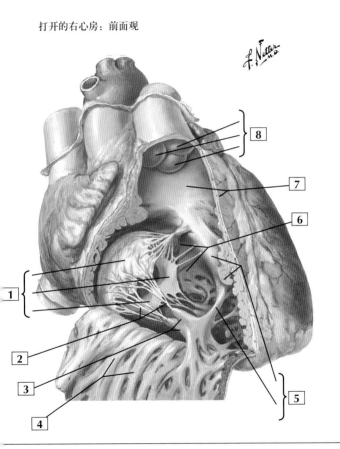

1. 左心耳　Left auricle
2. 左房室（二尖）瓣（前、后尖）Left atrioventricular (mitral) valve (Anterior and Posterior cusps)
3. 后上（前）乳头肌 Superoposterior (anterior) papillary muscle
4. 腱索　Chordae tendineae
5. 左心房　Left atrium
6. 左肺静脉　Left pulmonary veins
7. 动脉韧带　Ligamentum arteriosum
8. 主动脉弓　Arch of aorta

**❶ 注释**

　　左心室壁明显比右心室壁厚。包含2群乳头肌，腱索附着在二尖瓣（左房室瓣）的尖部。

　　心音（lub-dub）是瓣膜关闭时发出的声音。**第一心音**来自二尖瓣和三尖瓣关闭，**第二心音**来自主动脉瓣和肺动脉瓣的关闭。

---

**🔲 临床拓展**

　　由于二尖瓣承受压力较大，瓣膜性心脏病最常发生于二尖瓣。二尖瓣狭窄会阻碍血液从左心房流向左心室，导致左心房扩张。**二尖瓣反流**（功能不全）通常是由瓣膜关闭异常、乳头肌断裂或纤维化、腱索断裂引起的。瓣膜狭窄或反流导致湍流，通常可闻及心脏杂音。

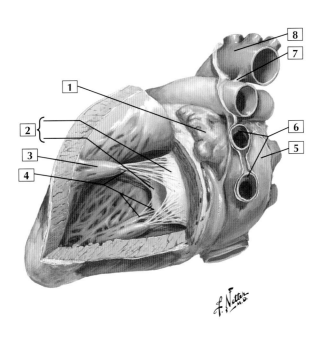

1. 左心耳　Left auricle
2. 主动脉瓣（左、右、后半月瓣）Aortic valve (Left, Right, and Posterior semilunar cusps)
3. 室间隔肌部　Muscular part of interventricular septum
4. 左心房　Left atrium
5. 卵圆孔瓣　Valve of foramen ovale
6. 左肺动脉　Left pulmonary artery

**ⓘ 注释**

左心房通常比右心房小，但左心房壁更厚。来自肺部的含氧血液通过 4 条肺静脉流入左心房（流量可能有所不同）。

室间隔的大部分是肌性的，但其最上部是膜状的，是室间隔缺损的常见部位。

左心室上部称为主动脉前庭，是升主动脉的流出道。主动脉瓣有 3 个半月瓣。

---

**🛈 临床拓展**

**瓣膜性心脏病**可由多种情况引起（狭窄、乳头肌或腱索断裂、瓣膜畸形），最常见发生于二尖瓣或主动脉瓣。

室间隔的主要血供来自左冠状动脉的前降支。室间隔缺血可损害支配室间隔和心室壁心内膜下的传导系统（**Purkinje 纤维网**）。

---

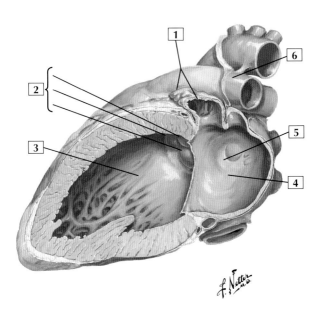

1. 肺动脉瓣（前、右、左半月瓣）
   Pulmonary valve (Anterior, Right, and Left semilunar cusps)
2. 主动脉瓣（右、左、后半月瓣）
   Aortic valve (Right, Left, and Posterior semilunar cusps)
3. 左房室（二尖）瓣（前尖、后尖）
   Left atrioventricular (mitral) valve (Anterior and Posterior cusps)
4. [左房室（二尖）瓣的]左纤维环
   Left fibrous ring (of left atrioventricular [mitral] valve)
5. 右纤维三角　Right fibrous trigone
6. 左纤维三角　Left fibrous trigone
7. 右房室（三尖）瓣（前尖、隔侧尖、后尖）　Right atrioventricular
   (tricuspid) valve (Anterior, Septal, and Posterior cusps)
8. 膜性间隔（室间隔和房室隔膜部）
   Membranous septum (Interventricular and Atrioventricular parts)

### 🛈 注释

　　第一心音（"lub"）是由**心室收缩**开始时三尖瓣和二尖瓣关闭引发的。第二心音（"dub"）是**心室舒张**开始时主动脉瓣和肺动脉瓣关闭引发的。

　　肺动脉瓣是一个半月形瓣，有 3 个瓣膜。通过听诊器，在这个瓣膜左侧第 2 肋间隙，即胸骨旁听诊效果最好。主动脉瓣也是半月形瓣，有 3 个瓣膜。这个瓣膜在胸骨旁右侧第 2 肋间隙听诊效果最好。

　　二尖瓣（左房室瓣）有 2 个瓣膜。在心室收缩开始时，它的闭合在左锁骨中线第 5 肋间听诊最为明显。三尖瓣（右房室瓣）有 3 个瓣膜，其在胸骨体下部听诊明显。

　　心壁主要由心肌和为某些心肌、瓣膜提供附着点的纤维支架组成。

### 🧰 临床拓展

　　心瓣膜是无血管的，其通过穿过瓣膜的血流弥散来获得营养和氧气。

舒张期心脏：切除心房后心底面观

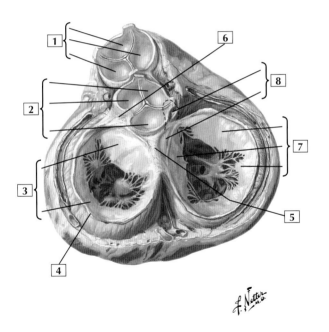

1. 胸导管
   Thoracic lymphatic duct
2. 奇静脉　Azygos vein
3. 食管和食管神经丛
   Esophagus and esophageal
   plexus
4. 右主支气管　Branches of
   right main bronchus

5. 右心房　Right atrium
6. 右心室　Right ventricle
7. 左心室　Left ventricle
8. 左心房　Left atrium
9. 左肺下静脉
   Left inferior pulmonary vein
10. 胸（降）主动脉
    Thoracic (descending) aorta

### 📙 注释

　　纵隔是两个胸膜腔之间的区域。经胸骨角的水平线将其分为上纵隔和下纵隔。下纵隔又分为前、中、后三个部分。前纵隔位于胸骨的后方，含有胸腺、淋巴结、脂肪和一些结缔组织的残留物。中纵隔包括心包、心、神经和大血管根部。后纵隔位于心包和心的后面，包括食管、胸主动脉、奇静脉系统、胸导管和神经。

---

### 🔲 临床拓展

　　食管与左心房关系密切。随着**左心房扩大**，其可向后扩张，部分压迫食管。食管的后面是胸导管，它最终将淋巴引流入左颈内静脉和左锁骨下静脉交界处的静脉系统。

---

第 3 章　胸部 / 脏器

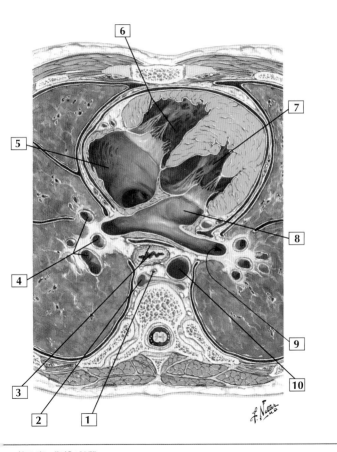

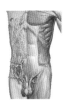

# 第 4 章

腹部

# 腹部

1. 肋软骨　Costal cartilages
2. 髂嵴　Iliac crest
3. 髂前上棘
   Anterior superior iliac spine
4. 髂前下棘
   Anterior inferior iliac spine
5. 耻骨上支
   Superior pubic ramus
6. 耻骨弓　Pubic arch
7. 耻骨梳　Pecten pubis
8. 股骨大转子
   Greater trochanter of femur
9. 坐骨棘　Ischial spine
10. 髂嵴　Iliac crest
11. 剑突　Xiphoid process
12. 胸骨体　Body of sternum

### 📷 临床拓展

　　在腹部体表划分标志线有助于临床医生定位疼痛及相关的解剖结构。肋下线为两侧肋弓下缘最低点的连线，此线穿过十二指肠降部。脐平面为脐与 L3-L4 椎间盘连线的平面。髂结节平面为经过髂结节与第 5 腰椎椎体的平面。

　　临床常用的另一种定位方法为将腹部划分为 4 个象限。自剑突至耻骨联合做一连线，再经脐做一水平线，将腹部划分为右上腹、左上腹、右下腹和左下腹。

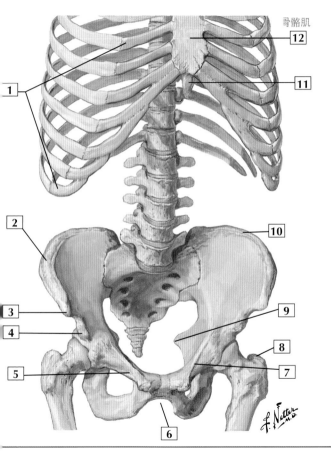

哥骼肌 12

11

1

2

10

3

4

9

8

7

5

6

1. 腹外斜肌：肌部 (A) 和腱膜部 (B)  External oblique muscle: muscular part (A) and aponeurotic part (B)

2. 前锯肌  Serratus anterior muscle

3. 背阔肌  Latissimus dorsi muscle

4. 白线  Linea alba

**⊃ 起点**  **腹外斜肌**以肌齿起自下位 8 个肋骨的外侧面和下缘。

**⊃ 止点**  该肌止于髂嵴前半部、髂前上棘，并自第 9 肋软骨至髂前上棘移行为腱膜。两侧腱膜于中线处融合为**白线**。

**⊃ 作用**  维持腹内压。双侧收缩时，使脊柱或躯干屈曲。单侧收缩时，可使脊柱侧屈并旋转，从而使同一侧肩部向前。

**⊃ 神经支配**  由肋间神经 T7-T11 和肋下神经（T12）支配。

**❶ 注释**

腹外斜肌是三层腹肌中最大、最浅层的肌。

---

**📷 临床拓展**

图示左侧，可看到腹壁浅筋膜的脂肪筋膜（Camper 筋膜）和其深处的膜性层（Scarpa 筋膜）。这些筋膜层在感染扩散中至关重要，会阴区液体（如尿道破裂）可能扩散至 Scarpa 筋膜与腹外斜肌深层的深筋膜之间。

---

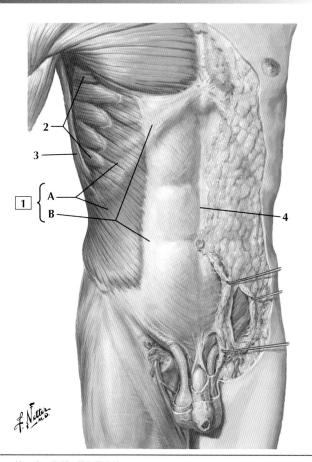

1. **腹内斜肌**　Internal oblique muscle

2. 前锯肌　Serratus anterior muscle

3. 腹直肌鞘　Rectus sheath

4. 腹直肌　Rectus abdominis muscle

5. 联合腱（腹股沟镰）（双侧）
Conjoint tendon (inguinal falx) *(both sides)*

⊃ **起点**　**腹内斜肌**起于腹股沟韧带外侧半、髂嵴和胸腰筋膜。

⊃ **止点**　止于下位 3 或 4 个肋骨的下缘、白线、耻骨嵴和耻骨梳。

⊃ **作用**　维持腹内压。双侧腹内斜肌收缩可使脊柱屈曲，单侧收缩可使脊柱向外侧侧屈并旋转，同时使对侧肩部向前。

⊃ **神经支配**　由肋间神经 T7-T11、肋下神经（T12）、髂腹下神经和髂腹股沟神经（L1）支配。

❶ **注释**

在腹股沟区，腹内斜肌和腹外斜肌腱膜融合形成**联合腱**。

---

🔓 **临床拓展**

　　腹前壁薄弱可能导致**疝**，腹腔内脏器或脂肪可向外突出，造成腹前壁肌群隆起或破裂。**腹壁疝**最常见的类型包括腹股沟疝、脐疝、白线疝（通常发生在上腹部）和切口疝（发生在既往手术切口处）。

---

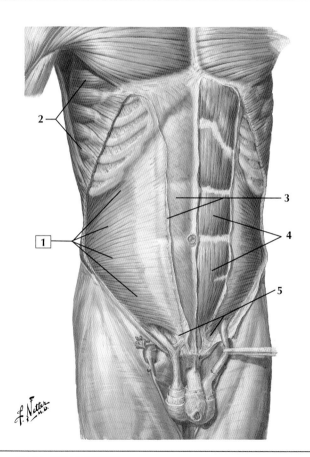

1. 腹直肌
   Rectus abdominis muscle

2. 腹内斜肌
   Internal oblique muscle

3. 腹直肌鞘　Rectus sheath

4. 腹内斜肌
   Internal oblique muscle

5. 腹外斜肌
   External oblique muscle

**⊃ 起点**　**腹直肌**有两部分肌腱：外侧部肌腱起自耻骨嵴；内侧部肌腱与对侧肌腱交叉，起自耻骨联合。

**⊃ 止点**　止于第 5~7 肋和剑突。

**⊃ 作用**　使脊柱或躯干屈曲、维持腹内压、收肋。

**⊃ 神经支配**　由肋间神经 T7-T11 和肋下神经（T12）支配。

**❶ 注释**

　　腹直肌被**腹直肌鞘**包裹，位于**白线**两侧。腹直肌被 3 条横行的腱划分为"8 块腹肌"。

**⚕ 临床拓展**

　　如果出现腹痛，尤其当腹腔内病变脏器（如肠、阑尾）接触腹壁内侧面时，患者会出现**保护性反射**。由于腹痛，触诊时患者会出现腹肌紧张（反跳痛）和板状腹。

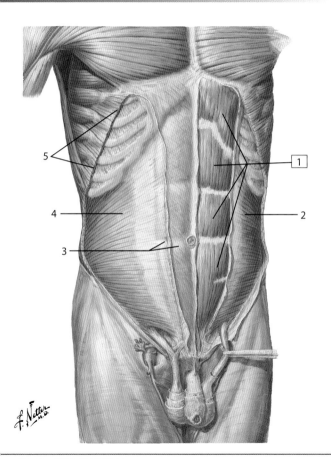

1. 提睾肌
   Cremaster muscle
2. 腹外斜肌（切除）　External oblique muscle *(cut away)*
3. 腹内斜肌
   Internal oblique muscle
4. 腹直肌
   Rectus abdominis muscle
5. 锥状肌　Pyramidalis muscle

**⊃ 起点**　**提睾肌**较薄弱，起于腹股沟韧带中部，为**腹内斜肌**的延续。

**⊃ 止点**　通过一小肌腱止于耻骨结节和耻骨嵴。

**⊃ 作用**　收缩时上提睾丸。

**⊃ 神经支配**　由生殖股神经的生殖支（L1 和 L2）支配。

**⊙ 注释**

穿过腹股沟管后，提睾肌纤维分散交织于提睾肌筋膜中，形成祥包裹精索。

精索被来自腹壁的 3 层筋膜所覆盖。**精索外筋膜**由腹外斜肌腱膜延续形成，**精索中筋膜（也称提睾肌筋膜）**由腹内斜肌腱膜延续形成，**精索内筋膜**延续自腹横筋膜。

> **☑ 临床拓展**
>
> 　　睾丸通常在出生前不久下降到阴囊内，这对于生殖细胞分裂和精子的产生至关重要。若睾丸温度未低于体温（37℃或 98.6 °F），睾丸将无法产生精子。

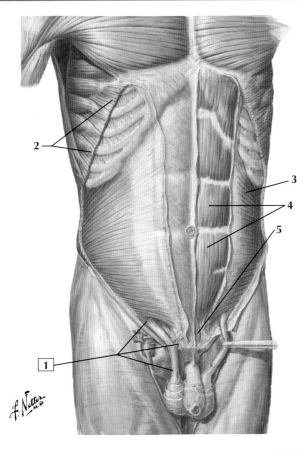

1. 腹壁上血管　Superior epigastric vessels
2. 腹直肌　Rectus abdominis muscle
3. 腹横肌　Transversus abdominis muscle
4. 腹直肌鞘后层　Posterior layer of rectus sheath
5. 腹壁下血管　Inferior epigastric vessels
6. 腹股沟韧带　Inguinal ligament (Poupart's ligament)
7. 腹股沟镰（联合腱）　Inguinal falx (conjoint tendon)
8. 提睾肌（精索中筋膜）　Cremasteric muscle (middle spermatic fascia)
9. 腔隙韧带（Gimbernat 韧带）
　　Lacunar ligament (Gimbernat's ligament)
10. 脐内侧韧带（脐动脉闭锁部分）　Medial umbilical ligament
　　(occluded part of umbilical artery)
11. 弓状线　Arcuate line
12. 腹横筋膜　Transversalis fascia
13. 腹直肌鞘前层　Anterior layer of rectus sheath
14. 白线　Linea alba

---

### ❶ 注释

　　弓状线以上，腹直肌鞘前层由腹外斜肌腱膜和腹内斜肌腱膜前层愈合而成，腹直肌鞘后层由腹内斜肌腱膜后层和腹横肌腱膜愈合而成。弓状线以下，腹直肌鞘前层由 3 层腹肌的腱膜融合形成，腹直肌后面直接与腹横筋膜相贴。

---

### 🔋 临床拓展

　　腹壁下血管形成**脐外侧壁**，其与腹壁上血管吻合，并与胸廓内（乳内）血管相连。这种动脉血管吻合在腹壁供血方面至关重要，因为这些动脉其走行可与胸部的肋间动脉和腹部的节段性的腰动脉相连。

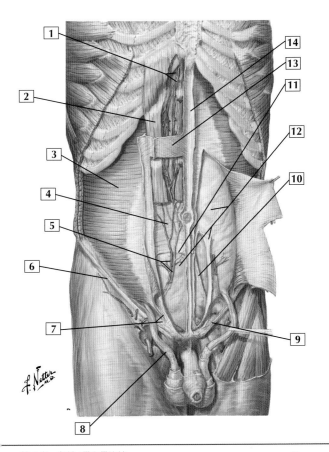

1. 腰方肌　Quadratus lumborum muscle
2. 膈的中心腱　Central tendon of respiratory diaphragm
3 正中弓状韧带　Median arcuate ligament
4. 内侧弓状韧带　Medial arcuate ligament
5. 外侧弓状韧带　Lateral arcuate ligament
6. 腰小肌　Psoas minor muscle
7. 腰大肌　Psoas major muscle
8. 髂肌　Iliacus muscle

➲ **起点**　**腰方肌**起源于 L3-L5 横突、髂腰韧带和髂嵴。

➲ **止点**　附着在第 12 肋的下缘和 L1-L3 椎体的横突上。

➲ **作用**　骨盆固定时，腰方肌可向外侧弯曲腰椎（躯干）。吸气时，腰方肌固定第 12 肋。当两侧腰方肌共同作用时，可辅助伸展腰椎。

➲ **神经支配**　肋下神经（T12）和 L1-L4 神经。

🕀 **注释**

膈在上方形成外侧弓状韧带（腰肋弓），跨过腰方肌。

---

🔒 **临床拓展**

　　**腰肋三角**（位于外侧弓状韧带的正上方）是膈的肋部和腰部之间的非肌肉区。创伤或腹压增大时，膈的这一部分会变得薄弱，内脏会突入上部的胸腔形成膈疝。

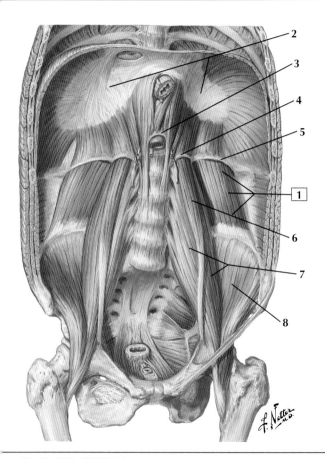

## 1. 膈　Respiratory diaphragm

⊃　**起点**　膈为向上膨隆呈穹窿状的肌纤维隔膜，以三部分肌束起于胸廓下口的周缘和腰椎前面。胸骨部起于剑突后面，肋部起于下6对肋骨和肋软骨的内面，腰部起于第1~3腰椎。

⊃　**止点**　三部分肌束均止于中心腱。

⊃　**作用**　膈附着在肋骨和腰椎上，膈收缩时将中央腱向前向下牵引，使胸腔容积扩大，腹腔容积缩小。

⊃　**神经支配**　膈神经（C3、C4和C5）。

### 🛈 注释

膈上有3个裂孔，分别是**腔静脉孔**（位于第8胸椎水平）、**食管裂孔**（位于第10胸椎水平）和**主动脉裂孔**（位于第12胸椎水平）。

弓形跨过主动脉前方形成的纤维韧带结构称为正中弓状韧带，弓形跨过腰大肌前方形成内侧弓状韧带，弓形跨过腰方肌前方形成外侧弓状韧带。

---

### 🔒 临床拓展

若某个腹腔脏器（如胆囊）发生炎症并接触膈的下方，可能引起腹膜壁层炎症，疼痛将沿着右侧膈神经（C3-C5）的感觉轴突传递到颈部和肩部相应皮肤部位。这是一个内脏器官病变引起体表特定部位**牵涉痛**的例子。

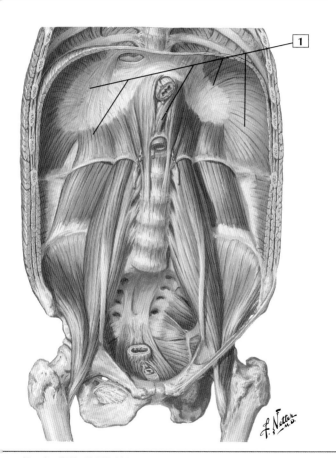

1

1. 内脏大、小神经　Right greater and lesser thoracic splanchnic nerves
2. 右交感干　Right sympathetic trunk
3. 第 2、3 腰内脏神经　2nd and 3rd lumbar splanchnic nerves
4. 盆内脏神经　Pelvic splanchnic nerves
5. 左、右腹下神经至下腹下丛　Right and left hypogastric nerves to inferior hypogastric (pelvic) plexus
6. 上腹下丛　Superior hypogastric plexus
7. 肠系膜下神经节　Inferior mesenteric ganglion
8. 肠系膜上神经节和神经丛　Superior mesenteric ganglion and plexus
9. 腹腔神经节　Celiac ganglia
10. 迷走神经干：前干和后干　Vagal trunks: Anterior and Posterior

### ❶ 注释

　　腹腔的脏器活动由交感神经和副交感神经支配。脊髓胸 5~12 节段和上腰段发出**交感神经**节前纤维，聚集至 3 个主要椎前的神经节——腹腔神经节、肠系膜上神经节和肠系膜下神经节，换元后发出交感神经节后纤维分布至腹腔脏器。肠系膜下神经节发出的部分交感神经节后纤维组成神经丛，向下延伸加入上腹下丛，为盆腔脏器提供交感神经支配。

　　支配腹腔脏器的**副交感神经**主要包括两部分：腹部上 2/3 的内脏（源于胚胎原始消化管的前肠和中肠）由迷走神经支配，腹部的其余部分和盆腔脏器（源于胚胎原始消化管的后肠）由来自脊髓骶 2~4 节段的盆内脏神经支配。

　　大部分的自主神经纤维随腹腔干和肠系膜上、下动脉的分支分布到所支配的器官。

### 📷 临床拓展

　　在完整的机体内，胃肠活动受外来自主神经系统和胃肠内在神经系统（即肠内神经系统，包括黏膜下神经丛和肌间神经丛）双重调节。肠内神经系统的内在神经丛可相对独立地完成局部反射活动，精细调节胃肠功能；同时自主神经纤维与肠内神经系统的神经元之间形成突触，调控其活动。

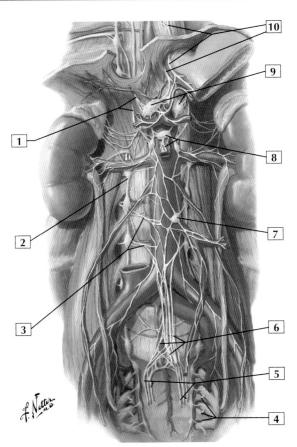

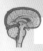
1. 脊神经节　Spinal ganglion
2. 白交通支　White ramus communicans
3. 灰交通支　Gray ramus communicans
4. 交感干神经节　Ganglion of sympathetic trunk
5. 肠系膜上神经节　Superior mesenteric ganglion
6. 腹腔神经节　Celiac ganglion
7. 迷走神经　Vagus nerve (CN X)
8. 前根　Anterior root
9. 中间外侧柱　Intermediolateral cell column

### 🕛 注释

　　该示意图显示了腹部脏器接受交感神经和副交感神经支配的一般形式。

　　**交感神经节前纤维**可以在交感干神经节内交换神经元，通过内脏神经到达椎前神经节（如腹腔神经节或肠系膜上神经节）交换神经元，或直接到达肾上腺髓质（图中未显示）。

　　支配腹部上 2/3 的内脏的**副交感神经节前纤维**伴随迷走神经走行，随之到达所支配器官，在这些内脏壁内的副交感神经节交换神经元，进而发出短的神经节后纤维。

### 🔼 临床拓展

　　来自肠道的疼痛感觉（主要由于膨胀或炎症所致）由内脏感觉纤维传导，传入纤维的神经细胞位于 T5-L2 脊髓水平的脊髓（背根）神经节。该痛觉可以扩散或影响到邻近位于同一脊髓节段的躯体感觉神经元，因此，**内脏痛**通常放射至与接受内脏传入（感觉）神经纤维的脊髓节段相对应的体表特定区域，这就是**牵涉痛**。

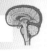

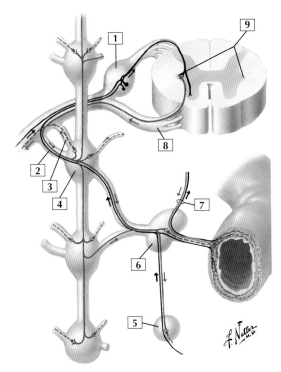

交感神 { 节前纤维 ——— 副交感神 { 节前纤维 ——— 传入纤维 ———
经纤维 { 节后纤维 - - - - 经纤维 { 节后纤维 - - - -

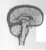

# 4-11 肾、输尿管和膀胱的神经

1. 内脏大神经　Greater thoracic splanchnic nerve
2. 腹腔神经节和神经丛　Celiac ganglia and plexus
3. 肠系膜上神经节　Superior mesenteric ganglion
4. 肠系膜下神经节　Inferior mesenteric ganglion
5. 交感干和交感干神经节　Sympathetic trunk and ganglion
6. 上腹下丛　Superior hypogastric plexus
7. 盆内脏神经　Pelvic splanchnic nerves
8. 下腹下丛（盆丛）在输尿管周袢及至输尿管下部的分支
   Inferior hypogastric (pelvic) plexus with periureteric loops and
   branches to lower ureter

## ❶ 注释

　　分布至肾的交感神经由肠系膜上神经节发出，形成丰富的交感神经丛。盆腔脏器的交感神经起源于肠系膜下神经节下形成的上腹下丛。这些神经走行于盆腔脏器的两侧，参与组成下腹下丛。

　　分布至肾的副交感神经纤维由迷走神经发出。分布至下腹部脏器和盆腔脏器的副交感神经纤维由起源于脊髓骶 2～4 节段的盆内脏神经发出。

---

### ◎ 临床拓展

　　当肾结石从肾排出、进入输尿管并在输尿管盆部向膀胱移动时，引起的疼痛（**肾绞痛**）通常能从腰部向腹股沟感受到。输尿管全程有 3 处狭窄，包括肾盂与输尿管移行处、输尿管跨过髂血管处和输尿管膀胱移行处。疼痛通过内脏感觉神经传入到相应的脊神经节（背根神经节），然后到达脊髓（T11-L2），引起相应节段对应的体表区域牵涉痛。

---

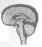

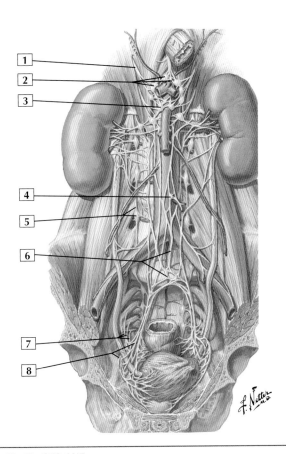

1. 十二指肠和胰头 Duodenum and head of the pancreas
2. 胆囊 Gallbladder
3. 肝 Liver
4. 盲肠和结肠 Cecum and colon
5. 乙状结肠 Sigmoid colon
6. 肾 Kidney
7. 小肠 Small intestine
8. 脾 Spleen
9. 胃 Stomach
10. 肝、胆囊和十二指肠（刺激膈时） Liver, gallbladder, and duodenum (irritation of diaphragm)
11. 胆囊 Gallbladder
12. 肝 Liver

### ❶ 注释

内脏痛从腹部脏器传入，神经纤维伴随交感神经进入脊髓 T5-L2 节段。内脏痛可被感知为体表特定部位的皮肤或骨骼肌痛，称为**牵涉痛**。

内脏感觉神经元的胞体位于各自的脊髓水平的脊神经节内。

---

### 🛡 临床拓展

大多数内脏痛与炎症、缺血、膨胀或压迫引起的刺激有关。在临床上，了解常见内脏疾病牵涉痛的部位可协助内脏疾病的诊断。如图所示，一些腹部内脏（如胃、胆、脾、肝）疾患引起的疼痛可同时涉及前、后体壁。

---

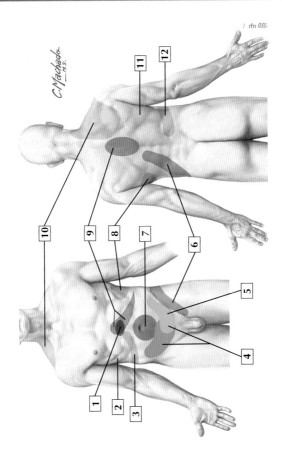

/ 血管

C.Machado M.D.

1. 锁骨下静脉　Subclavian vein
2. 腋静脉　Axillary vein
3. 胸外侧静脉　Lateral thoracic vein
4. 肋间前静脉　Anterior intercostal veins
5. 胸廓内静脉　Internal thoracic vein
6. 腹壁下静脉　Inferior epigastric veins
7. 腹壁浅静脉　Superficial epigastric vein
8. 腹壁浅静脉　Superficial epigastric vein
9. 胸腹壁静脉　Thoracoepigastric vein
10. 胸外侧静脉　Lateral thoracic vein
11. 颈部的静脉（颈外、颈内、颈前静脉）
    Jugular veins (External; Internal; Anterior)

### ❶ 注释

　　静脉是导血回心的血管，腹前壁的浅静脉相互吻合形成**静脉网**，例如腹壁浅静脉和胸外侧静脉之间的吻合，前者注入腹股沟区的静脉，后者注入腋静脉。在更深的层次中，腹壁浅静脉还与腹壁下静脉及胸廓内静脉相吻合。

　　在此图中，一侧剥离至腹壁浅层，暴露富有脂肪的皮下组织及其中的浅静脉，另一侧剥离至腹壁深层的肌肉组织。

---

### 🏥 临床拓展

　　与四肢、头颈部一样，胸部和腹部的静脉也分为浅、深静脉，这些静脉之间存在丰富的**吻合**。静脉吻合的存在可确保静脉血在必要时可通过不同的路径回心，尤其是当某些静脉回流通路受阻时，仍能保持血流量的动态平衡。

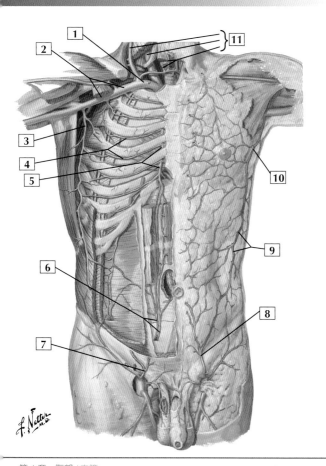

1. 睾丸血管和生殖股神经生殖支　Testicular vessels and genital branch of the genitofemoral nerve
2. 腹壁下血管　Inferior epigastric vessels
3. 脐内侧韧带（脐动脉闭锁的部分）Medial umbilical ligament (fibrous part of umbilical artery)
4. 腹直肌　Rectus abdominis muscle
5. 脐正中韧带　Median umbilical ligament (urachus)
6. 腹股沟浅环　Superficial inguinal rings
7. 脚间纤维　Intercrural fibers
8. 腹股沟（Poupart）韧带　Inguinal ligament (Poupart's)
9. 提睾肌　Cremasteric muscle
10. 精索　Spermatic cord
11. 精索内筋膜（在腹股沟深环处起于腹横筋膜）Internal spermatic fascia (from transversalis fascia at deep inguinal ring)
12. 腹外斜肌　External oblique muscle
13. 腹内斜肌　Internal oblique muscle
14. 腹横肌　Transversus abdominis muscle
15. 腹横筋膜　Transversalis fascia
16. 腹膜　Peritoneum

### 🕛 注释

　　腹股沟管从腹股沟深环延伸到腹股沟浅环。男性的精索在此通过。

---

> ### 📷 临床拓展
>
> 　　**腹股沟斜疝**（在腹股沟疝中约占75%）的突出口位置在腹壁下血管外侧，疝内容物经腹股沟深环入腹股沟管再出浅环，被精索的精索内筋膜所包裹。
>
> 　　**腹股沟直疝**的突出口位置在腹壁下血管内侧（Hesselbach 三角），内容物穿过腹股沟管的后壁出浅环，与精索是分离的。

---

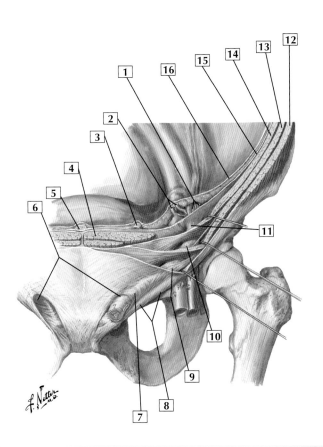

1. 腹主动脉　Abdominal aorta
2. 腹腔干　Celiac trunk
3. 肝左动脉　Left hepatic artery
4. 胆囊动脉　Cystic artery
5. 肝固有动脉　Proper hepatic artery
6. 胃右动脉　Right gastric artery
7. 胃十二指肠动脉　Gastroduodenal artery
8. 胃网膜右动脉　Right gastroomental (gastroepiploic) artery
9. 肝总动脉　Common hepatic artery
10. 胃网膜左动脉　Left gastroomental (gastroepiploic) artery
11. 胃短动脉　Short gastric arteries
12. 脾动脉　Splenic artery
13. 胃左动脉　Left gastric artery

## ❶ 注释

　　腹腔干的分支供应由胚胎前肠分化而来的腹腔脏器和中肠分化而来的脾。腹腔干为一短粗的动脉干，起自腹主动脉前壁，随即分为胃左动脉、肝总动脉和脾动脉 3 支，进一步分支至肝、胆囊、部分胰腺、脾、胃和十二指肠近侧端。

### 📷 临床拓展

　　腹上区在临床上是一个很重要的腹部分区，因为许多病理生理过程都可引起该区域的腹部疼痛。胃、十二指肠、脾、胰、肝和胆囊等诸多重要结构都位于这一区域，或者可引发该区域及其他与脊髓胸 5~10 节段相关体表区域的牵涉痛。由于上腹部结构众多、毗邻复杂，医生必须通过详细的询问病史和体格检查，对**上腹痛**进行准确定位。

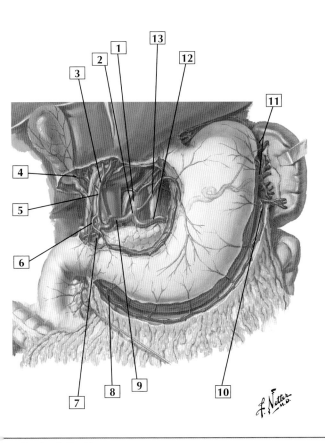

1. 肠系膜上动脉　Superior mesenteric artery
2. 中结肠动脉　Middle colic artery
3. 直动脉　Straight arteries (arteriae rectae)
4. 边缘动脉　Marginal artery
5. 右结肠动脉　Right colic artery
6. 回结肠动脉　Ileocolic artery (Colic branch; Ileal branch)
7. 阑尾动脉　Appendicular artery
8. 直肠上动脉　Superior rectal artery
9. 乙状结肠动脉　Sigmoid arteries
10. 左结肠动脉　Left colic artery
11. 肠系膜下动脉　Inferior mesenteric artery
12. 空、回肠动脉　Jejunal and ileal (intestinal) arteries

### 🔴 注释

　　**肠系膜上动脉**分支主要供应由胚胎中肠分化而来的消化管，其分支分布于部分的胰、十二指肠、全部的小肠、阑尾、升结肠和大部分横结肠。

　　**肠系膜下动脉**分支供应由胚胎后肠分化而来的消化管，包括横结肠的远侧端、降结肠、乙状结肠和直肠上部。

> ### 🔋 临床拓展
>
> 　　肠系膜上、下动脉分支间存在吻合。若某一肠区的血供受损，来自吻合支的**侧支血流**通常有助于向受损区域供血。

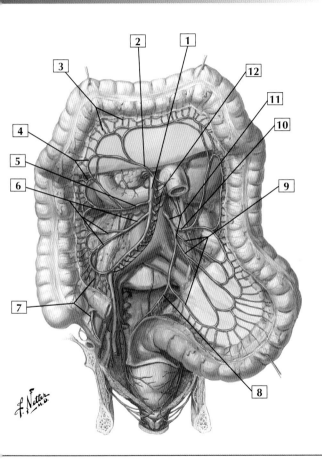

1. 膈下动脉
   Inferior phrenic arteries
2. 腹腔干及肝总动脉、胃左动脉和脾动脉 Celiac trunk with common hepatic, left gastric, and splenic arteries
3. 肾上腺中动脉
   Middle suprarenal artery
4. 右肾动脉
   Right renal artery
5. 右侧 1~4 腰动脉
   1st to 4th right lumbar arteries

6. 髂总动脉
   Common iliac arteries
7. 髂内动脉  Internal iliac artery
8. 髂外动脉  External iliac artery
9. 腹壁下动脉
   Inferior epigastric artery
10. 肠系膜下动脉
    Inferior mesenteric artery
11. 腹主动脉  Abdominal aorta
12. 睾丸（卵巢）动脉
    Testicular (ovarian) arteries
13. 肠系膜上动脉
    Superior mesenteric artery

### ❶ 注释

　　腹主动脉经膈的主动脉裂孔（第 12 胸椎前方）进入腹部，沿腰椎左前方下降，在第 4 腰椎前方分为左、右髂总动脉。

　　腹主动脉的分支可分为脏支和壁支，营养腹壁脏器和腹后壁。脏支分为成对和不成对两种，不成对的脏支有腹腔干、肠系膜上动脉和肠系膜下动脉，供应胃肠道和肝、胆囊、脾、胰等；成对的脏支包括肾上腺中动脉、肾动脉和性腺动脉。壁支包括 1 对膈下动脉、4 对腰动脉和 1 支骶正中动脉（即人类的"尾动脉"）。

### 📷 临床拓展

　　**动脉瘤**是指动脉壁局限或弥漫性扩张、膨出，多种原因均可引起大动脉的动脉瘤。临床上腹主动脉瘤累及的部位一般是肾动脉水平以下的腹主动脉和髂动脉，须通过手术治疗修复，特别是有发生动脉瘤破裂危险的患者。

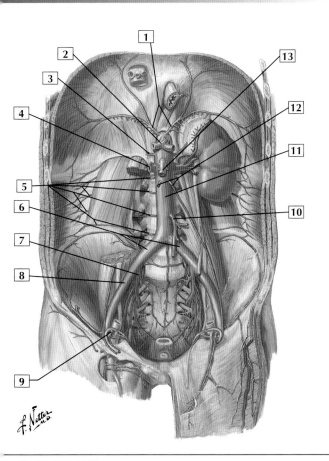

1. 右肾上腺 Right suprarenal
   (adrenal) gland
2. 右肾上腺中动脉
   Right middle suprarenal artery
3. 食管 Esophagus
4. 左膈下动脉 Left inferior
   phrenic artery
5. 左肾上腺下动脉
   Left inferior suprarenal artery

6. 左睾丸（卵巢）动、静脉
   Left testicular (ovarian) artery and
   vein
7. 肠系膜上动脉（切断）
   Superior mesenteric artery *(cut)*
8. 腹主动脉 Abdominal aorta
9. 下腔静脉 Inferior vena cava
10. 右肾动脉和静脉 Right renal
    artery and vein
11. 右输尿管 Right ureter

### 🛈 注释

　　腹主动脉发出 3 对成对的脏支，包括左、右肾上腺中动脉，左、右肾动脉和左、右性腺（卵巢或睾丸）动脉，营养肾上腺、肾和性腺。

　　肾上腺是人体重要的内分泌腺之一，具有丰富的动脉供应，包括肾上腺上、中、下动脉，分别来自膈下动脉、腹主动脉和肾动脉。

　　肾上腺和肾均属腹膜后位器官。肾位于腹后壁上部、脊柱的两侧，右肾上方与肝相邻，所以位置低于左肾。两肾的上端有肾上腺，右侧者呈锥形，左侧者近似半月形。

### 📷 临床拓展

　　由于肾的节段性发育和分叶状外观，出现数条肾动脉和（或）静脉与肾相连的情况并不少见。因此，外科医生在进行这一区域腹部手术时必须了解肾血管的变异。

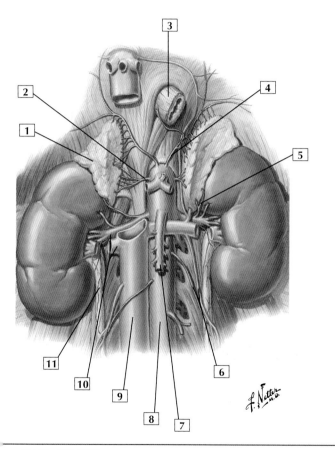

1. 膈下静脉
   Inferior phrenic veins
2. 下腔静脉　Inferior vena cava
3. 右肾静脉　Right renal vein
4. 第 1~4 腰静脉
   1st to 4th right lumbar veins
5. 髂总静脉　Common iliac vein

6. 髂外静脉　External iliac vein
7. 髂内静脉　Internal iliac vein
8. 髂总静脉　Common iliac vein
9. 腰升静脉
   Ascending lumbar veins
10. 卵巢（睾丸）静脉
   Ovarian (testicular) veins

## ❶ 注释

　　下腔静脉由左、右髂总静脉汇合而成，沿脊柱前方、腹主动脉右侧上行，在第 8 胸椎前方穿膈，最终注入右心房。在膈下方，有 2~3 支肝静脉将肝内血液回流入下腔静脉。

　　下腔静脉的主要属支与源于腹主动脉的许多动脉分支相伴行，如膈下静脉、腰静脉、骶正中静脉、肾上腺中静脉、肾静脉、性腺（睾丸或卵巢）静脉。此外，各腰静脉之间有腰升静脉纵行串联，左、右腰升静脉向上分别移行为半奇静脉和奇静脉，向下分别注入左、右髂总静脉。腹腔不成对脏器（肝除外）的静脉血由肝门静脉及其属支收集，形成**肝门静脉系**，注入肝血窦，进而经肝静脉注入下腔静脉。

### 📷 临床拓展

　　静脉在数量和排列上变异较多，浅、深静脉以及特殊系统的静脉（如门脉系统）之间有丰富的吻合。肝门静脉及其属支内缺乏静脉瓣，血液的流动方向由推动血液流动的压力梯度决定。

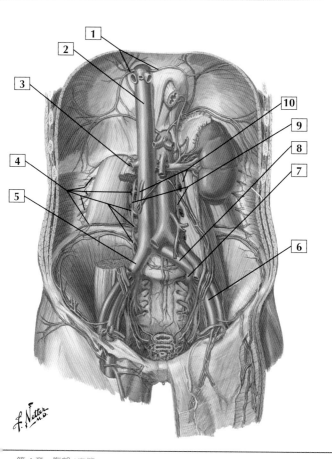

1. 附脐静脉　Paraumbilical veins

2. 胃右静脉　Right gastric vein

3. 肝门静脉　Hepatic portal vein

4. 肠系膜上静脉
　Superior mesenteric vein

5. 中结肠静脉　Middle colic vein

6. 右结肠静脉　Right colic vein

7. 回结肠静脉　Ileocolic vein

8. 直肠下静脉　Inferior rectal veins

9. 直肠中静脉　Middle rectal veins

10. 左、右直肠上静脉
　Left and right superior rectal veins

11. 左结肠静脉　Left colic vein

12. 肠系膜下静脉
　Inferior mesenteric vein

13. 脾静脉　Splenic vein

14. 胃左静脉　Left gastric vein

15. 食管静脉　Esophageal veins

### ⊕ 注释

肝门静脉由脾静脉和肠系膜上静脉汇合而成。

### 🏥 临床拓展

肝门静脉系与上、下腔静脉系之间存在丰富的吻合，其主要吻合部位包括食管周围、脐旁、直肠以及位于腹膜后方的胃肠道血管。

如果门静脉血流减少或血液不能通过肝内回流，静脉血仍可以通过重要的**门腔静脉吻合通路**回流入心。同样，如果下腔静脉受压或阻塞，静脉血亦可通过门腔静脉吻合通路流入门静脉系统。

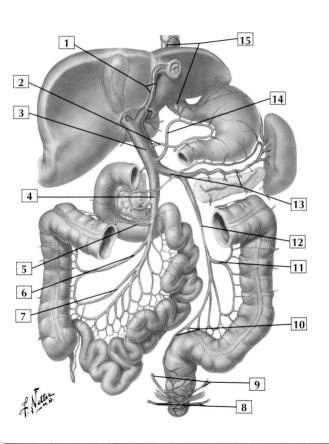

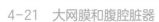

1. 大网膜（*翻向上*）
   Greater omentum *(turned up)*
2. 横结肠（*翻向上*）
   Transverse colon *(turned up)*
3. 结肠带　Taenia coli
4. 结肠右（肝）曲
   Right colic (hepatic) flexure
5. 小肠（空肠和回肠）
   Small intestine (jejunum and ileum)
6. 升结肠　Ascending colon
7. 盲肠　Cecum
8. 膀胱　Urinary bladder

### 🚻 注释

　　**壁腹膜**衬覆于腹、盆壁内表面，返折形成**脏腹膜**被覆于腹、盆部各器官外表面，二者相互延续、移行，共同围成一个潜在的腔隙，称为腹膜腔。

　　升结肠、横结肠和降结肠围绕在空肠和回肠周围，十二指肠大部分位于腹膜后方，在此图中不可见。大网膜翻向上方，但仍可见附着于横结肠。

### 📷 临床拓展

　　当腹腔脏器发生炎症时，大网膜可向病变处移动并包裹病灶，从而保护腹腔的其余部分，防止炎症扩散蔓延。由于大网膜具有隔离感染部位的能力，所以有时被称为"腹腔卫士"。

　　此外，不同来源的原发肿瘤也常常转移扩散至大网膜。

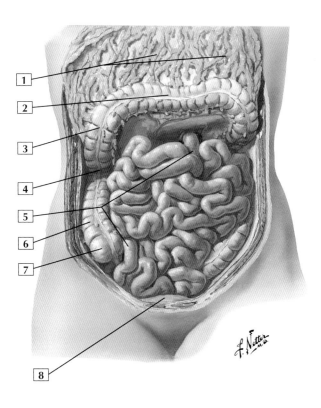

1

2

3

4

5

6

7

8

1. 胃（后面）
   Stomach (posterior surface)
2. 位于网膜孔内的探针
   Probe in omental foramen
3. 胆囊　Gallbladder
4. 十二指肠降部　Descending
   (2nd) part of duodenum
5. 胰头（腹膜后）
   Head of pancreas (retroperitoneal)

6. 横结肠系膜
   Transverse mesocolon
7. 结肠左（脾）曲
   Left colic (splenic) flexure
8. 脾　Spleen
9. 左肾上腺（腹膜后）
   Left suprarenal (adrenal) gland
   (retroperitoneal)

### ❶ 注释

　　在此图中，大网膜被切断，胃被翻向上方以显示网膜囊。网膜囊又称为小腹膜腔（腹膜腔的其余部分称为大腹膜腔），位于小网膜、胃后壁与腹后壁腹膜之间。

　　小网膜由肝胃韧带和**肝十二指肠韧带**组成，其右侧游离缘后方有网膜孔（Winslow孔），经此孔可进入网膜囊（如图中探针所示）。在肝十二指肠韧带内可见肝固有动脉、胆总管和肝门静脉。

　　与胰相似，十二指肠大部分位于腹膜后方，在此图中只能看到十二指肠降部的一部分。

#### 📷 临床拓展

　　网膜囊的周围毗邻关系复杂，器官的病变常相互影响。例如，当**胃后壁溃疡穿孔**时，酸性胃内容物溢入网膜囊，可侵蚀胰。同样，胰腺癌也可能侵入邻近的十二指肠、胃或脾。

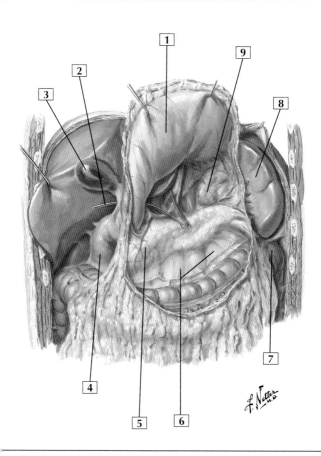

1. 下腔静脉
   Inferior vena cava
2. 网膜孔（Winslow 孔）
   Omental foramen (of Winslow)
3. 肝门三联管（胆总管、肝门
   静脉、肝固有动脉） Portal
   triad (Common bile duct; Hepatic
   portal vein; Proper hepatic artery)

4. 网膜囊（小腹膜腔）
   Omental bursa (lesser sac)
5. 胰 Pancreas
6. 胃 Stomach
7. 脾 Spleen
8. 左肾 Left kidney
9. 脾静脉 Splenic vein
10. 腹主动脉 Abdominal aorta

## ❶ 注释

　　网膜囊又称**小腹膜腔**，位于小网膜、胃后壁与腹后壁腹膜之间。除网膜囊以外的腹膜腔其余部分称为**大腹膜腔**，二者借网膜孔（Winslow 孔）连通。

　　肝十二指肠韧带是小网膜的一部分，内有**肝门三联管**（胆总管、肝门静脉、肝固有动脉），其后方与下腔静脉毗邻。下腔静脉和腹主动脉在腹膜后方。

---

### 🔖 临床拓展

　　胰属腹膜后位器官，位置较深且与上腹部许多重要结构相邻，包括十二指肠、胃、脾、左肾和肾上腺、腹主动脉和下腔静脉。胰的肿瘤或损伤可能影响与之毗邻的任何一个结构。

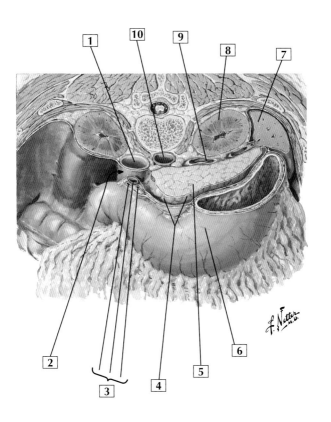

## 4-24　胆囊和肝外胆道

1. 肝总管　Common hepatic duct
2. 胆囊管　Cystic duct
3. 十二指肠上部
    Superior (1st) part of duodenum
4. 左、右肝管
    Hepatic ducts (Right; Left)
5. 胆囊管（螺旋襞；平滑部）
    Cystic duct (Spiral fold; Smooth part)
6. 胆总管　(Common) bile duct
7. 胰管　Pancreatic duct
8. 肝胰（Vater）壶腹
    Hepatopancreatic ampulla (of Vater)

### 🖑 注释

**胆汁**由肝左、右管排出，流入肝总管。在未进食时，胆汁大部分通过胆囊管流入胆囊储存和浓缩。当受到自主神经和胆囊收缩素的刺激时，胆囊收缩，使胆汁经胆囊管、胆总管排入十二指肠降段。胆总管斜穿十二指肠壁内时，与胰管汇合，形成肝胰（Vater）壶腹，开口于十二指肠大乳头。

---

### 🛡 临床拓展

　　成人胆结石的患病率为 10%~20%，发生的危险因素包括年龄增长、肥胖和女性。按结石的化学成分可将其分为胆固醇类结石和胆色素类（胆红素钙盐）结石两大类，分别约占胆结石的 80% 和 20%。胆结石可阻塞胆囊管，导致胆汁不能经胆囊管排出，引起胆囊增大、炎症（**胆囊炎**）。胆结石或阻塞肝胰壶腹，阻碍胰液外分泌，诱发胰腺炎。发生急性胆囊炎时，疼痛可位于右上腹部，并可向右侧乳房下方至右侧肩胛骨下角下方的背部放射。

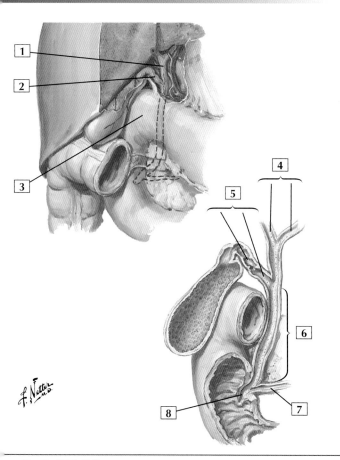

1. 冠状韧带　Coronary ligament
2. 静脉韧带裂
　 Fissure for ligamentum venosum
3. 肝门　Porta hepatis
4. 胆囊　Gallbladder
5. 方叶　Quadrate lobe
6. 肝裸区　Bare area of liver
7. 肝圆韧带（闭锁的脐静脉）
　 构成镰状韧带的游离缘
　 Round ligament(ligamentum teres)
　 of liver (obliterated umbilical vein)
　 forming free border of falciform
　 ligament
8. 镰状韧带　Falciform ligament

## ❶ 注释

　　腹前壁上部和膈下面的壁腹膜返折连于肝上面形成镰状韧带和冠状韧带，并延续至肝的左、右叶。肝膈面后部无腹膜被覆的部分称为肝裸区，与膈直接相邻。

　　**肝圆韧带**由胎儿时期的左脐静脉闭锁而成，位于镰状韧带的游离下缘。**静脉韧带**由胎儿时期的静脉导管闭锁而成，与肝圆韧带相连。在出生前，来自母体的血液经胎盘、脐带流入胎儿体内，通过该血流通道绕过肝直接进入下腔静脉，进而流入胎儿心脏的右心房。

　　肝是人体最大的实质器官（皮肤是最大的非实质器官），其功能极为重要、复杂。肝不仅负责胆汁的产生和分泌，参与蛋白质、脂类、糖类和维生素等物质的合成、转化与分解，与激素、药物等物质的转化与解毒有关，还具有吞噬、防御及胚胎造血等重要功能。

### 🔧 临床拓展

　　**肝硬化**基本上是一种不可逆的肝脏疾病。其病因包括酒精性肝病（约占所有肝硬化病例的 60% ~ 70%）、病毒性肝炎、胆道疾病、遗传性血色素沉着症和隐源性肝硬化。

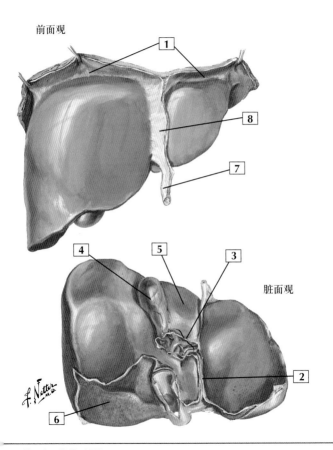

前面观

脏面观

1. 空肠动脉吻合袢　Anastomotic loop (arcade) of jejunal arteries
2. 直动脉　Straight arteries (arteriae rectae)
3. 黏膜下层　Submucosa
4. 黏膜　Mucosa
5. 环状襞（Kercking 瓣）　Circular folds (valves of Kerckring)
6. 肠系膜　Mesentery
7. 回肠动脉吻合袢　Anastomotic loops (arcades) of ileal arteries
8. 浆膜（脏腹膜）　Serosa (visceral peritoneum)
9. 纵行肌层　Longitudinal smooth muscle layer
10. 环形肌层　Circular smooth muscle layer
11. 集合淋巴滤泡（Peyer 斑）
　　Aggregate lymphoid nodules (Peyer's patches)

### ◑ 注释

　　小肠包括十二指肠、空肠和回肠。其中十二指肠大部分位于腹膜后间隙，而空肠和回肠全部为腹膜所包被，并借由腹膜形成的肠系膜悬系于腹后壁。空肠和回肠分别占小肠全长的近端 2/5 和远端 3/5。

　　空肠和回肠可通过一些形态特征加以鉴别。从外观上看，与回肠相比，空肠的管径较大，肠系膜中脂肪沉积较少，肠系膜动脉弓发出的直血管较长。从组织结构上观察，近端小肠内壁可见明显的环状襞，远端小肠集合淋巴滤泡（Peyer 斑）的数量较多。

---

> ### 📷 临床拓展
>
> 　　**克罗恩病**是一种特发性炎症性肠病，可累及全消化道，但最常累及小肠和结肠。该病临床上表现为腹痛（脐周或右下腹部）、腹泻、发热和一些其他症状，多见于 15~30 岁人群。

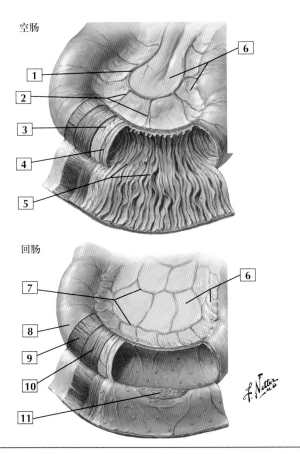

空肠

回肠

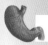
1. 大网膜（*切除*）
   Greater omentum (*cut away*)
2. 横结肠 Transverse colon
3. 肠脂垂 Omental (epiploic)
   appendices (fat)
4. 升结肠 Ascending colon
5. 回肠口 Ileal orifice
6. 盲肠 Cecum
7. 阑尾 Vermiform appendix
8. 直肠 Rectum
9. 乙状结肠系膜
   Sigmoid mesocolon
10. 乙状结肠 Sigmoid colon
11. 结肠带 Taenia coli
12. 降结肠 Descending colon
13. 结肠袋 Haustra
14. 半月襞 Semilunar folds

---

### ❶ 注释

　　大肠包括盲肠、阑尾、升结肠、横结肠、降结肠、乙状结肠、直肠和肛管。

　　盲肠和结肠具有 3 种特征性结构，即肠脂垂、结肠带和结肠袋。肠脂垂由浆膜及其包含的脂肪组织构成，沿结肠带两侧分布；结肠带为 3 条纵行平滑肌，沿肠的纵轴平行排列并在盲肠底部汇集于阑尾根部；结肠袋为肠管横向皱缩形成的囊袋状结构。大肠的主要功能是吸收水分、无机盐和维生素，将食物残渣形成粪便排出体外。此外，大肠还有较强的免疫功能。

　　横结肠和乙状结肠为腹膜内位器官，通过肠系膜系连于腹后壁。

### 🔲 临床拓展

　　在发生于人体特定部位的疾患中，**结直肠癌**是死亡率仅次于肺癌的第二大疾病，约占美国癌症相关死亡病例的 15%。

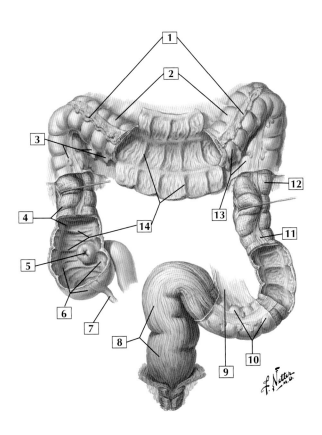

1. 肾皮质　Cortex
2. 肾髓质（肾锥体）
   Medulla (pyramids)
3. 肾乳头　Renal papilla
4. 肾内脂肪　Renal fat
5. 髓射线　Medullary rays

6. 输尿管　Ureter
7. 肾小盏　Minor calices
8. 肾盂　Renal pelvis
9. 肾大盏　Major calices
10. 肾柱　Renal column

### ❶ 注释

　　大体上，肾实质可分为浅层的**肾皮质**和深层的**肾髓质**。

　　肾髓质由若干肾锥体构成。肾锥体呈圆锥形，底朝向皮质，尖向肾窦，称肾乳头，上有乳头孔。肾单位生成的尿液由集合小管输送至肾乳头，经乳头孔流入肾小盏内，相邻若干个肾小盏合成一个肾大盏，再由若干个肾大盏汇合形成一个肾盂，肾盂出肾门后向下弯行，逐渐变细移行为输尿管。输尿管将尿液输送到膀胱。

### ⊕ 临床拓展

　　**肾结石**可在肾内形成并进入尿液的收集与排泄系统，可导致**肾绞痛**（腰部至腹股沟疼痛）和尿路梗阻。尿路梗阻最常见的3个部位，分别是肾盂与输尿管移行处、盆腔边缘输尿管与髂总血管的交汇处和输尿管穿过膀胱逼尿肌壁的输尿管膀胱连接处。

　　　　　　　　　　　　　　　　第 4 章　腹部 / 脏器

右肾多个平面切面，显露肾实质和肾盂

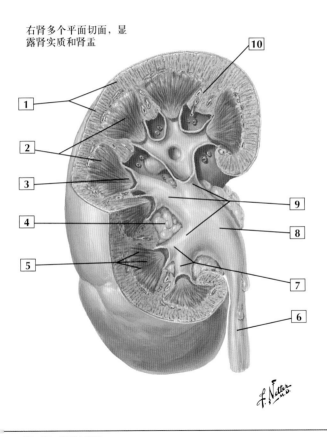

1. 肝　Liver
2. 小网膜　Lesser omentum
3. 网膜囊（小腹膜腔）
　Omental bursa (lesser sac)
4. 横结肠系膜
　Transverse mesocolon
5. 横结肠　Transverse colon
6. 小肠　Small intestine
7. 膀胱　Urinary bladder
8. 直肠　Rectum
9. 十二指肠水平部
　Inferior(horizontal, or 3rd) part
　of duodenum
10. 胰　Pancreas

**🖐 注释**

　　矢状面上可见壁腹膜、脏腹膜及二者之间的返折、移行。胃、空肠、回肠、横结肠和乙状结肠为腹膜内位器官，表面几乎全被腹膜包裹，并通过其形成的系膜悬挂在腹膜腔内。胃肠道的其他部分大多为腹膜间位器官。

---

**🩺 临床拓展**

　　腹膜腔是一个潜在性腔隙，通常仅含少量浆液，起润滑和减少脏器间摩擦的作用。液体在腹膜腔内的异常积聚称为**腹水**，其产生与多种原因相关。例如，在肝硬化患者中，窦性门脉高压可导致肝内淋巴液产生增多但输出不畅，因而促使大量肝内淋巴液（可达 10~20 L/d）自肝包膜表面漏出并聚集在腹膜腔内，使腹部大幅膨胀。

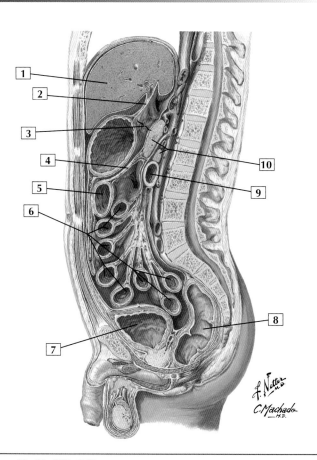

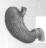
1. 肝　Liver
2. 镰状韧带　Falciform ligament
3. 肝门静脉　Portal vein
4. 下腔静脉
　　Inferior vena cava
5. 网膜囊（小腹膜腔）
　　Omental bursa (lesser sac)
6. 右肾　Right kidney
7. 腹主动脉　Abdominal aorta
8. 左肾上腺　Left suprarenal (adrenal) gland

9. 含脾血管的脾肾韧带
　　Splenorenal ligament with splenic vessels
10. 脾　Spleen
11. 含胃短血管的脾胃韧带
　　Gastrosplenic ligament with short gastric vessels
12. 胃　Stomach
13. 腹直肌（在腹直肌鞘内）
　　Rectus abdominis muscle (in rectus sheath)
14. 小网膜　Lesser omentum

### ❶ 注释

在这一腹部横断面上，肝、胃和脾大部分被腹膜包裹，为腹膜内位器官；右肾、左肾、肾上腺、主动脉和下腔静脉位于壁腹膜后方，为腹膜后位器官。

在小网膜的肝十二指肠韧带内，有门静脉、胆总管和肝固有动脉。

### 🛆 临床拓展

肾和肾上腺是腹膜后位器官，位于覆盖后腹壁的腹膜壁层后方。因此，在某些情况下，这些器官的手术可以不经腹膜腔而在腹膜外进行，从而减少腹膜腔内感染的机会。

第 4 章　腹部 / 脏器

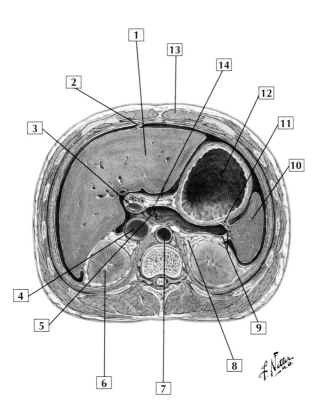

1. 回肠　Ileum
2. 升结肠　Ascending colon
3. 右结肠旁沟
　　Right paracolic gutter
4. 腰大肌　Psoas major muscle
5. 下腔静脉　Inferior vena cava
6. 腹主动脉　Abdominal aorta
7. 第 2、3 腰椎之间的椎间盘
　　Intervertebral disc (between
　　L2 and L3 vertebral bodies)

8. 降结肠　Descending colon
9. 空肠肠袢　Loops of jejunum
10. 腹内斜肌
　　Internal oblique muscle
11. 大网膜　Greater omentum
12. 肠脂垂（脂肪）
　　Omental appendices (fat)
13. 白线　Linea alba
14. 横结肠　Transverse colon

### ❶ 注释

　　在这一腹部横断面上，可见被肠系膜悬系于腹后壁的小肠袢，以及部分升结肠、横结肠和降结肠。升结肠和降结肠在胚胎发育时被推向后腹壁而成为腹膜间位器官。

### 🧰 临床拓展

　　注意腹部脏器与腹后壁、腹外侧壁和腹前壁肌肉的关系。大网膜形似围裙覆盖于横结肠和空、回肠的前面，当腹腔脏器发生炎症时，大网膜能向病变处移动并形成**粘连**，从而包裹病灶，隔离腹腔内的炎症部位，保护腹腔其他脏器。但粘连进一步发展可导致腹膜膜炎性瘢痕形成，并与邻近腹膜表面形成结缔组织粘连，严重者会导致肠蠕动受限、肠管血流减少甚至肠梗阻。

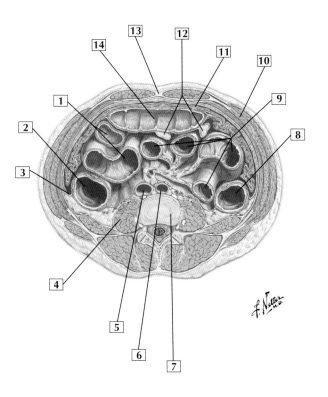

# 第 5 章

## 盆部和会阴

# 盆部和会阴

## 5-1 骨和韧带

1. 髂腰韧带　Iliolumbar ligament
2. 棘上韧带
   Supraspinous ligament
3. 骶髂后韧带
   Posterior sacroiliac ligaments
4. 坐骨大孔
   Greater sciatic foramen
5. 骶结节韧带
   Sacrotuberous ligament
6. 前纵韧带
   Anterior longitudinal ligament
7. 骶尾后韧带　Posterior
   sacrococcygeal ligaments
8. 髂窝　Iliac fossa

9. 髂嵴　Iliac crest
10. 骶髂前韧带
    Anterior sacroiliac ligament
11. 髂前上棘
    Anterior superior iliac spine
12. 骶棘韧带
    Sacrospinous ligament
13. 坐骨小孔
    Lesser sciatic foramen
14. 耻骨上支
    Superior pubic ramus
15. 耻骨结节　Pubic tubercle
16. 耻骨联合
    Pubic symphysis

### ● 注释

　　骶髂关节是骶骨和髂骨之间的一个平面滑膜关节，几乎没有 活动度。当人站立时，骶髂关节将身体的重量传递到髋骨。它由骶髂前、后韧带和骨间韧带加强。

　　骶尾关节是介于骶骨和尾骨之间的软骨关节。骶5和尾1之间存在椎间盘，可以有一定的活动性。

　　耻骨联合是两块耻骨之间的软骨（纤维软骨）关节。

　　**骶棘韧带**将坐骨大孔与坐骨小孔分开。

### 📷 临床拓展

　　女性骨盆与男性骨盆的区别在于其具有更宽的耻骨弓、更大的骨盆出口和更宽更大的盆腔。所有这些结构都是适合分娩的。

后面观

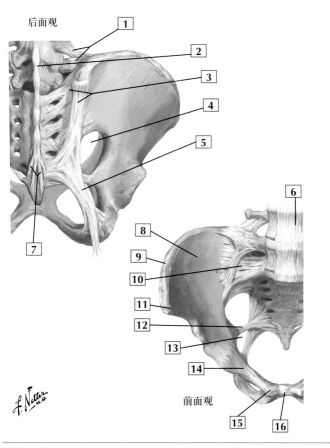

前面观

**1. 肛提肌（耻骨直肠肌、耻尾肌、髂尾肌）**
Levator ani muscle (Puborectalis; Pubococcygeus; Iliococcygeus)

**2. 尾骨肌** Coccygeus muscle

⊃ **起点** 肛提肌起自耻骨体、肛提肌腱弓（闭孔筋膜的增厚部分）和坐骨棘。

⊃ **止点** 附着于尾骨、肛尾缝、肛门外括约肌、前列腺壁、直肠、肛管和会阴中心腱。

⊃ **作用** 支撑并稍微抬高盆底。

⊃ **神经支配** S3、S4前支及阴部神经的会阴支。

❶ **注释**

　　肛提肌有3个部分：耻骨直肠肌、耻尾肌和髂尾肌。肛提肌与尾骨肌形成**盆膈**。

　　坐骨大孔位于盆膈上方，为盆腔内结构离开盆腔进入臀部提供了通道。坐骨小孔位于盆膈下方，为神经血管从臀部到会阴（重要的是阴部神经血管束）提供了通道。

---

📷 **临床拓展**

　　肛提肌作为盆膈的一部分，为盆腔脏器，尤其是女性生殖脏器提供了重要的支撑作用。它有助于维持子宫和阴道的完整性，也有助于支撑直肠，并通过牵拉直肠肛管连接处来协助排便。

上面观
（脏器去除）

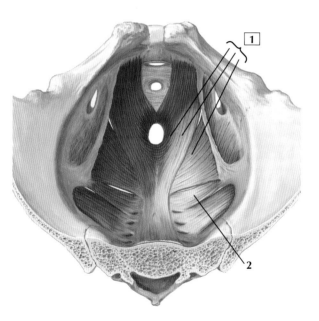

1. 尾骨肌（坐尾肌）Coccygeus (ischiococcygeus) muscle     2. 梨状肌 Piriformis muscle

⊃ **起点** **尾骨肌**（坐尾肌）起源于坐骨棘和骶棘韧带。

⊃ **止点** 附着在尾骨和骶骨下部。

⊃ **作用** 尾骨肌（坐尾肌）和肛提肌一起支撑盆底。在分娩（女性）或排便过程中，尾骨被向后推，尾骨肌则将尾骨向前拉。

⊃ **神经支配** S4、S5 前支。

❶ **注释**

　盆膈包括尾骨肌和肛提肌。这些肌肉一起支撑和提升盆底。尾骨肌在狗是用来将尾巴夹在后腿之间的肌肉；在人类，尾骨肌主要是骨骼肌纤维和纤维结缔组织的混合物。

　坐骨大孔位于盆膈上方，为各种结构离开盆腔进入臀部提供了通道。坐骨小孔位于盆膈下方，为神经血管从臀部到会阴（重要的是阴部神经血管束）提供了通道。

📷 **临床拓展**

　尾骨肌协助肛提肌，在排便后将尾骨向前拉，形成盆膈的后部。

上面观
(脏器去除)

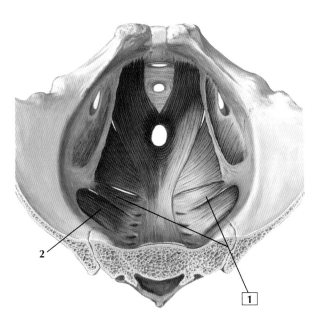

1. 坐骨海绵体肌伴［阴深筋膜（Gallaudet 筋膜）切除］
   Ischiocavernosus muscle with deep perineal (investing, or Gallaudet's) fascia removed
2. 球海绵体肌［会阴深筋膜（Gallaudet 筋膜）切除］
   Bulbospongiosus muscle with deep perineal (investing, or Gallaudet's) fascia removed
3. 会阴膜　Perineal membrane
4. 会阴浅横肌［会阴深筋膜（Gallaudet 筋膜）切除］　Superficial transverse perineal muscle with deep perineal (investing, or Gallaudet's) fasciaremoved
5. 会阴体　Perineal body
6. 肛门外括约肌各部（深部、浅部和皮下部）
   Parts of external anal sphincter muscle (Deep; Superficial; Subcutaneous)
7. 肛提肌（耻尾骨、耻骨直肠肌、髂尾肌）
   Levator ani muscle (Pubococcygeus; Puborectalis; Iliococcygeus)
8. 臀大肌　Gluteus maximus muscle

🔵 **注释**

　　会阴的肌肉是骨骼肌。由阴部神经及其分支（S2-S4 前支）支配。

　　会阴中心腱（**会阴体**）是位于肛门和阴道之间中线上的肌肉组织。它是会阴部许多肌肉的附着点，故保持这一区域的完整性很重要。

> 📷 **临床拓展**
>
> 　　会阴切开术通常在阴道后壁后部（正中切口）或后外侧切开阴道，以便在分娩时扩大阴道开口。进行这种切开术是由于正常分娩可能导致会阴和会阴体撕裂，破坏会阴完整性。分娩后缝合切开的会阴组织比修补会阴体的严重撕裂要容易得多。

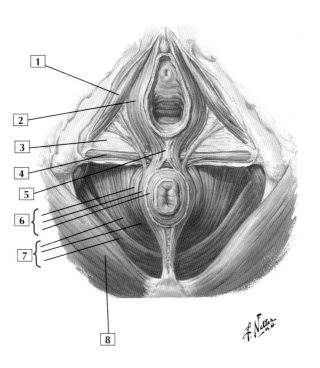

1. 尿道逼尿肌
   Compressor urethrae muscle
2. 尿道阴道括约肌
   Sphincter urethrovaginalis muscle
3. 尿道 Urethra
4. 前庭球 Bulb of vestibule

5. 阴道 Vagina
6. 前庭大腺（Bartholin 腺）
   Greater vestibular (Bartholin's) gland
7. 会阴膜 Perineal membrane

### 🚹 注释

关于**尿道逼尿肌**和**尿道阴道括约肌**的解剖结构存在争议。尿道括约肌可能更像一个"泌尿生殖括约肌"，由一个收缩尿道肌肉和一个尿道阴道括约肌组成。这些肌肉的括约肌功能值得商榷。

这些肌肉主要由阴部神经（S2-S4）的会阴支支配。

在右图的一侧，坐骨海绵体肌和球海绵体肌被切除，以显示前庭球和阴蒂脚（仍包在筋膜层中）。在前庭球的后面是前庭大腺（Bartholin 腺），它在性唤起时分泌黏液，润滑阴道开口。

---

### 📷 临床拓展

在分娩过程中，泌尿生殖括约肌复合体可以被过度拉伸，削弱其作为括约肌和会阴支撑结构复合体的作用。

**尿路感染**在女性中更为常见，部分原因是尿道较短，而且距离可能存在病原体的前庭区域（小阴唇定义的区域）较近。

女性

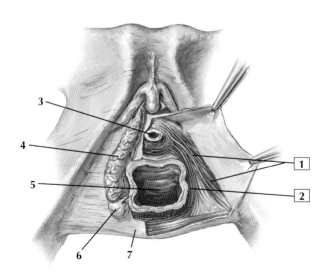

1. 尿道括约肌（女性）　　　　3. 阴蒂脚　Crus of clitoris
   Sphincter urethrae muscle (female)　　4. 会阴深横肌
2. 阴蒂　Clitoris　　　　　　　　Deep transverse perineal muscle

⊃ **起点**　**阴道括约肌**起自耻骨下支。

⊃ **止点**　附着在中缝和会阴体上。

⊃ **作用**　两侧肌肉一起收缩起到收缩尿道的作用。

⊃ **神经支配**　阴部神经的会阴支（S2-S4）。

◔ **注释**

在女性，该肌与尿道逼尿肌和尿道阴道括约肌混合。

尽管一些教科书称这种肌肉为尿道"外"括约肌，但女性没有尿道内括约肌（膀胱颈部的平滑肌），这种内括约肌仅见于男性。

---

📷 **临床拓展**

分娩时的过度拉伸会削弱泌尿生殖括约肌（尿道括约肌和逼尿肌）的完整性，以及生殖器官的支撑结构（盆膈、耻骨膀胱韧带和宫颈韧带）。这会导致**压力性尿失禁**，在腹内压升高后出现非自主性尿失禁。

女性

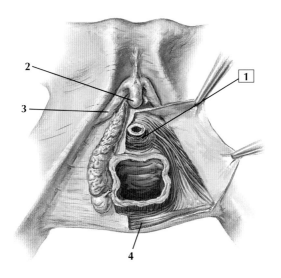

1. **球海绵体肌**［会阴深筋膜（Gallaudet 筋膜）切除］
   Bulbospongiosus muscle with deep perineal (investing, or Gallaudet's) fascia removed
2. **坐骨海绵体肌**［会阴深筋膜（Gallaudet 筋膜）切除］
   Ischiocavernosus muscle with deep perineal (Gallaudet's) fascia removed
3. 会阴筋膜　Perineal membrane
4. 会阴体　Perineal body
5. 会阴浅横肌［会阴深筋膜（Gallaudet 筋膜）切除］　Superficial transverse perineal muscle with deep perineal (investing, or Gallaudet's) fascia removed
6. 肛门外括约肌各部（深部、浅部、皮下部）
   Parts of external anal sphincter muscle (Subcutaneous; Superficial; Deep)
7. 肛提肌（耻尾骨、耻骨直肠肌、髂尾肌）
   Levator ani muscle (Pubococcygeus; Puborectalis; Iliococcygeus)
8. 臀大肌　Gluteus maximus muscle

**ℹ 注释**

　　男性会阴的肌肉本质上是骨骼肌，受**阴部神经**及其分支支配。这些肌肉中有许多附着在会阴的中心腱（会阴体）上。会阴体是一个位于中线处的结构，在肛管的前面和阴茎球的后方。

　　右图示菱形的会阴分为前方的**尿生殖三角**和后方的**肛三角**，是两侧坐骨结节的水平连线将会阴区分成的这两个三角。坐骨海绵体肌和球海绵体肌覆盖着阴茎脚（海绵体）和阴茎球（海绵体）。海绵体是阴茎的勃起组织。

**📷 临床拓展**

　　球海绵体肌收缩有助于排出尿道海绵体部中残留的尿液。

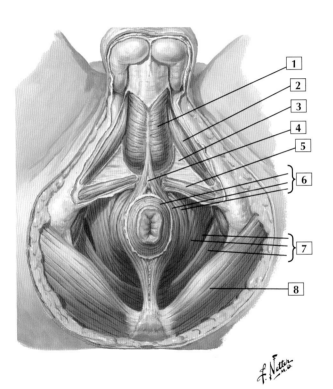

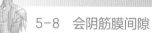

1. 尿道外括约肌（男） External urethral sphincter muscle (male)
2. 会阴深横肌　Deep transverse perineal muscle
3. 尿道球腺（Cowper 腺）　Bulbourethral (Cowper's) gland

**⬤ 起点**　尿道外括约肌起自坐骨支。

**⬤ 止点**　会阴缝和会阴体，沿着前列腺向前上方延伸至膀胱颈。

**⬤ 作用**　两侧尿道括约肌共同作用形成括约作用，压迫男性尿道的膜部。

**⬤ 神经支配**　阴部神经（S2-S4）的会阴支。

**⬤ 注释**

　　男性只有一部分肌肉形成真正的尿道括约肌（尿道外括约肌）。肌肉的另一部分垂直延伸到膀胱，止于尿道前列腺部的前面和侧面。目前尚不清楚这块肌肉如何或是否作用于尿道的前列腺部。

　　男性的膀胱颈，有**尿道内括约肌**（平滑肌，由 L1-L2 交感神经支配），在射精过程中很重要，因为它可以阻止精液进入膀胱，或尿液进入尿道前列腺部。

> **🔲 临床拓展**
>
> 　　**勃起功能障碍**是指不能达到和不能保持足够的阴茎勃起而无法进行性交。正常情况下，性刺激会从神经末梢和血管内皮细胞释放一氧化氮，从而使血管平滑肌扩张，增加勃起组织血流，阻止静脉回流，使组织充血。治疗勃起功能障碍的药物有助于平滑肌的舒张。

男性：下面观

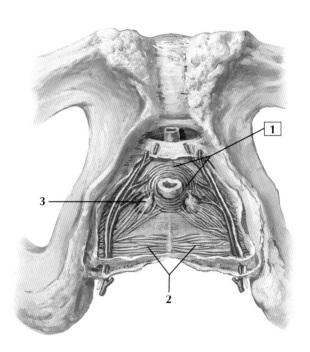

1. 肛门外括约肌（深部、浅部、皮下部） External anal sphincter (Deep; Superficial; Subcutaneous)
2. 乙状结肠 Sigmoid colon
3. 结肠带 Free taenia
4. 直肠乙状结肠连接处 Rectosigmoid junction
5. 肛提肌（切断） Levator ani muscle *(cut)*
6. 肛周皮肤 Perianal skin

⇨ **肛门外括约肌** 围绕肛管的最后 2cm，由皮下部、浅部和深部组成。有些肌纤维向前附着于会阴体，向后附着于肛尾韧带。肌纤维也可以连接到会阴浅横肌、肛提肌和球海绵体肌。深部肌纤维与耻骨直肠肌交织。

⇨ **作用** 肛门外括约肌始终处于紧张的收缩状态，没有拮抗肌，可以使肛管保持封闭状态。

⇨ **神经支配** 由阴部神经（S2-S4）的直肠下支（主要是 S4）支配。

🌢 **注释**

肛门内括约肌位于肛门外括约肌的深处（即略高于肛门外括约肌）。内括约肌是平滑肌，不受意志的控制。交感神经纤维维持其收缩状态，而副交感神经纤维可以使肌肉舒张，允许在排便或胀气时扩张肛管，这一状态也需要肛门外括约肌同时松弛。

> 📷 **临床拓展**
>
> 肛门黏膜面的创伤（例如，由硬实的粪便造成）可导致**肛门感染**，该感染可扩散到邻近的括约肌和其他部位，并可进入肛门三角区域内充满脂肪的坐骨肛门窝内。

前面观

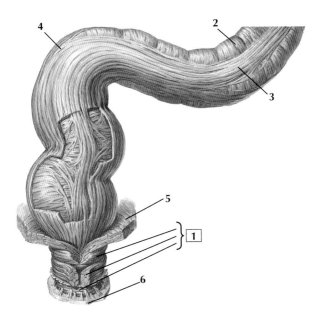

# 5-10 盆内脏神经：女性

1. 交感干和 L2 神经节　Sympathetic trunk and L2 ganglion
2. 腰内脏神经　Lumbar splanchnic nerves
3. 骶内脏神经（交感神经）
   Sacral splanchnic nerves (sympathetic)
4. 阴部神经（S2–S4）（躯体神经）
   Pudendal nerve (S2–S4) (somatic nerve)
5. 盆内脏神经（副交感神经）
   Pelvic splanchnic nerves (parasympathetic)
6. 下腹下（盆）丛　Inferior hypogastric (pelvic) plexus
7. 上腹下丛　Superior hypogastric plexus

### ⓘ 注释

　　女性盆腔脏器神经支配大多来自自主神经系统的副交感神经部：这些副交感神经节前纤维是由 S2、S3 和 S4 的神经根发出的盆内脏神经。许多副交感神经节前纤维与直肠、子宫、卵巢和输卵管相邻的下腹下（盆）神经丛中的节后神经元形成突触。副交感神经节后纤维从下腹下丛到各自的盆腔脏器。

---

### 📷 临床拓展

　　来自卵巢、输卵管、子宫底和子宫体的**痛觉传入纤维**随交感神经纤维到达脊髓（T11 或 T12 至 L1–L2 水平）。来自子宫颈和阴道（腹膜下结构）的痛觉纤维通过盆内脏神经（S2–S4）到达脊髓。这些痛觉传入纤维的胞体位于相应脊髓水平的脊（背根）神经节中。因此，来自盆部和会阴脏器的痛觉会在 T11–L2 和 S2–S4 区感觉到；疼痛主要集中在下腹部、盆部和会阴，偶尔会辐射到下肢上部。

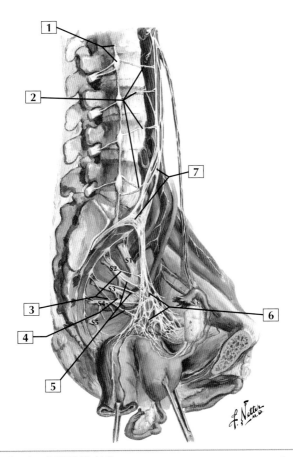

1. 阴蒂背神经　Dorsal nerve of clitoris
2. 阴唇后神经　Posterior labial nerves
3. 会阴神经分支（浅部、深部）
   Branches of perineal nerve (Superficial; Deep)
4. 阴部神经［阴部管（Alcock 管）暴露］
   Pudendal nerve in pudendal (Alcock's canal) *(dissected)*
5. 会阴神经　Perineal nerve
6. 肛（直肠下）神经　Inferior anal (rectal) nerves
7. 肛门　Anus
8. 阴道　Vagina
9. 尿道　Urethra
10. 阴蒂　Clitoris

---

### ➊ 注释

阴部神经分布于女性会阴和外生殖器的皮肤和骨骼肌。起自 S2、S3 和 S4 脊神经的前支。阴部神经从**阴部管**出来后，分成肛神经、会阴神经和阴蒂背神经。

副交感神经纤维起源于 S2-S4 水平；形成盆内脏神经至下腹下丛和子宫阴道神经丛，可促进阴道分泌物分泌、阴蒂勃起、前庭球充血（供应阴蒂脚、阴蒂和前庭球等勃起组织的动脉扩张）。

---

### 📷 临床拓展

在某些情况下，有必要对会阴区进行局部麻醉，通过将局部麻醉药注入阴部管区域，选择性地阻断阴部神经，从而使会阴的 S2-S4 支配的躯体区域（皮肤和骨骼肌）麻木。

---

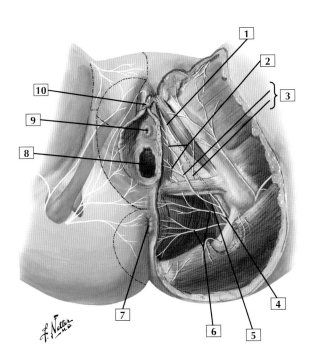

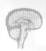

1. 会阴神经（浅支、深支） Perineal nerves (Superficial; Deep)
2. 肛（直肠下）神经  Inferior anal (rectal) nerves
3. 阴部神经  Pudendal nerve
4. 会阴神经  Perineal nerve
5. 会阴神经浅支和深支  Superficial and deep branches of perineal nerve
6. 阴茎背神经（支配会阴膜深面肌群的阴部神经的延续）
   Dorsal nerve of penis (continuation of pudendal nerve supplying muscles on superior [deep] aspect of perineal membrane)

### 注释

阴部神经及其分支分布于男性会阴区的皮肤和骨骼肌。神经起自 S2、S3 和 S4 脊神经前支。从阴部管（Alcock's 管）出来后，阴部神经分为肛（直肠下）神经、会阴神经及会阴神经的浅支和深支（也到达阴囊）和阴茎背神经。

副交感神经纤维起自 S2-S4 水平，经盆内脏神经到达下腹下丛和前列腺神经丛，促进勃起组织的神经末梢和内皮细胞释放一氧化氮，从而使血管平滑肌舒张，增加组织血流，利于勃起。

### 临床拓展

**勃起功能障碍**是指不能达到或保持足够的阴茎勃起而无法进行性交。盆内脏副交感神经纤维和内皮细胞释放的一氧化氮，通常会导致供应勃起组织血液的动脉扩张。当这个机制被破坏时，就会导致勃起功能障碍。治疗这种疾病的药物通过增强一氧化氮的作用，来帮助血管平滑肌松弛。

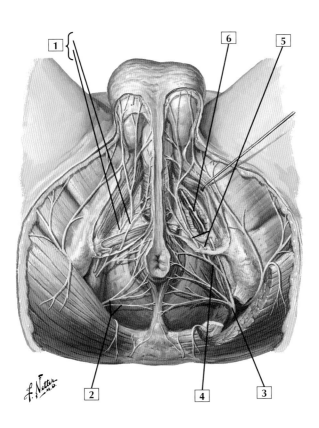

## 5-13　女性骨盆的动脉

1. 臀上动脉
   Superior gluteal artery

2. 闭孔动脉　Obturator artery

3. 脐动脉（未闭锁部）
   Umbilical artery (patent part)

4. 阴部内动脉
   Internal pudendal artery

5. 臀下动脉
   Inferior gluteal artery

6. 子宫动脉　Uterine artery

7. 直肠下动脉
   Inferior rectal artery

8. 膀胱上动脉
   Superior vesical arteries

9. 脐动脉（闭锁部）
   Umbilical artery (occluded part)

10. 髂内动脉　Internal iliac artery

11. 右髂总动脉
    Right common iliac artery

### ❶ 注释

　　髂内动脉是盆腔脏器和会阴区的主要动脉来源。它分为前干（主要供应盆腔脏器和会阴）和后干。后干的分支通常到达盆壁或通过坐骨大孔进入臀部。髂内动脉的分支变异很大，因此根据动脉供应的脏器来命名动脉。

　　回流相应脏器血液的静脉也同样被识别和命名。这些静脉流入髂内静脉和两侧髂总静脉，然后进入下腔静脉。

### 📷 临床拓展

　　来自盆腔脏器的癌细胞会通过静脉系统扩散（**转移**），一般会沿着周围的静脉回流至中心的静脉。对于大多数盆腔脏器来说，一般会回流入下腔静脉，尽管一些扩散到脊柱周围的相邻静脉也很常见。

右旁正中切面：侧面观

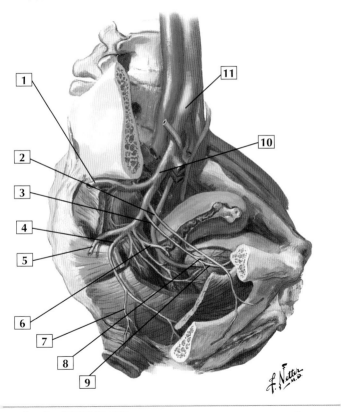

1. 阴唇后动脉
   Posterior labial artery

2. 会阴动脉　Perineal artery

3. 会阴动脉　Perineal artery

4. 阴部内动脉［在阴部管
   （Alcock 管）内］
   Internal pudendal artery in
   pudendal (Alcock's) canal

5. 直肠下动脉
   Inferior rectal artery

6. 会阴体　Perineal body

7. 前庭大腺（Bartholin 腺）
   Greater vestibular (Bartholin's)
   gland

8. 前庭球　Bulb of the vestibule

9. 前庭球动脉
   Artery to bulb of vestibule

10. 阴蒂背动脉
    Dorsal artery of clitoris

---

🜊 **注释**

　　阴部内动脉是髂内动脉前支的分支。它通过坐骨小孔和**阴部管**进入会阴。

　　在会阴，阴部内动脉发出直肠下动脉和会阴动脉。会阴动脉的分支供应前庭球、阴蒂脚和阴蒂。

　　静脉属支与阴部内动脉的所有分支伴行。它们的名称与动脉分支的名称相对应。

---

🜊 **临床拓展**

　　会阴区丰富的淋巴网主要流向腹股沟淋巴结，然后沿着淋巴结流向腹部主动脉旁（腰）淋巴结。感染和癌细胞在淋巴系统中的转移同样也遵循这样的途径。

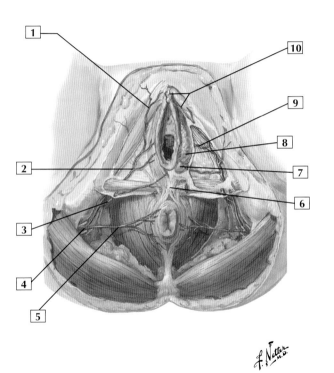

1. 髂总静脉　Common iliac veins
2. 骶正中静脉　Median sacral vein
3. 直肠外静脉丛
   External rectal plexus
4. 直肠内静脉丛
   Internal rectal plexus
5. 直肠下静脉　Inferior rectal vein
6. 阴部内静脉 [ 在阴部管（Alcock 管）内 ]）Internal pudendal vein (in pudendal [Alcock's] canal)
7. 阴部内静脉
   Internal pudendal vein
8. 直肠中静脉
   Middle rectal vein
9. 膀胱和子宫上静脉　Superior vesical and uterine veins
10. 髂内静脉　Internal iliac vein
11. 髂外静脉　External iliac vein
12. 直肠上静脉（分叉处）
   Superior rectal vein (bifurcation)

### 注释

　　直肠和肛管的回流静脉包括 3 组：回流入阴部内静脉（腔静脉系统）的直肠下静脉，回流入髂内静脉（腔静脉系统）的直肠中静脉，以及回流入肠系膜下静脉（肝门静脉系统）的直肠上静脉。如果门静脉或腔静脉系统回流受阻，这些无瓣膜静脉在直肠周围可出现重要的**门腔吻合**。注意肛管壁和直肠壁的静脉分支之间广泛的吻合。静脉与这些相应的动脉伴行。

### 临床拓展

　　**痔**表现为黏膜下静脉的曲张，突入肛管或穿过肛门，影响 50%~80% 的人（怀孕后更常见）。通常，痔可分为内痔（直肠内静脉丛扩张）、外痔（直肠外静脉丛扩张）或混合痔（两者结合）。

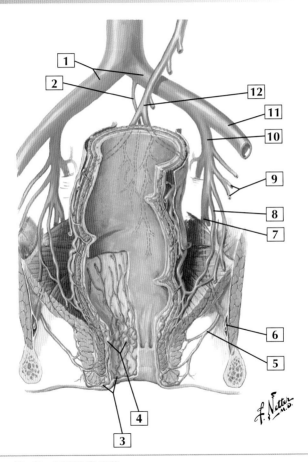

1. 右闭孔血管　Right obturator vessels
2. 膀胱上动脉　Superior vesical artery
3. 脐动脉（闭锁部）　Umbilical artery (fibrous part)
4. 阴茎背浅静脉　Superficial dorsal vein of penis
5. 蔓状静脉丛　Pampiniform (venous) plexus
6. 阴囊后动脉　Posterior scrotal artery
7. 肛提肌（切缘）　Levator ani muscle *(cut edge)*
8. 直肠下动脉（阴部内动脉分支）
　　Inferior rectal artery (branch of internal pudendal artery)
9. 阴部内动脉　Internal pudendal artery
10. 臀下动脉　Inferior gluteal artery
11. 臀上动脉　Superior gluteal artery
12. 髂内血管　Internal iliac vessels

### 注释

　　髂内动脉供应盆腔脏器、会阴和外生殖器。

　　在精索内，蔓状静脉丛环绕着睾丸动脉，将睾丸的血液回流入睾丸静脉。蔓状静脉丛起到逆流冷却的作用，冷却的动脉血在睾丸动脉中流动。精子只有在内环境温度低于体温时才会产生。睾丸位于阴囊内，并具有维持适当温度的逆流冷却作用。

### 临床拓展

　　**前列腺癌**是男性最常见的内脏癌，也是 50 岁以上男性死亡的第二大原因，仅次于肺癌。盆腔淋巴管和丰富的前列腺静脉丛有利于癌细胞向远处转移。

左旁正中切面：侧面观

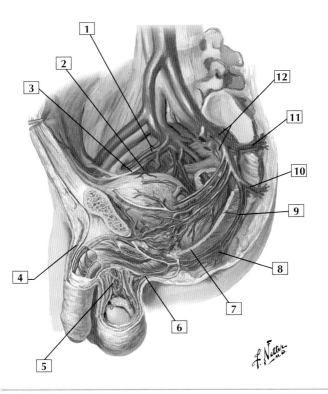

1. 右髂内血管　Right internal iliac vessels
2. 精囊　Seminal vesicle
3. 膀胱　Urinary bladder
4. 膀胱（耻骨后）静脉丛　Vesical (retropubic) venous plexus
5. 前列腺　Prostate
6. 前列腺静脉丛　Prostatic venous plexus
7. 海绵体静脉　Cavernous vein
8. 阴茎背深静脉和左阴茎背动脉
   Deep dorsal vein and left dorsal artery of penis
9. 膀胱下动、静脉的前列腺支
   Prostatic branches of inferior vesical artery and vein
10. 肛提肌（切断）　Levator ani muscle *(cut)*
11. 阴部内动脉　Internal pudendal artery
12. 臀下动脉　Inferior gluteal artery
13. 膀胱下动脉　Inferior vesical artery
14. 闭孔动脉　Obturator artery
15. 臀上动脉　Superior gluteal artery
16. 左髂外血管　Left external iliac vessels

---

**注释**

前列腺动脉供应前列腺，是膀胱下动脉（营养膀胱的动脉）的一个分支。盆腔脏器的动脉可能存在较大的变异，动脉间通常形成小的吻合。膀胱、直肠和男性的前列腺周围存在广泛的静脉丛。

> **临床拓展**
>
> 前列腺与周围脏器靠近毗邻，丰富的前列腺静脉丛和淋巴系统为癌细胞直接侵袭、淋巴和（或）**血性癌细胞**转移到邻近脏器（膀胱、尿道、精囊、直肠）、盆壁、脊柱区和远处提供了转移途径。

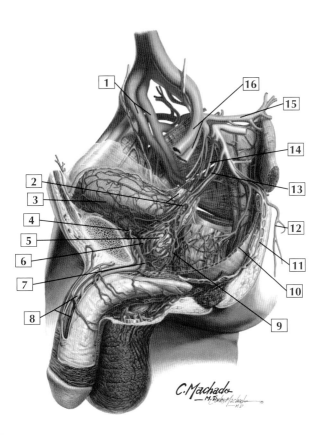

1. 睾丸和精索上的精索外筋膜
   External spermatic fascia over testes and spermatic cord
2. 球海绵体肌　Bulbospongiosus muscle
3. 阴部内动脉穿过会阴筋膜
   Internal pudendal artery passing superior to perineal membrane
4. 直肠下动脉　Inferior rectal artery
5. 阴部内血管和阴部神经（*阴部管打开*）　Internal pudendal
   vessels and pudendal nerve (cut) in pudendal (Alcock's) canal
   *(opened up)*
6. 会阴动脉和静脉　Perineal artery and vein
7. 阴茎深筋膜（Buck 筋膜）　Deep (Buck's) fascia of penis
8. 阴囊后动脉　Posterior scrotal arteries

**注释**

　　**阴部内动脉**是髂内动脉前支的分支。经坐骨小孔入臀区，通过阴部管（Alcock's 管）进入会阴。

　　阴部内动脉发出直肠下动脉和会阴动脉。会阴动脉的分支供应阴茎球、海绵体、阴茎和阴囊。

　　阴部内动脉的分支伴随着静脉属支，这些静脉的名称与动脉分支的名称一致。

> **📷 临床拓展**
>
> 　　尿道海绵体部破裂引起的**尿液外渗**可扩散至尿生殖三角的浅隙内，进入 dartos 筋膜下的阴囊，在阴茎周围的 dartos 筋膜和阴茎深（Buck's）筋膜之间，并进入下腹部的 Scarpa's 筋膜下。

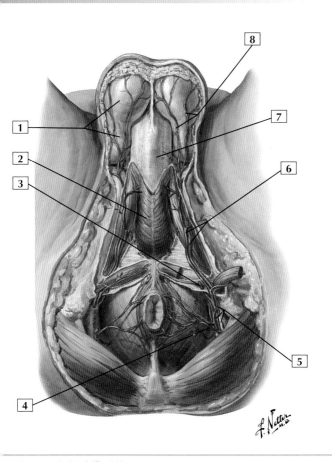

1. 子宫（底） Uterus (fundus)
2. 卵巢　Ovary
3. 输卵管　Uterine (fallopian) tube
4. 子宫圆韧带　Round ligament of uterus
5. 子宫阔韧带　Broad ligament
6. 乙状结肠　Sigmoid colon
7. 卵巢悬韧带（含卵巢血管）
   Suspensory ligament of ovary (contains ovarian vessels)
8. 直肠　Rectum
9. 直肠子宫陷凹（Douglas 陷凹）
   Rectouterine pouch (cul-de-sac of Douglas)
10. 膀胱　Urinary bladder

---

**❶ 注释**

　　在女性，腹膜从腹前壁经过膀胱的上表面，然后从膀胱到达子宫，在这两个结构之间形成**膀胱子宫陷凹**。腹膜继续覆盖子宫底和子宫体、后穹窿和阴道壁，然后反折到直肠的前部和侧面。直肠和子宫之间有**直肠子宫陷凹**。直肠后上方的腹膜演变为乙状结肠系膜。

　　卵巢悬韧带内有卵巢血管、神经和淋巴管。

　　子宫圆韧带从前面和侧面穿过腹股沟管深环（内环）。

---

> **🩺 临床拓展**
>
> 　　子宫阔韧带与盆膈及各种韧带，特别是子宫主韧带和骶子宫韧带一起为子宫提供固定支撑，有助于防止**子宫脱垂**。

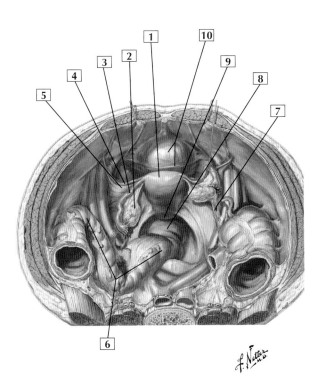

1. 膀胱下部
   Interior of urinary bladder
2. 精索　Spermatic cord
3. 前列腺　Prostate gland
4. 股骨头　Head of femur
5. 大转子（股骨）
   Greater trochanter (femur)
6. 右坐骨神经
   Right sciatic nerve
7. 臀大肌
   Gluteus maximus muscle

8. 肛管（近端）
   Anal canal (proximal)
9. 尾骨尖　Tip of coccyx
10. 肛提肌（耻骨直肠肌）
    Levator ani muscle (puborectalis)
11. 阴部内动、静脉　Internal
    pudendal artery and vein
12. 闭孔动脉、静脉和神经
    Obturator artery, vein, and nerve
13. 髂腰肌　Iliopsoas muscle
14. 股静脉、动脉和神经
    Femoral vein, artery, and nerve

### 🛈 注释

在这一水平，可以同时看到前列腺和分离开膀胱（位于前上方）的尿道。尿道刚刚进入前列腺。另外，注意 3 个重要的神经血管束：阴部内血管和阴部神经进入会阴，闭孔神经血管束到达大腿内侧，股神经血管束到达大腿前部。

### 📷 临床拓展

前列腺后叶（此叶的增大最常见于**腺癌**）在**直肠指诊**中很容易触及。转移可能发生在邻近的骨上；转移的顺序依次是骨盆和骶骨，然后是脊柱，再后是股骨。

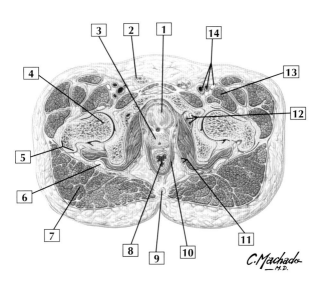

C.Machado
_M.D.

1. 闭孔动脉　Obturator artery
2. 子宫颈和子宫阴道筋膜　Cervix of uterus and uterovaginal fascia
3. 子宫血管　Uterine vessels
4. 子宫主韧带（Mackenrodt 韧带）
　　Cardinal (Mackenrodt's) ligament
5. 直肠子宫（骶子宫）韧带　Rectouterine (sacrouterine) ligament
6. 髂外血管　External iliac vessels
7. 输尿管　Ureter
8. 直肠子宫陷凹（Douglas 陷凹）　Rectouterine pouch (of Douglas)
9. 膀胱（膀胱筋膜部分切除）
　　Urinary bladder (vesical fascia partially removed)

### 🌓 注释

　　除了盆膈（肛提肌和尾骨肌）和子宫阔韧带外，还有几条重要的腹膜下的韧带帮助固定支撑子宫，包括子宫主韧带和骶子宫韧带（支撑膀胱的耻骨膀胱韧带也可能提供一些固定支持）。子宫血管在子宫主韧带的上缘走行，越过输尿管进入子宫（如右图所示，但在另一侧被切断以显示输尿管）。

> ### 📷 临床拓展
>
> 　　**子宫脱垂**的原因涉及子宫主韧带和骶子宫韧带以及盆膈（肛提肌部分）失去支撑。当这些重要的支撑结构被削弱时，仅靠子宫阔韧带不足以支撑子宫或防止子宫脱垂，子宫可能会出现轻微下降（常见于经产妇）或可能到达阴道口或更远处（完全脱垂）。

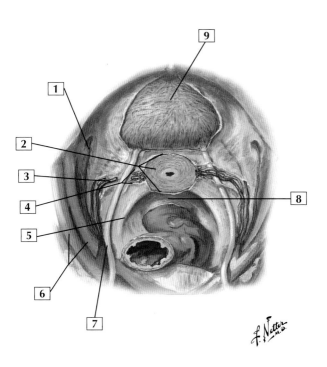

1. 阴蒂　Clitoris
2. 球海绵体肌
   Bulbospongiosus muscle
3. 坐骨结节　Ischial tuberosity
4. 骶结节韧带
   Sacrotuberous ligament
5. 坐骨肛门窝　Ischioanal
   fossa (largely a flat-filled
   space)

6. 会阴体　Perineal body
7. 会阴浅横肌　Superficial
   transverse perineal muscle
8. 前庭大腺（Bartholin 腺）
   Greater vestibular
   (Bartholin's) gland
9. 前庭球　Bulb of vestibule
10. 坐骨海绵体肌
    Ischiocavernosus muscle

---

**注释**

　　会阴是与大腿近侧端相接的区域。这个菱形区从耻骨前方延伸到大腿内侧（坐骨结节）和尾骨后部。

　　两侧坐骨结节的水平连线将菱形的会阴分成前方的**尿生殖三角**和后方的**肛三角**。

---

> **临床拓展**
>
> 　　**会阴体**是球海绵体肌、肛门外括约肌和会阴浅横肌汇聚在一起的纤维肌性物，为会阴和盆腔脏器提供重要的支持。如果会阴体撕裂（例如，在分娩期间）并且没有得到适当的修复，它的支持功能就会受到损害，并可能导致阴道脱垂。

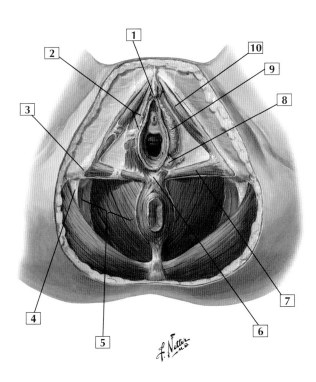

1. 输精管（腹膜皱襞内）　Ductus (vas) deferens (in peritoneal fold)
2. 腹股沟管深环　Deep inguinal ring
3. 睾丸血管（腹膜皱襞内）　Testicular vessels (in peritoneal fold)
4. 降结肠　Descending colon
5. 输尿管　Ureter
6. 盲肠　Cecum
7. 直肠膀胱陷凹　Rectovesical pouch
8. 膀胱　Urinary bladder
9. 直肠　Rectum

### 注释

　　男性腹膜从腹前壁经过，覆盖于膀胱的上表面，在膀胱后表面向下，经过精囊的上端，后方经过直肠和膀胱之间的间隙即**直肠膀胱陷凹**，然后反折到直肠上部。在直肠的后部和上部，它演变成乙状结肠系膜。

　　睾丸血管和淋巴管位于腹膜后，从腹股沟深环进出。在深环处，向精囊走行时，应注意输精管在腹膜后的走行。

### 临床拓展

　　注意输尿管进入膀胱前的腹膜后走行。输尿管走行在睾丸血管的下方、髂血管的上方。当输尿管接近膀胱时，会到达输精管的深方。进行盆盆腔手术的外科医生必须了解输尿管的腹膜后走行，因为输尿管很容易受损，导致**尿液外渗**到邻近的腹膜后间隙和腹腔内。

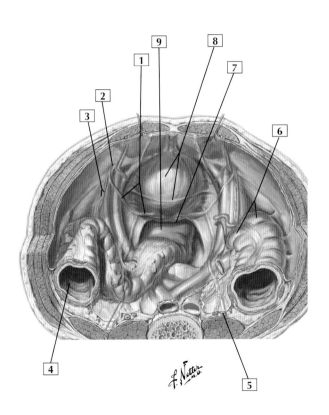

1. 阴茎头　Glans penis
2. 阴茎深筋膜（Buck 筋膜）　Deep (Buck's) fascia of penis
3. 坐骨海绵体肌（*切断*）　Ischiocavernosus muscle *(cut away)*
4. 会阴浅横肌　Superficial transverse perineal muscle
5. 会阴体　Perineal body
6. 肛门外括约肌　External anal sphincter muscle
7. 以肛提肌和盆膈下筋膜为顶的坐骨肛门窝　Levator ani muscle and inferior fascia of pelvic diaphragm roofing ischioanal fossa
8. 臀大肌　Gluteus maximus muscle
9. 肛门　Anus

### 注释

　　男性会阴包括肛管、尿道膜部和海绵体部、阴茎根部和阴囊（右图中未显示）。阴茎的根部，或者说是阴茎的附着部，由两个阴茎海绵体和一个位于中央的球海绵体以及覆盖勃起组织的坐骨海绵体肌和球海绵体肌组成（这些肌肉已经被去除）。阴茎海绵体脚附着在坐骨支的内表面。在右图中，包皮被钳子夹住。

　　尿道从膀胱下降通过前列腺后，进入阴茎球的近端部，穿经海绵体形成尿道海绵体部。

　　肛三角区内可见肛提肌，这是盆膈的一部分。

---

### 📷 临床拓展

　　男性施行**包皮环切术**，往往是出于宗教和（或）卫生原因，手术切除阴茎包皮，使得龟头露出。

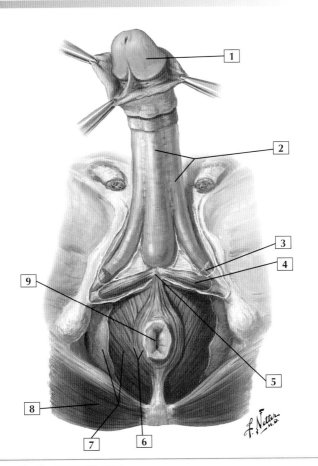

## 5-25 睾丸、附睾和输精管

1. 输精管　Ductus (vas) deferens
2. 附睾（头、体、尾）
   Epididymis (head, body, tail)
3. 睾丸小叶　Lobules
4. 白膜　Tunica albuginea
5. 睾丸小隔　Septa

6. 睾丸网区（睾丸纵隔）
   Areaof rete testis
   (mediastinumtestis)
7. 睾丸输出小管
   Efferent ductules

### 注释

　　睾丸是成对的性腺，大约栗子大小。每个睾丸包在被称为白膜（白色被膜）的厚被膜中。生精小管构成的睾丸小叶排列着产生精子的生发上皮。精子流入睾丸网（精直小管），并通过睾丸输出小管进入附睾，在附睾精子继续成熟直到它们准备排出。输精管将精子输送到精囊，输精管末端与精囊管连接形成射精管，射精管开口于尿道前列腺部。

### 临床拓展

　　**睾丸肿瘤**是一种异质性肿瘤，95%来自生殖细胞，几乎都是恶性肿瘤，这种类型的癌症最常见于青春期到30多岁的男性。

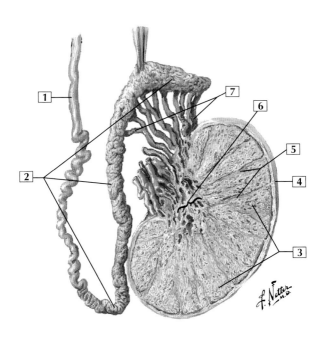

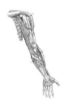

# 第 6 章

## 上肢

# 上肢

1. 肩峰　Acromion
2. 大结节　Greater tubercle
3. 小结节　Lesser tubercle
4. 结节间沟　Intertubercular sulcus
5.（内、外）上髁　Epicondyles (Medial; Lateral)
6. 肱骨小头　Capitulum
7. 冠突窝　Coronoid fossa
8. 肩胛骨关节盂 / 窝　Glenoid fossa (cavity) of scapula
9. 下角　Inferior angle
10. 肩胛下窝　Subscapular fossa

## ❶ 注释

　　锁骨和肩胛骨组成上肢带骨，形成将上肢连于躯干的肩部。锁骨起支撑作用，使上肢远离躯干并自由活动，但它容易断裂。

　　肩胛骨与锁骨和肱骨头（盂肱关节）相连。有 17 块不同的肌肉附着在肩胛骨上，但肩胛骨的骨折并不常见。

　　肱骨是一根长骨。它的近端构成肩关节的一部分，远端构成肘关节。肱骨外科颈（小结节下方的区域）是常见的骨折部位。这个部位的骨折可能会损伤臂丛的腋神经。

---

### 🏥 临床拓展

　　**锁骨骨折**比较常见，尤其是儿童。骨折通常是由于跌倒时上肢着地或直接外伤所造成，通常发生在锁骨中外 1/3。

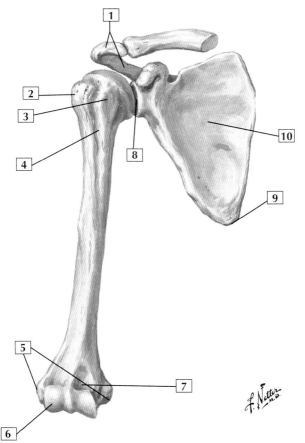

1. 锁骨（*切断*）　Clavicle *(cut)*
2. 肩胛上切迹
   Suprascapular notch
3. 上角　Superior angle
4. 冈上窝　Supraspinous fossa
5. 肩胛冈　Spine
6. 冈下窝　Infraspinous fossa
7. 内上髁　Medial epicondyle
8. 肱骨滑车　Trochlea of humerus
9. 鹰嘴窝　Olecranon fossa
10. 三角肌粗隆
    Deltoid tuberosity
11. 肱骨头　Head of humerus

---

### 🛈 注释

肩胛骨的后面有一个突出的肩胛冈，将肩胛骨分为冈上窝和冈下窝。

锁骨是第一个骨化但又是最后融合的骨，由软骨成骨和膜性成骨形成。锁骨是最常发生骨折的骨之一。

肱骨的中间是三角肌粗隆，是三角肌的止点。

肱骨滑车后面上方的凹陷称为鹰嘴窝，当肘关节充分伸展时，容纳尺骨鹰嘴。

---

> **🔒 临床拓展**
>
> 肩胛骨骨折相对少见。肱骨外科颈骨折比较常见，可能会损伤臂丛的腋神经。肱骨中段骨折可能会损伤桡神经。

---

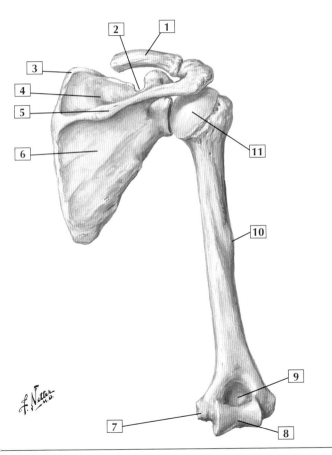

1. 肩锁关节囊（与肩锁韧带融合） Acromioclavicular joint capsule (incorporating acromioclavicular ligament)
2. 喙肩韧带 Coracoacromial ligament
3. 冈上肌腱（切断） Supraspinatus tendon *(cut)*
4. 肩胛下肌腱（切断） Subscapularis tendon *(cut)*
5. 肱二头肌腱（长头） Biceps brachii tendon (Long head)
6. 肩关节囊韧带 Capsular ligaments
7. 肩胛上横韧带和肩胛上切迹
Superior transverse scapular ligament and suprascapular notch
8. 喙锁韧带（斜方韧带；锥状韧带）
Coracoclavicular ligament (Trapezoid ligament; Conoid ligament)

---

### ✱ 注释

　　肩关节是一个多轴滑膜球窝关节。可进行展和收、屈和伸、旋内和旋外运动。肩胛骨的肩胛盂比较浅，所以肩关节的活动度较大，但也容易脱位。围成肩袖的 4 个肌腱可以稳定肩关节。

　　肩锁关节是肩胛骨和锁骨之间的滑膜平面关节。当抬起上肢，肩胛骨旋转时该关节可进行滑动运动。

---

> **➕ 临床拓展**
>
> 　　由于肩部的运动范围大，关节盂较浅，因此该关节是人体中最常脱位的关节之一。该盂肱关节通常向前方或前下方脱位（喙突下脱位），并可能损伤臂丛的腋神经和肌皮神经。

前面观

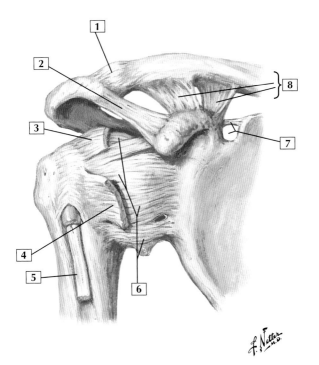

1. 三角肌下囊　Subdeltoid bursa
2. 关节盂 / 窝 ( 关节软骨 )　Glenoid fossa (cavity) (articular cartilage)
3. 盂肱下韧带　Inferior glenohumeral ligament
4. 盂肱中韧带　Middle glenohumeral ligament
5. 肩胛下肌腱 ( 与关节囊融合 )　Subscapularis tendon (fused to capsule)
6. 肱二头肌腱 ( 长头 )　Biceps brachii tendon (Long head)
7. 喙肱韧带　Coracohumeral ligament
8. 喙突　Coracoid process
9. 喙肩韧带　Coracoacromial ligament
10. 肩峰　Acromion

---

### 🛈 注释

　　由于肩关节盂 ( 唇 ) 的存在，加深了关节盂。关节由关节囊、韧带和肩袖的 4 个肌腱来稳定。肩袖的 4 个肌腱加强关节的后、上、前中部 ( 肩胛下肌腱 )。大多数肩关节脱位发生在前位或前下位，这个位置支持保护结构较少。

　　血液由肩胛上动脉、旋肱动脉和旋肩胛动脉的分支供应。

---

### 📷 临床拓展

　　滑膜囊是滑膜内充满液体的封闭囊性结构，可保护肌腱和韧带免受与相邻骨或其他粗糙表面的摩擦带来的损伤。它们也可被感染，产生积液并出现疼痛感。

肩关节（打开）：外侧面观

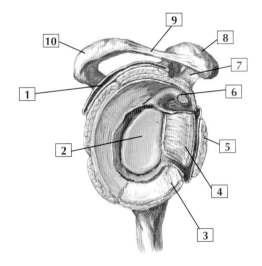

1. 桡窝　Radial fossa
2. 肱骨小头　Capitulum
3. 桡骨头　Head
4. 桡骨粗隆　Tuberosity (radius)
5. 冠突窝　Coronoid fossa
6. 内上髁　Medial epicondyle
7. 肱骨滑车　Trochlea of humerus
8. 尺骨粗隆　Tuberosity (ulna)

9. 鹰嘴窝　Olecranon fossa
10. 肱骨尺神经沟　Groove for ulnar nerve on humerus
11. 外上髁　Lateral epicondyle
12. 鹰嘴　Olecranon
13. 桡骨头　Head
14. 桡骨颈　Neck

### ⓘ 注释

　　肘部的骨包括肱骨以及前臂的桡骨和尺骨。尺骨位于前臂内侧，是两根骨中较长的一根。肘关节处最容易摸到的是**尺骨鹰嘴**，位于尺骨的后方近端。

### 📷 临床拓展

　　肘关节**脱位**在上肢关节脱位中排第三位，仅次于肩关节和指关节脱位，通常是由于跌倒时伸出上肢造成。后脱位是最常见的类型。

右侧肘部

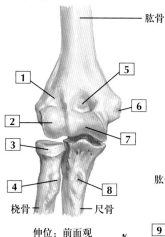

肱骨

1

5

6

2

7

3

4

8

桡骨　　　　　尺骨

伸位：前面观　　v

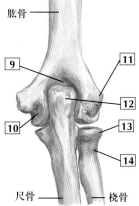

肱骨

9

11

12

10

13

14

尺骨　　　　　桡骨

伸位：后面观

1. 肱骨外上髁
   Lateral epicondyle of humerus
2. 肱骨小头　Capitulum
3. 桡骨颈　Neck of radius
4. 桡骨　Radius
5. 尺骨（桡切迹、冠突、滑车切迹、鹰嘴）Ulna (Radial notch; Coronoid process; Trochlear notch; Olecranon )

6. 肱骨　Humerus
7. 桡骨头　Head of radius
8. 桡骨粗隆　Tuberosity
9. 滑车切迹　Trochlear notch
10. 肱骨尺神经沟
    Groove for ulnar nerve on humerus
11. 肱骨内上髁
    Medial epicondyle of humerus

## ❶ 注释

　　肘部的骨包括肱骨以及前臂的桡骨和尺骨。尺骨位于前臂的内侧，是两根骨中较长的一根。肘关节处最容易摸到的是尺骨鹰嘴，位于尺骨的后方近端。

### 🔋 临床拓展

　　肘关节**脱位**可伴有肱骨上髁、尺骨鹰嘴、桡骨头或尺骨冠突骨折。肘关节脱位或骨折时，臂丛的正中神经或尺神经或两者都可能受伤。
　　桡骨近端**骨折**常累及桡骨头或桡骨颈。
　　尺骨骨折常发生于前臂的直接撞击或过度旋前时，并累及尺骨干。

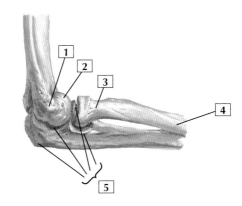

屈 90°：外侧面观

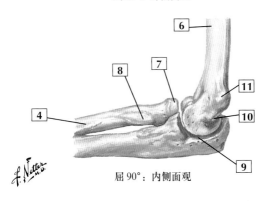

屈 90°：内侧面观

1. 关节囊　Joint capsule
2. 桡侧副韧带
   Radial collateral ligament
3. 滑膜　Synovial membrane
4. 关节软骨　Articular cartilage
5. 肱二头肌腱
   Biceps brachii tendon

6. 桡骨环状韧带
   Anular ligament of radius
7. 尺侧副韧带
   Ulnar collateral ligament
8. 肱三头肌腱
   Triceps brachii tendon

### 🖊 注释

　　肘关节形成一个单轴滑膜铰链关节，包括肱桡关节（在肱骨头和桡骨头之间）和肱尺关节（在肱骨滑车和尺骨滑车切迹之间）。该关节还包括单轴的桡尺近侧滑膜（枢轴）关节，参与**旋后**和**旋前**（旋转）。肘部的运动包括伸和展。

　　关节由外侧的桡侧副韧带和内侧的三角形尺侧副韧带进行固定。桡骨环状韧带固定桡骨头。

　　肘部的供血由肱动脉的分支以及桡动脉和尺动脉的返支提供。

### 💼 临床拓展

　　前臂受强力牵拉，特别是儿童，可使桡骨头脱离环状韧带，导致桡尺近侧关节脱位。肘关节脱位的发生率在上肢关节脱位中居肩关节和指关节脱位之后的第三位。

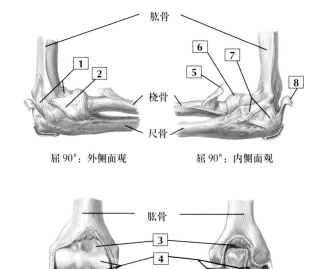

肱骨

桡骨

尺骨

屈 90°：外侧面观

肱骨

桡骨

尺骨

屈 90°：内侧面观

肱骨

桡骨　　尺骨

肘关节（打开）：前面观

尺骨　　桡骨

肘关节（打开）：后面观

1. 桡骨头　Head
2. 桡骨颈　Neck
3. 桡骨粗隆　Radial tuberosity
4. 骨间膜　Interosseous membrane
5. 尺骨茎突　Styloid process of ulna
6. 斜索　Oblique cord
7. 尺骨粗隆　Ulnar tuberosity
8. 滑车切迹　Trochlear notch
9. 鹰嘴　Olecranon
10. 桡骨茎突　Styloid process of radius
11. 背侧（Lister）结节　Dorsal (Lister's) tubercle
12. 桡骨后缘　Posterior border of radius

## 🕛 注释

前臂的骨包括内侧的尺骨和外侧的桡骨。

桡骨和尺骨通过骨间膜连接，骨间膜是桡尺关节的组成部分。骨间膜将前臂分成前后肌室。前室的肌肉主要是屈腕、屈指的肌和旋前肌；后室的肌肉是伸腕和伸指的肌和旋后肌。

在远侧端，桡骨和尺骨均有茎突。

### 🛟 临床拓展

**Colles 骨折**是桡骨远端骨折，通常发生于跌倒时伸出上肢，手部着地。在这种骨折中，桡骨远端向近端和背侧受力移位，导致"餐叉样"畸形。

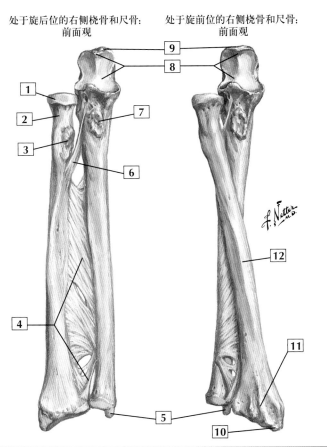

处于旋后位的右侧桡骨和尺骨：
前面观

处于旋前位的右侧桡骨和尺骨：
前面观

1. 手舟骨及其结节　Scaphoid and its tubercle
2. 大多角骨及其结节　Trapezium and its tubercle
3. 小多角骨　Trapezoid bone
4. 掌骨　Metacarpal bones
5. 近节指骨　Proximal phalanges bones
6. 中节指骨　Middle phalanges bones
7. 远节指骨　Distal phalanges bones
8. 头状骨　Capitate bone
9. 月骨　Lunate bone
10. 钩骨和钩骨钩　Hamate bone and hook of hamate
11. 豌豆骨　Pisiform bone
12. 三角骨　Triquetrum bone

### ❶ 注释

　　腕和手部的骨包括 8 块腕骨和 5 块掌骨（每根手指对应 1 块）；对于第 2~5 指骨，分近节、中节和远节。第一手指，或称拇指，只有近节指骨和远节指骨。

　　手舟骨、月骨和三角骨与桡骨远端相连结形成**桡腕关节**。

---

**☗ 临床拓展**

　　手舟骨骨折是最常见的**腕骨骨折**。手舟骨位于鼻烟窝（拇指基底部的背部区域）下方，因此疼痛和肿胀在这个区域很常见。第 5 掌骨骨折是最常见的掌骨骨折，中指的远节指骨骨折是最常见的指骨骨折。

---

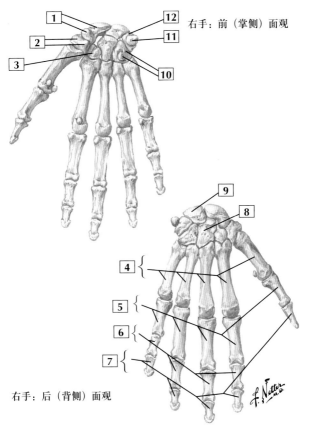

右手：前（掌侧）面观

右手：后（背侧）面观

1. 桡月长韧带
   Long radiolunate ligament
2. 桡舟头韧带
   Radioscaphocapitate ligament
3. 桡月短韧带
   Short radiolunate ligament
4. 月骨　Lunate bone
5. 舟头韧带
   Scaphocapitate ligament
6. 大多角骨　Trapezium bone
7. 尺月韧带　Unolunate ligament
8. 尺头韧带
   Ulnocapitate ligament
9. 尺三角韧带
   Ulnotriquetral ligament
10. 豌豆骨　Pisiform bone
11. 三角头韧带
    Triquetrocapitate ligament
12. 头状骨　Capitate bone

### ⊕ 注释

　　腕或桡腕关节是由桡骨远端（一个关节盘）和手舟骨、月骨和三角骨组成的椭圆双轴滑膜关节。桡侧和尺侧副韧带以及背侧和掌侧腕腕（掌侧）韧带加强这个关节。该关节可以进行屈、伸、外展、内收和环转运动。

　　解剖学家通常将这些韧带命名为桡腕掌侧韧带（桡月长、短韧带和桡舟头韧带）、尺腕掌侧韧带（尺月韧带、尺头韧带和尺三角韧带）以及各种腕间和掌骨韧带。

　　拇指的腕掌关节是双轴鞍状关节。它可以进行屈、伸、外展、内收和环转。其他4个腕掌关节是平面滑膜关节，可以滑动。

### 📷 临床拓展

　　手外科医生根据韧带的附着，更精确地对这些韧带进行分类，但解剖学会将它们混在一起（见注释部分的第二段）。

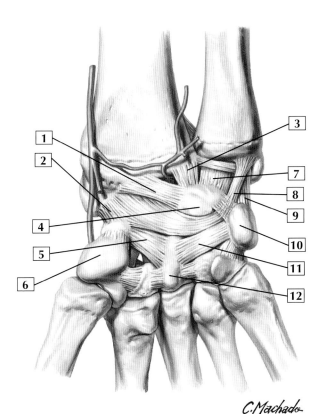

C.Machado
—M.D.

1. 尺骨　Ulna bone
2. 桡尺背侧韧带　Dorsal radioulnar ligament
3. 三角骨　Triquetrum bone
4. 钩骨　Hamate bone
5. 头状骨　Capitate bone
6. 小多角骨　Trapezoid bone
7. 大小多角骨韧带　Trapeziotrapezoid ligament
8. 大多角骨　Trapezium bone
9. 手舟骨　Scaphoid bone
10. 舟月韧带　Scapholunate ligament
11. 桡腕背侧韧带　Dorsal radiocarpal ligament
12. 桡骨　Radius bone

## ❶ 注释

在腕关节的近端是桡尺远侧关节，它是一个位于尺骨和桡骨尺切迹之间的单轴滑膜枢轴关节。它可以旋前和旋后（旋转）。

腕或桡腕关节是由桡骨远端（一个关节盘）和舟骨、月骨和三角骨形成的椭圆双轴滑膜关节。腕关节的运动包括屈、伸、外展、内收和环转。

解剖学家经常将这些韧带命名为背侧桡腕韧带、背侧腕掌韧带和腕间韧带。

在腕骨的近端和远端之间是腕骨间关节，为滑膜平面关节。这些关节可以进行滑动运动。

### 🩺 临床拓展

手外科医生常根据韧带的附着，对这些韧带进行更精确的分类。

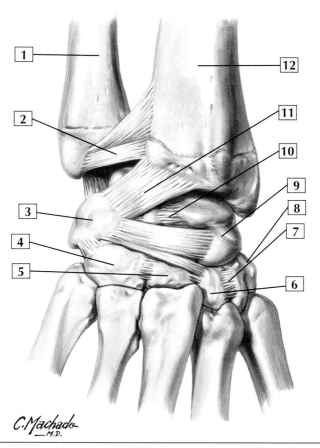

1. 掌骨　Metacarpal bone
2. 关节囊　Joint capsule
3. 掌指（MP）关节　Metacarpophalangeal (MP) joint
4. 近侧指间（PIP）关节　Proximal interphalangeal (PIP) joint
5. 远侧指间（DIP）关节　Distal interphalangeal (DIP) joint
6. （近节、中节、远节）指骨
   Phalangeal bones (Proximal; Middle; Distal)
7. 掌侧韧带（盘）　Palmar ligament (palmar plate)
8. 侧副韧带　Collateral ligament

---

**❶ 注释**

　　掌指关节是参与屈伸、外展、内收和环转的双轴滑膜关节。关节囊由侧副韧带和掌侧韧带支撑。侧副韧带在屈曲时绷紧，伸展时松弛。

　　指间关节（近侧指间关节和远侧指间关节）是参与屈伸的单轴滑膜关节。掌指关节的韧带可以加强这些关节。掌侧韧带可防止过伸。

---

**🛅 临床拓展**

　　近侧指间关节的背侧**脱位**比较常见。掌侧和旋转性脱位并不常见，但也可能发生。远侧指间关节脱位或骨折可能是由直接击打手指（**小指**）引起，如棒球或排球的击打，通常会导致伸肌腱损伤。

伸位：内面观

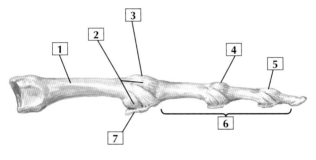

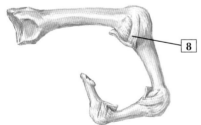

屈位：内面观

1. 关节囊　Joint capsule
2. 指浅屈肌腱（*切断*）　Flexor digitorum superficialis tendons *(cut)*
3. 指深屈肌腱　Flexor digitorum profundus tendons
4. 掌侧韧带（盘）　Palmar ligaments (palmar plates)
5. 掌骨深横韧带　Deep transverse metacarpal ligaments
6. 掌骨掌侧韧带　Palmar metacarpal ligaments
7. 腕掌掌侧韧带　Palmar carpometacarpal ligaments

---

### ❶ 注释

　　掌指关节是双轴滑膜关节，参与屈伸、外展、内收和环转。这些关节由掌侧韧带和两侧的 2 个侧副韧带加固。

　　手指第 2~5 指的指间关节包括近侧指间关节和远侧指间关节。这些关节是单轴滑膜关节，由掌侧韧带和 2 个侧副韧带加固，可以屈伸。掌侧韧带可防止过度伸展。

---

### 🏥 临床拓展

　　掌骨骨折可以发生在直接打击时（**拳击手骨折**）。它们不仅会破坏骨骼和韧带，还会影响附着在掌骨上的肌肉肌腱的牵引力。这些骨折需要仔细地固定，以便在伤口愈合和患者接受物理治疗后能够达到最佳的手指功能。

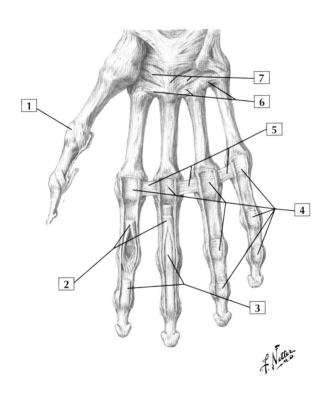

1. 斜方肌　Trapezius muscle
2. 三角肌　Deltoid muscle
3. 背阔肌
　　Latissimus dorsi muscle

⊃ **起点**　**斜方肌**起于枕外隆凸和枕骨上项线的内侧 1/3、项韧带和第 7 颈椎的棘突以及所有 12 个胸椎的棘突。

⊃ **止点**　斜方肌的上部纤维止于锁骨外侧 1/3 的后缘，中部纤维止于肩峰的内侧缘和肩胛骨的后缘，下部纤维汇聚并以腱膜止于肩胛冈。

⊃ **作用**　斜方肌的上、下纤维主要作用是旋转肩胛骨，使上肢完全外展。当肩或手负重时，上部纤维单独起作用，抬高肩膀并支撑肩带。中部纤维水平伸展，使肩部收缩。下部纤维向下拉肩胛骨。当两侧肌肉一起运动时，肩胛骨可以内收，头部后仰。

⊃ **神经支配**　运动神经来自副神经（CN XI），本体感觉纤维经 C3、C4 神经传递。

❶ **注释**

与其他肩部肌肉不同，斜方肌不接受来自臂丛的神经支配。

---

📦 **临床拓展**

检查斜方肌的方法是让患者抬起肩抵抗阻力（可以感觉到肌肉的上部收缩）。可以检查支配这块肌肉的副神经（CN XI）是否完好。

---

后面观

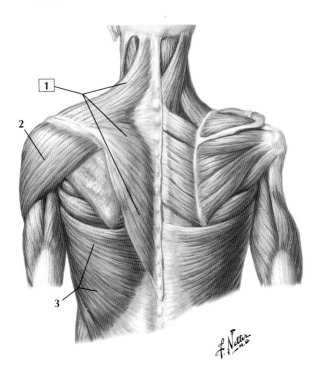

## 6-15　肩部的肌肉

1. 背阔肌　*Latissimus dorsi muscle*
2. 大圆肌　*Teres major muscle*
3. 胸腰筋膜　*Thoracolumbar fascia*

**⊃ 起点**　**背阔肌**起于胸腰筋膜后层的宽阔腱膜，起于较低的第 6 胸椎的棘突，以及最下部的 3 或 4 根肋骨。该肌也可延续到髂嵴。

**⊃ 止点**　背阔肌的纤维在大圆肌下缘弯曲时聚集，它以肌腱止于肱骨的结节间沟。

**⊃ 作用**　后伸、内收和旋内肱骨（手臂）。

**⊃ 神经支配**　胸背神经（C6-C8）。

**① 注释**

固定上肢，当手臂伸展到头顶上方时，背阔肌会抬高躯干，就像在攀爬时向上伸展一样。

来自于胸椎和下肋骨的肌肉起点可能不同。

背阔肌的血供来源于胸背动脉，胸背动脉是肩胛下动脉的一个分支（起于腋动脉）。

---

**☑ 临床拓展**

背阔肌的临床检查是让患者抬起手臂与身体水平，肘部弯曲，就像在示意某人"停下来"。然后要求患者内收手臂以测试肌肉的强度和胸背神经是否完好。当患者被要求咳嗽时，还可以感觉到患者背部的肌肉在收缩。

---

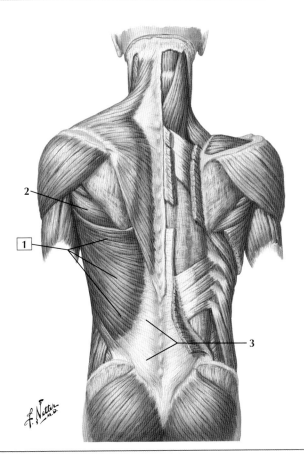

**1. 肩胛提肌**

Levator scapulae muscle

**2. 头夹肌**

Splenius capitis muscle

**⊃ 起点** **肩胛提肌**起于第 4 颈椎的横突。

**⊃ 止点** 肩胛提肌止于肩胛骨内侧缘（脊柱缘）的上部。

**⊃ 作用** 可以抬高肩胛骨的上角，并向内侧牵引，同时旋转肩胛骨使肩胛盂向下倾斜。当肩胛骨保持固定姿势时，肩胛提肌使颈部向外侧弯曲并向同一侧轻微旋转。

**⊃ 神经支配** 由颈丛的第 3 和第 4 颈神经支配，肩胛背神经（C5）的一个分支支配肌肉下部。

**❶ 注释**

肩胛提肌的收缩有助于耸肩。肌肉的血液供应主要来自甲状颈干的颈横动脉。

---

**⊕ 临床拓展**

要求患者耸肩抵抗阻力可以很容易地检查肩胛提肌。这一测试的缺点是需要一个更精准的检查来确定斜方肌是否也受损及代偿的程度，因为这两块肌肉都可以抬高肩胛骨。

---

后面观

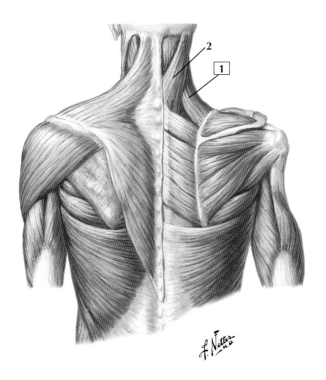

## 1. 三角肌  Deltoid muscle

⊃ **起点**  起于锁骨的外侧 1/3，肩峰的上表面，以及肩胛冈。

⊃ **止点**  三角肌纤维汇聚形成一粗大肌腱，附着于肱骨干外侧的三角肌粗隆上。

⊃ **作用**  主要的作用是与冈上肌一起协助臂的外展。锁骨部分的肌肉使手臂向内侧旋转，并帮助胸大肌屈肩关节。冈上部肌肉使手臂向外侧旋转，帮助背阔肌伸肩关节。

⊃ **神经支配**  腋神经（C5 和 C6）。

❶ **注释**

三角肌是粗大的三角形肌肉。它覆盖肩关节的前部、后部和侧面。三角肌中部的多羽状肌纤维束收缩时主要使肱骨外展。

血供主要通过胸肩峰动脉和旋肱前、后动脉，它们起于腋动脉。

---

🔞 **临床拓展**

为了检查三角肌的力量和腋神经的完好性，让患者外展上肢以抵抗阻力（可以看到肌肉的中部肌纤维束收缩）。如果患者试图回缩外展上肢抵抗阻力，则可观察到后部纤维收缩。

---

后面观

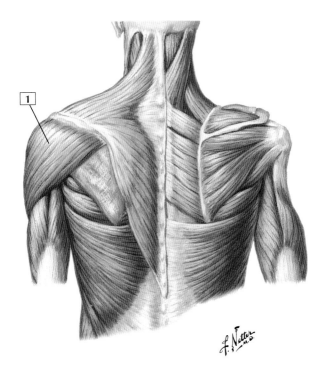

1. 冈上肌　Supraspinatus muscle
2. 冈下肌　Infraspinatus muscle
3. 小菱形肌
　　Rhomboid minor muscle

4. 大菱形肌
　　Rhomboid major muscle
5. 大圆肌　Teres major muscle

⊃ **起点** 冈上肌位于冈上窝，起于内侧 2/3 和冈上筋膜。冈下肌占据了大部分的冈下窝，它起于内侧 2/3 和冈下筋膜。

⊃ **止点** 冈上肌纤维汇聚形成肌腱，止于肱骨大结节上部。冈下肌纤维也汇聚形成肌腱，止于肱骨大结节中部。这两块肌肉的肌腱互相粘连。

⊃ **作用** 冈上肌通过将肱骨拉向肩胛窝来加强肩关节，与三角肌一起，使肩部外展，并且可以外旋肱骨（手臂）。冈下肌通过支撑肩胛骨关节盂处的肱骨头来加强肩关节。也可以使肱骨外旋。

⊃ **神经支配** 肩胛上神经（C5 和 C6）。

---

**🔟 临床拓展**

　　肩的反复外展和屈伸（如投掷动作）可能会导致摩擦肩峰和喙肩韧带的肌腱磨损和撕裂。这个动作会导致肩袖撕裂或破裂。冈上肌腱最容易受伤。

后面观

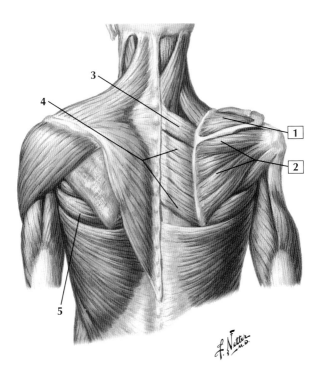

1. 小圆肌　Teres minor muscle　　2. 大圆肌　Teres major muscle

⊃ **起点**　**小圆肌**起于肩胛骨的外侧缘。**大圆肌**起于肩胛骨下角的背侧面。

⊃ **止点**　小圆肌止于肱骨大结节下部。大圆肌止于肱骨结节间沟的内唇。

⊃ **作用**　小圆肌使手臂侧向旋转，并将手臂在肩部轻微内收。和其他3个肩袖肌一样，它将肱骨拉向肩胛骨关节盂，加强肩关节。大圆肌可以在屈曲位时伸直手臂，可使手臂内收和旋内。

⊃ **神经支配**　小圆肌由腋神经（C5和C6）支配，大圆肌由肩胛下神经（C6和C7）支配。

◑ **注释**

　　小圆肌是4个肩袖肌中的1个，它有助于稳定肩关节。通常与冈下肌是不可分离的。

---

**⊕ 临床拓展**

　　临床检查大圆肌的方法是让患者将水平抬高的手臂内收以抵抗阻力，同时观察肌肉从肩胛骨到肱骨的收缩情况。肩胛下神经是否完好也通过这个动作来测试。

---

后面观

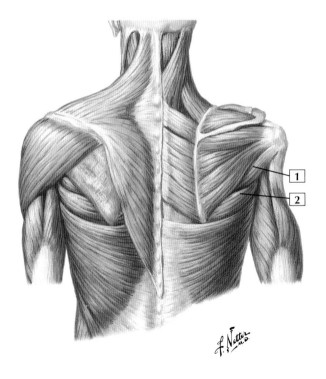

F. Netter M.D.

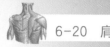

## 1. 肩胛下肌　Subscapularis muscle

⟹ **起点**　起于肩胛下窝内侧的 2/3 以及肩胛骨外侧边缘的下 2/3。

⟹ **止点**　纤维汇聚成肌腱，止于肱骨的小结节和肩关节囊的前部。

⟹ **作用**　肩胛下肌作为肩袖肌，有助于稳定肩关节，防止肱骨前移位。它还可以旋转并内收肩关节处的肱骨。

⟹ **神经支配**　肩胛下神经（C5 和 C6）。

🛈 **注释**

肌腱通过肩胛下囊与肩胛颈分开。

肩胛下肌与冈上肌、冈下肌和小圆肌一起，是肩袖肌的第 4 块肌肉。

肩胛下肌和前锯肌共同构成了肩部的功能性（生理性）关节，称为**肩胛胸关节**。关节位于肌肉、肩胛骨和这两块肌肉之间的松散结缔组织之间，使得肩胛骨可以在胸壁上滑动。肩胛骨在此关节的运动包括升降、收展以及旋转。

肌肉的血液供应是由腋动脉的一个分支——肩胛下动脉提供的。

---

📷 **临床拓展**

前锯肌无力导致肩胛骨的翼状突起——**翼状肩**。

---

前面观

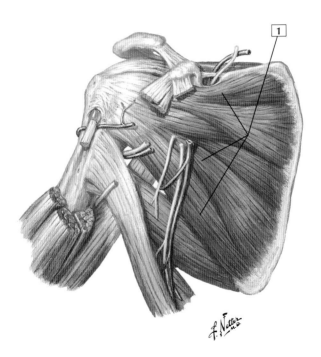

F. Netter M.S.

## 6-21 肩部的肌肉

### 1. 胸大肌　*Pectoralis major muscle*

⊃ **起点**　起于锁骨的胸骨部分、胸骨的上半部分以及腹外斜肌的腱膜。

⊃ **止点**　纤维汇聚于腋前壁。这三部分的肌肉（锁骨、胸骨和腹部）以一个平坦的肌腱止于肱骨的结节间沟。

⊃ **作用**　主要作用是使肩关节内收。胸大肌也是肱骨的一个内旋肌，它的锁骨部分使肩关节屈曲并使肱骨沿中线内旋。胸肋部，连同背阔肌和大圆肌，可以抵抗阻力，将游离的肱骨内收到躯干侧。

⊃ **神经支配**　胸内侧和外侧神经（C5-C8 和 T1）。

**❶ 注释**

这个扇形肌的汇聚纤维止于肱骨，形成腋窝的前界。胸肩峰动脉和胸外侧动脉供应胸大肌。

---

**📷 临床拓展**

胸大肌（胸肋部分）的临床检查是通过让患者从体壁外侧45°的位置内收上肢（向身体移动）并屈曲肘部。可以把另一只手放在肘部，提供抵抗这种内收的力量，以测试肌肉的力量和胸神经的完好性。

---

前面观

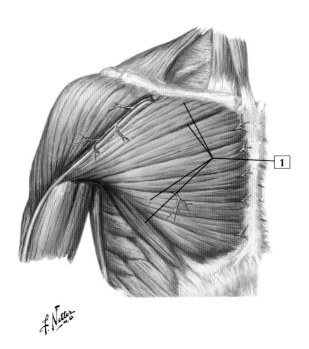

## 6-22　臂的肌肉：前面观

1. **肱二头肌**
   Biceps brachii muscle

2. 三角肌（*翻起*）
   Deltoid muscle (*reflected*)

3. 肩胛下肌　Subscapularis muscle

4. 大圆肌　Teres major muscle

5. 背阔肌
   Latissimus dorsi muscle

6. 肱二头肌腱膜
   Bicipital aponeurosis

7. 肱二头肌腱
   Biceps brachii tendon

**➲ 起点** 肱二头肌的短头起于肩胛骨喙突的顶端。肱二头肌的长头起于肩胛骨的盂上结节。

**➲ 止点** 肱二头肌的两个肌腹连接形成一个平坦的肌腱止于桡骨粗隆。在肘关节的前面，肌腱向内侧发出一层宽阔的腱膜。肱二头肌腱膜向内侧下降并与前臂深筋膜融合。

**➲ 作用** 当前臂半屈曲位时，肱二头肌是前臂有力的旋后肌，又是肘关节的重要屈肌。它可以协助肩部的其他肌肉（虽然较弱）屈肩关节。

**➲ 神经支配** 肌皮神经（C5 和 C6）。

**❶ 注释**

　　正如其名，肱二头肌是一种纺锤状肌肉，有两个头。通过肱二头肌腱膜的止点使肘关节屈曲。

　　肱动脉参与该肌肉的供血。

> **📷 临床拓展**
>
> 　　敲击肱二头肌腱可诱发肱二头肌腱反射，以检测脊髓 C5 和 C6 节段。肱二头肌的临床测试可以检测患者肘关节的屈曲力量，并观察肱二头肌在臂部的明显收缩。这个动作也可测试肌皮神经是否完好。

浅层

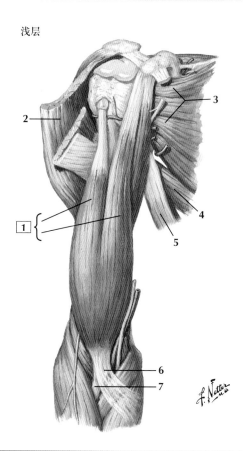

## 6-23　臂的肌肉：前面观

1. 喙肱肌　Coracobrachialis muscle

2. 肩胛下肌　Subscapularis muscle

3. 肌皮神经
   Musculocutaneous nerve

4. 大圆肌　Teres major muscle

5. 背阔肌
   Latissimus dorsi muscle

---

⊃ **起点**　喙肱肌以及肱二头肌的短头都起于肩胛骨的喙突顶端。

⊃ **止点**　止于肱骨中部的内侧面。

⊃ **作用**　使肩关节屈曲并内收。

⊃ **神经支配**　肌皮神经（C6 和 C7）。

⊍ **注释**

　　喙肱肌是手臂 3 块前群肌中最小的。

　　肱动脉为喙肱肌供血。

　　当肌皮神经离开臂丛时，通常进入喙肱肌的近端。

---

🔖 **临床拓展**

　　由于肌皮神经穿过喙肱肌，很容易受到肌肉的压迫，这可能导致肘关节前屈无力（部分肱肌和肱二头肌功能丧失）和前臂外侧**感觉迟钝**。

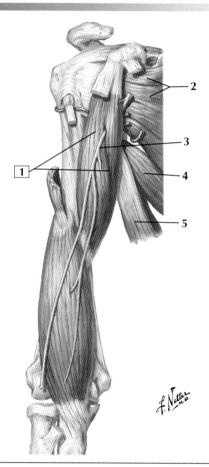

1. 肱肌　Brachialis muscle
2. 喙突　Coracoid process
3. 肩峰　Acromion
4. 肱二头肌腱 *(切断)*（长头和短头） Biceps brachii tendons *(cut)* (Long and Short heads)
5. 前臂外侧皮神经　Lateral antebrachial cutaneous nerve

---

**○ 起点**　**肱肌**起于肱骨前的远端。

---

**○ 止点**　止于尺骨粗隆和尺骨冠突的前表面。

---

**○ 功能**　肱肌是前臂强有力的屈肌。

---

**○ 神经支配**　肌皮神经（C5 和 C6）。桡神经也向肱肌（C7）发出一个小分支。

---

**○ 注释**

　　由于被肱二头肌覆盖，它通常不被认为是肘部前臂最重要和最有力的屈肌。肱肌参与了前臂的快速屈曲，尤其在前臂提重物的过程中，它的静息张力维持了屈曲状态。

　　肱动脉为肱肌供血。

---

**🔒 临床拓展**

　　肱肌近端肌皮神经的损伤（通过喙肱肌时的**压迫性损伤**）可导致肱肌和肱二头肌收缩无力，从而影响肘关节前屈。

深层

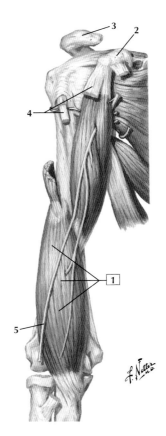

1. 肱三头肌　Triceps brachii muscle
2. 肘肌　Anconeus muscle

➲ **起点**　**肱三头肌长头**起自肩胛骨盂下结节，**外侧头**起自肱骨后面，**内侧头**起自肱骨后方桡神经沟以下骨面。

　　**肘肌**起自肱骨外上髁。

➲ **止点**　肱三头肌的 3 个头会合成一总腱止于尺骨近端后面的鹰嘴。外侧有部分纤维束向下延续，覆盖肘肌并融合于前臂深筋膜。

　　肘肌止于尺骨鹰嘴的外侧面和尺骨体上部的背侧面。

➲ **作用**　肘肌和肱三头肌收缩可伸肘。当前臂处于旋前位时，肘肌还可外展尺骨。肱三头肌长头起于肩胛骨，因此亦可伸肩关节。

➲ **神经支配**　桡神经（C7 和 C8）。

❶ **注释**

　　肱三头肌内侧头是肱二头肌的拮抗肌，后者为屈肘关节的主要肌肉。"内侧头"为误称，其实际位于深方，而非内侧。肱三头肌由肱深动脉供血。

---

🩺 **临床拓展**

　　敲击肱三头肌腱可引发**肱三头肌反射**，可用以检查脊髓 C7、C8 节段功能。

---

浅层

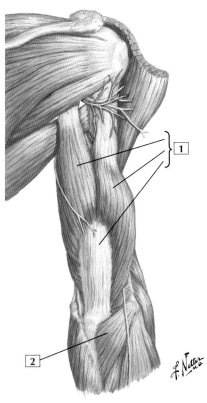

1. 肱二头肌（短头、长头）
   Biceps brachii muscle (Short and Long heads)
2. 喙肱肌　Coracobrachialis muscle
3. 三角肌　Deltoid muscle
4. 肱肌　Brachialis muscle
5. 桡神经　Radial nerve
6. 肱三头肌（内侧头、外侧头和长头）
   Triceps brachii muscle (Medial, Lateral, and Long heads)
7. 肱桡肌　Brachioradialis muscle
8. 肌皮神经　Musculocutaneous nerve

---

### ❶ 注释

　　从功能上，臂部可分为前、后两个部分。简要来说，前部为屈肘肌群，后部为伸肘肌群。

　　肌皮神经支配前群肌或屈肌群，桡神经支配后群肌或伸肌群。

　　前群肌主要由肱动脉及其分支供血，后群肌主要由肱深动脉及其分支供血。

　　正中神经和尺神经均不支配臂部肌肉，而是通过走行于臂内侧的神经血管束到达前臂。

---

### 📷 临床拓展

　　桡神经绕肱骨干进入臂后部。肱骨干**骨折**时，紧密贴绕肱骨干的桡神经易被牵拉或撕裂，从而影响伸腕和伸指功能。

---

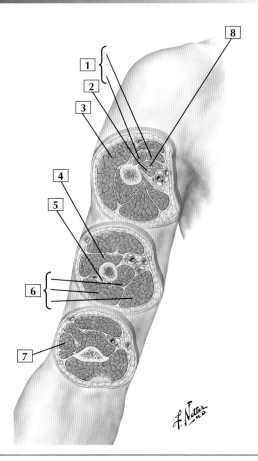

1. 旋前圆肌　Pronator teres muscle
2. 旋前方肌　Pronator quadratus muscle

**⊃ 起点** **旋前圆肌**有两个头。肱骨头在肱骨内上髁处起自屈肌总腱、肌间隔和前臂深筋膜。尺骨头起自尺骨冠突内侧。
**旋前方肌**起于尺骨远端 1/4 的前内侧面。

**⊃ 止点** 旋前圆肌止于桡骨体外侧面中点处。
旋前方肌止于桡骨远端 1/4 的前外侧面。

**⊃ 作用** 旋前圆肌使桡骨绕尺骨旋转（**旋前**）并可协助屈肘。旋前方肌使手旋前，当有额外阻力时则需旋前圆肌协助。

**⊃ 神经支配** 正中神经（旋前圆肌：C6 和 C7；旋前方肌：C8 和 T1）。

**⊕ 注释**

旋前圆肌收缩可产生快速而有力的旋前。旋前方肌是前臂最深层的肌肉，其收缩难以观察到。

---

**🔒 临床拓展**

临床检测旋前圆肌时，在患者前臂伸直状态下，检测者握住患者的手并要求其进行抗阻力旋前运动（将手翻向下），此时在肱骨内上髁可观察到旋前圆肌是否收缩。

---

右前臂:
前面观
旋后位

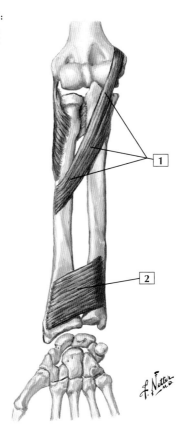

1. 桡侧腕屈肌
   Flexor carpi radialis muscle
2. 桡骨头
   Head of radius

3. 肱骨外上髁
   Lateral epicondyle of humerus
4. 尺侧腕屈肌腱　Tendon of
   flexor carpi ulnaris muscle

➲ **起点** 桡侧腕屈肌起于肱骨内上髁和前臂深筋膜。

➲ **止点** 止于第 2 掌骨底，并有一束止于第 3 掌骨底。

➲ **作用** 屈腕及协助手腕外展。

➲ **神经支配** 正中神经（C6 和 C7）。

❶ **注释**

桡侧伸肌群协助桡侧腕屈肌使手腕外展。

在腕部远端，于桡侧腕屈肌腱的外侧可触摸到**桡动脉搏动**。只需将示指与中指置于此肌腱上并按压，即可感知桡动脉脉搏。

---

🔲 **临床拓展**

临床上，可通过握住患者的手，并同时让其屈腕抵抗阻力来检查桡侧腕屈肌。当患者这样做时，可在腕部看到紧张的桡侧腕屈肌腱。

右前臂:
前(掌侧)面观

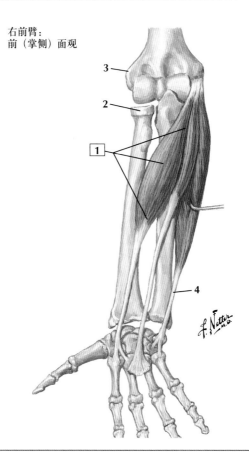

1. 掌长肌　Palmaris longus muscle

2. 桡骨　Radius

3. 掌腱膜（切断）

　　Palmar aponeurosis *(cut)*

4. 钩骨钩　Hook of hamate

5. 豌豆骨　Pisiform bone

6. 尺骨　Ulna

---

➲ **起点**　**掌长肌**起自肱骨内上髁的屈肌总腱和前臂深筋膜。

➲ **止点**　掌长肌止于屈肌支持带远端的前部和掌腱膜。

➲ **作用**　屈腕和紧张掌腱膜。

➲ **神经支配**　正中神经（C6 和 C7）。

🐾 **注释**

　　掌长肌在人类发生了退化，10%~15% 的人缺如。在其他物种中，掌长肌使爪子缩回。在人类，它主要作用于腕部。

---

> 🩺 **临床拓展**
>
> 　　通过让患者紧握拳头时，观察在手腕中部出现掌长肌腱与否，可判断其是否拥有掌长肌。正中神经在进入腕管前，恰位于掌长肌腱的外侧。

右前臂：
前（掌侧）面观

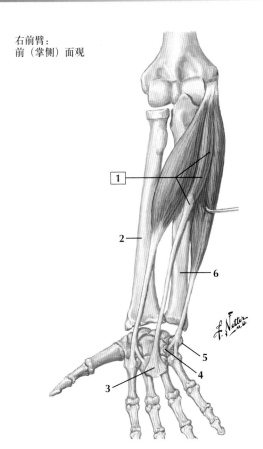

1. 尺侧腕屈肌
Flexor carpi ulnaris muscle
2. 桡侧腕屈肌腱 Tendon of
flexor carpi radialis muscle

3. 肱骨内上髁
Medial epicondyle of humerus
4. 屈肌总腱
Common flexor tendon
5. 第5掌骨 5th metacarpal

⊃ **起点** **尺侧腕屈肌**有两个头。肱骨头通过屈肌总腱起自肱骨内上髁，尺骨头起自尺骨鹰嘴内侧缘和尺骨后缘。

⊃ **止点** 尺侧腕屈肌止于豌豆骨，有韧带可延伸至钩骨钩和第5掌骨底，也有部分纤维附着于屈肌支持带。

⊃ **作用** 屈腕，内收腕关节。

⊃ **神经支配** 尺神经（C7和C8）。

❶ **注释**

尺侧腕屈肌两个头在肱骨内上髁以下合成一个肌腹；尺神经穿经两个头行向腕部。尺侧的伸肌可协同尺侧腕屈肌使腕关节内收。

---

🔳 **临床拓展**

当尺神经在尺侧腕屈肌的两个头之间穿行时，神经可能会受到卡压，从而导致**肘管综合征**。在神经压迫性病变中，该综合征发生率仅次于腕管综合征。屈肘时，压迫可能尤为严重，因为屈肘会缩小两个肌头之间的间隙。

---

第6章 上肢/骨骼肌

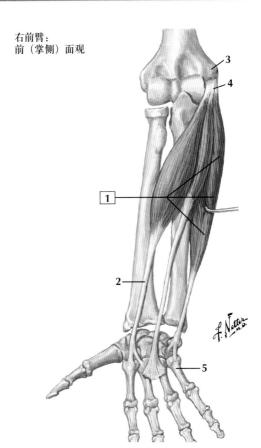

右前臂：
前（掌侧）面观

3
4
1
2
5

1. 指浅屈肌　Flexor digitorum superficialis muscle
2. 拇长屈肌　Flexor pollicis longus muscle
3. 指深屈肌腱　Flexor digitorum profundus tendons

**⊃ 起点**　**指浅屈肌**有两个头。肱尺头起自肱骨内上髁、尺侧副韧带和尺骨冠突。桡侧头起自桡骨前缘的上半部。

**⊃ 止点**　4根指浅屈肌腱分别止于内侧4指（从示指到小指）的中节指骨体。

**⊃ 作用**　指浅屈肌的作用主要为屈指间近侧关节，同时可参与其跨越的所有关节的屈曲运动，包括肘、腕、掌指关节。

**⊃ 神经支配**　正中神经（C7、C8和T1）。

**❶ 注释**

每条指浅屈肌腱在相应指的近节指骨底的掌侧分叉，以使相应的指深屈肌腱穿过，止于对应手指。每组指浅屈肌腱与指深屈肌腱由一个**总腱滑膜鞘**或滑膜囊包裹，以利于肌腱之间的相对滑动。

---

**🏥 临床拓展**

检测指浅屈肌的方法是，要求患者示指或中指，检查者用拇指和示指对被检测指处于屈曲位的近侧指间关节进行夹持并施加阻力。当患者尽力屈该关节并使手指靠近掌侧时，即可评估指浅屈肌的肌力。

---

右前臂：
前（掌侧）面观

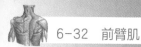

1. 指深屈肌 **Flexor digitorum profundus muscle**
2. 指浅屈肌腱（*切除*）
   **Flexor digitorum superficialis tendons** *(cut away)*
3. 指深屈肌腱 **Flexor digitorum profundus tendons**

⊃ **起点** 指深屈肌起于尺骨前内侧面的上 3/4 和骨间膜。

⊃ **止点** 4 根指深屈肌肌腱分别止于内侧 4 指（从示指到小指）的远节指骨底。

⊃ **作用** 指深屈肌的主要作用为屈远侧指间关节。并因其跨越近侧指间关节、掌指关节和腕关节，而参与这些关节的屈曲运动。

⊃ **神经支配** 指深屈肌在近腕部分为两部分。内侧部受**尺神经**（C8、T1）支配，外侧部受**正中神经的骨间前神经**（C8、T1）支配。

❶ **注释**

指深屈肌腱与指浅屈肌腱类似，穿过腕管和手掌。4 条肌腱各自穿过相应指浅屈肌腱末端的裂隙止于远节指骨。

---

🔲 **临床拓展**

临床以屈远侧指间关节时能否抵抗阻力来检测指深屈肌。检测者用拇指和示指使受试手指的近侧指间关节保持伸直，然后在患者屈曲远侧指间关节时在指尖施加阻力。

---

右前臂:
前(掌侧)面观

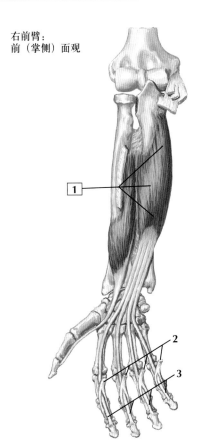

1. 拇长屈肌　Flexor pollicis longus muscle
2. 骨间膜　Interosseous membrane
3. 指深屈肌　Flexor digitorum profundus muscle

⊃ **起点** 拇长屈肌起于桡骨前面及相邻的骨间膜。

⊃ **止点** 拇长屈肌止于拇指远节指骨底。

⊃ **作用** 拇长屈肌主要功能为牵拉拇指远节指骨，屈拇指间关节，因其跨越掌指关节，亦可屈该关节。

⊃ **神经支配** 正中神经（骨间前神经）（C7、C8和T1）。

⨀ **注释**

　　拇长屈肌为半羽肌，其肌腱在指屈肌腱的外侧或桡侧穿经腕管，到达拇指远节指骨。肌腱有独立的滑膜鞘。

---

🔒 **临床拓展**

　　临床上检测拇长屈肌的方法是：检测者将患者拇指的掌指关节固定，同时要求患者抵抗阻力屈拇指尖，这个动作不仅可检测拇长屈肌收缩的强度，还可检测支配此肌的正中神经的完好性。

---

右前臂：
前（掌侧）面观

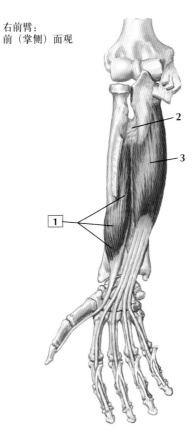

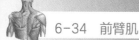

1. 旋后肌　　　　　　　　　　4. 旋前方肌
   Supinator muscle　　　　　　Pronator quadratus muscle
2. 旋前圆肌　　　　　　　　　5. 桡骨　Radius
   Pronator teres muscle　　　　6. 肱骨外上髁
3. 尺骨　Ulna　　　　　　　　　Lateral epicondyle of humerus

**⊃ 起点** **旋后肌**起于肱骨外上髁、肘关节的桡侧副韧带、桡尺近侧关节的环状韧带、旋后肌窝和尺骨嵴。

**⊃ 止点** 桡骨近侧 1/3 的前面、外侧面和后面。

**⊃ 作用** 旋后肌通过旋转桡骨，从而使前臂和手旋后。在前臂处于屈或伸状态时，均可旋后。

**⊃ 神经支配** 桡神经深支（C5、C6）。

**❶ 注释**

　　肱二头肌是使前臂旋后的最重要肌肉，它主要在肘关节屈曲时起作用。相反，旋后肌在肘关节屈或伸时均可使前臂旋后。骨间后动脉穿过旋后肌，是其主要供血动脉。

> **🔖 临床拓展**
>
> 　　桡神经深支（桡神经运动成分）穿过旋后肌时可被卡压，造成前臂后间室神经病变，使伸腕和伸指的力量减弱。可通过让患者在前臂伸直的状态下进行抗阻力旋后动作来检测旋后肌功能。

右前臂：
前面观
旋后位

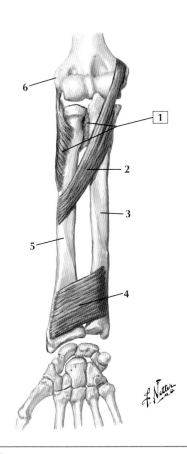

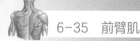

1. **肱桡肌**
   **Brachioradialis muscle**
2. 桡动脉　Radial artery
3. 正中神经　Median nerve
4. 尺动脉　Ulnar artery
5. 尺神经
   Ulnar nerve
6. 掌长肌腱
   Palmaris longus tendon
7. 指浅屈肌　Flexor digitorum
   superficialis muscle
8. 桡侧腕屈肌
   Flexor carpi radialis muscle
9. 旋前圆肌
   Pronator teres muscle
10. 肱二头肌腱膜（致密结缔
    组织）　Bicipital aponeurosis
    (dense connective tissue)

● **起点**　**肱桡肌**起于肱骨外上髁嵴的近侧 2/3 和肌间隔。

● **止点**　止于桡骨远端的外侧缘，桡骨茎突的近侧。

● **作用**　肱桡肌协助屈肘关节。

● **神经支配**　桡神经（C5、C6），在桡神经分为浅支和深支之前发出肌支可达肱桡肌。

● **注释**

　　肱桡肌较为特别，作为前臂后群肌，由桡神经支配，但却不是伸肌或旋后肌。它具有微弱屈前臂的功能，且在前臂处于半旋前位时最有效。

---

**🔒 临床拓展**

　　如果在前臂半旋前位对肱桡肌进行抵抗阻力检测，很容易观察到肘部肱骨外上髁处隆起的肌丘。外上髁疼痛通常被称为"**网球肘**"。但这种肌肉疼痛，通常是因用力过度造成的，可由许多动作引起，包括打网球或高尔夫球，或抓提重物（如行李箱）。

---

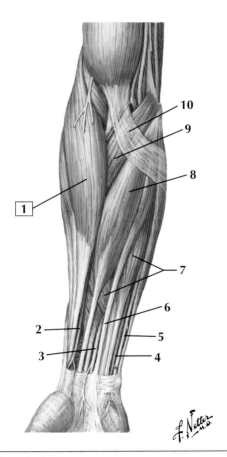

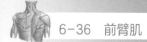
1. 桡侧腕长伸肌　Extensor carpi radialis longus muscle
2. 桡侧腕长伸肌腱　Tendon of extensor carpi radialis longus muscle
3. 桡侧腕短伸肌腱　Tendon of extensor carpi radialis brevis muscle
4. 拇长展肌　Abductor pollicis longus muscle
5. 拇短伸肌　Extensor pollicis brevis muscle

**⊃ 起点** **桡侧腕长伸肌**起于肱骨外上髁嵴。

**⊃ 止点** 附着于第 2 掌骨底。

**⊃ 作用** 伸及外展腕关节。

**⊃ 神经支配** 桡神经( C6、C7 )。

**⊙ 注释**

桡侧腕长伸肌起于肱桡肌远侧。其肌腹位于前臂近侧 1/3。向下以扁平的肌腱在拇长展肌和拇短伸肌的深方沿桡骨外侧缘向远侧延伸。

当手屈指抓握物体时，此肌可通过伸腕屈指而起到协同作用，增强抓握力。这个动作对于**抓握**是必不可少的。

---

**🛡 临床拓展**

临床上让患者伸直并外展手腕抵抗阻力以检测桡侧腕长伸肌。检查者握住患者拳头，并从腕部外侧施加阻力，让患者在伸腕状态下，尽力将拳头向外侧伸展（将其外展或向拇指侧移动）。

---

右前臂：
后（背侧）面观

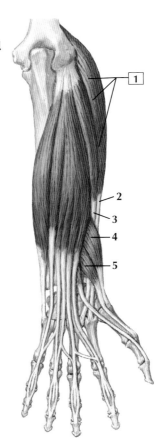

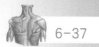
**1. 桡侧腕短伸肌**　Extensor carpi radialis brevis muscle

**2. 桡侧腕短伸肌腱**　Tendon of extensor carpi radialis brevis muscle

⊃ **起点**　**桡侧腕短伸肌**起于肱骨外上髁。

⊃ **止点**　桡侧腕短伸肌止于第3掌骨底。

⊃ **作用**　伸及外展腕关节。

⊃ **神经支配**　桡神经（深支）（C7、C8）。

🜂 **注释**

　　桡侧腕短伸肌较桡侧腕长伸肌短而粗，桡侧腕长伸肌部分覆盖桡侧腕短伸肌。偶尔，两肌为同一肌腹发出两个肌腱。此肌对有力的抓握动作很重要（有力的**抓握**需要伸腕）。

> 🔒 **临床拓展**
>
> 　　桡侧腕短伸肌与桡侧腕长伸肌共同作用，并与该肌一起进行临床检测。患者需在腕关节伸展的状态下进行抵抗阻力运动。这一动作不仅可检测此二肌，还可检测支配它们的桡神经（深支）的完好性。

右前臂:
后（背侧）面观

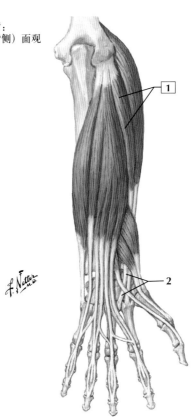

1. 指伸肌  Extensor digitorum muscle
2. 拇长展肌  Abductor pollicis longus muscle
3. 拇短伸肌  Extensor pollicis brevis muscle
4. 拇长伸肌腱  Extensor pollicis longus tendon

⊃ **起点**  指伸肌起于肱骨外上髁。

⊃ **止点**  止于内侧 4 指的指背腱膜（从示指到小指）。

⊃ **作用**  指伸肌可伸掌指关节与指间关节。另外，在伸指的状态下可参与伸腕。

⊃ **神经支配**  桡神经（骨间后神经）（C7、C8）。

❶ **注释**

指伸肌腱穿过伸肌支持带，以 4 根肌腱分别止于内侧 4 指的指背腱膜。偶尔可见此肌只有 3 根肌腱。此外，小指伸肌经常融合于指伸肌上。

---

🔲 **临床拓展**

临床上通过让患者抗阻力伸指来检测指伸肌。最好的方法是用一只手托住患者的旋前位手，另一只手压在患者各掌指关节上给伸直的手指以阻力，此时指伸肌收缩的肌腹将在前臂外侧凸出（处于旋前位时的小指侧）。

右前臂：
后（背侧）面观

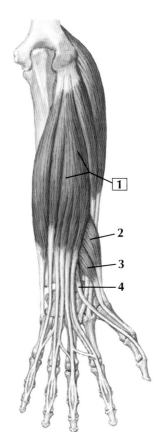

1

2

3

4

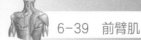

1. 小指伸肌
   Extensor digiti minimi muscle
2. 伸肌总腱
   Common extensor tendon
3. 肱骨外上髁
   Lateral epicondyle of humerus

4. 尺骨 Ulna
5. 小指伸肌腱
   Extensor digiti minimi tendon
6. 示指伸肌腱
   Extensor indicis tendon

⊃ **起点** 小指伸肌起自肱骨外上髁。

⊃ **止点** 小指伸肌止于第 5 指的指背腱膜。

⊃ **作用** 小指伸肌可伸小指的掌指关节与指间关节，亦可在小指伸直的状态下参与伸腕。

⊃ **神经支配** 桡神经（骨间后神经）（C7、C8）。

**注释**

纤细的小指伸肌常与较大的指伸肌融合。

> **临床拓展**
>
> 　　细小的小指伸肌与其他指伸肌及腕伸肌共同作用，通常不会作为单个肌肉进行临床检查，因为很难确定它单独的作用。

右前臂：
后（背侧）面观

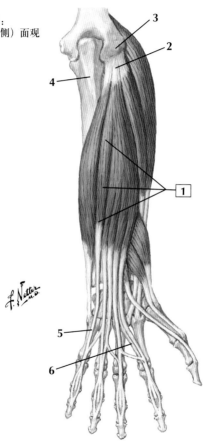

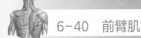

1. 尺侧腕伸肌
   Extensor carpi ulnaris muscle
2. 拇长展肌腱 Abductor
   pollicis longus tendon
3. 拇短伸肌腱
   Extensor pollicis brevis tendon
4. 拇长伸肌腱 Extensor
   pollicis longus tendon

**⊃ 起点** **尺侧腕伸肌**有两个头，分别起自肱骨外上髁和尺骨后缘。

**⊃ 止点** 止于第 5 掌骨底的内侧缘。

**⊃ 作用** 伸腕及内收腕关节。

**⊃ 神经支配** 桡神经（骨间后神经）（C7、C8）。

**◑ 注释**

　　与桡侧腕长伸肌和桡侧腕短伸肌相似，尺侧腕伸肌对屈指起协同作用，因为当手握物体时，它可使手腕保持伸直状态，从而增加抓握力量。这一行动对有力的**抓握**非常重要。

---

**📷 临床拓展**

　　临床检测尺侧腕伸肌的方法是，检测者握住患者呈旋前位的拳头，并对腕部小指侧施加力。让患者对抗阻力伸腕并内收腕关节。此时在患者前臂内侧可明显看到收缩隆起的肌腹，在腕部看到其紧张的肌腱。

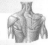

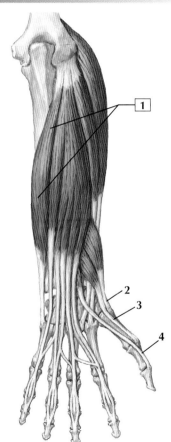

右前臂：
后（背侧）面观

1

2
3
4

1. **拇长展肌** Abductor pollicis longus muscle
2. 拇短伸肌 Extensor pollicis brevis muscle
3. 拇长伸肌腱 Extensor pollicis longus tendon
4. 第 1 骨间背侧肌 1st dorsal interosseous muscle
5. 示指伸肌腱 Extensor indicis tendon
6. 指伸肌腱 Extensor digitorum tendons
7. 小指展肌 Abductor digiti minimi muscle
8. 小指伸肌 Extensor digiti minimi muscle
9. 尺侧腕伸肌 Extensor carpi ulnaris muscle

⊃ **起点** **拇长展肌** 起自尺骨后面、桡骨和骨间膜。

⊃ **止点** 止于第 1 掌骨底。

⊃ **作用** 在腕掌关节使拇指做伸、展及旋外动作，并有助于腕部外展。

⊃ **神经支配** 桡神经( 骨间后神经 )( C7、C8 )。

❶ **注释**

当拇指外展时，拇长展肌腱明显可见，形成鼻烟窝的外侧界。

---

> ⊕ **临床拓展**
>
> 临床检测拇长展肌时，要求患者伸直肘部并使手呈旋后位（手掌向上）。检查者用手指在患者伸直的拇指外侧施加阻力，同时要求患者对抗阻力将拇指靠向肘部（外展），此时可在拇指第 1 掌骨底处见到拇长展肌腱。

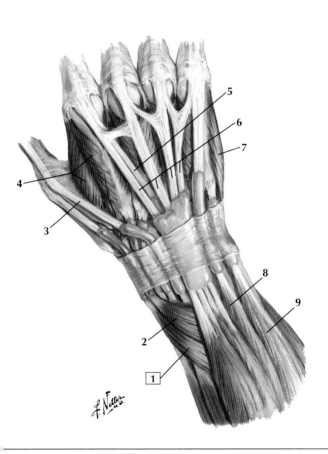

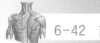 

1. 拇短伸肌　Extensor pollicis brevis muscle
2. 拇长展肌　Abductor pollicis longus muscle
3. 桡骨　Radius
4. 旋后肌　Supinator muscle
5. 肘肌　Anconeus muscle
6. 尺骨　Ulna
7. 示指伸肌
   Extensor indicis muscle
8. 伸肌支持带
   Extensor retinaculum
9. 桡动脉（鼻烟窝内）　Radial artery (in anatomical snuff box)

⊃ **起点**　**拇短伸肌**起于桡骨后面和骨间膜。

⊃ **止点**　止于拇指近节指骨底。

⊃ **作用**　在拇掌指关节处伸拇指近节指骨，进而在腕掌关节处伸第 1 掌骨。

⊃ **神经支配**　桡神经（骨间后神经）（C7、C8）。

❶ **注释**

此肌为拇指的短伸肌，与拇长展肌伴行，二肌的肌腱共同形成鼻烟窝的外侧界。

---

### 🩺 临床拓展

临床检测拇短伸肌时，先使患者的手处于旋前位并伸直，然后给伸直的拇指（搭便车手势的拇指位置，hitchhiking thumb）施加对抗阻力。这不仅可测试拇短伸肌的肌力，而且可在拇指掌关节背面明显观察到此肌腱。

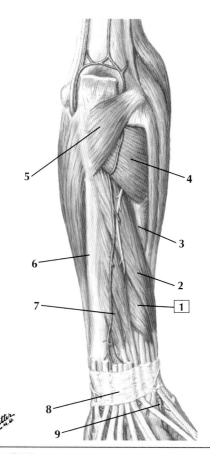

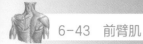

1. 拇长伸肌　Extensor pollicis longus muscle
2. 尺侧腕伸肌（翻起）　Extensor carpi ulnaris muscle *(retracted)*
3. 肱骨外上髁　Lateral epicondyle of humerus
4. 桡侧腕长伸肌　Extensor carpi radialis longus muscle
5. 桡侧腕短伸肌　Extensor carpi radialis brevis muscle
6. 骨间膜　Interosseous membrane
7. 拇长展肌　Abductor pollicis longus muscle
8. 示指伸肌腱　Extensor indicis muscle tendon

---

⊃　**起点**　**拇长伸肌**起于尺骨中 1/3 的后面和骨间膜。

⊃　**止点**　止于拇指远节指骨底。

⊃　**作用**　因作用于拇指远节指骨，可伸拇掌指关节和指间关节。另外因其斜行的方式，亦有助于拇指的外展。

⊃　**神经支配**　桡神经（骨间后神经）（C7、C8）。

❶　**注释**

拇长伸肌腱构成**鼻烟窝**的内侧界或尺侧界。

---

> 📷 **临床拓展**
>
> 　　在鼻烟窝内可触摸到桡动脉的搏动。鼻烟窝的外界是拇长展肌腱和拇短伸肌腱，内界为拇长伸肌腱，底为手舟骨。跌倒时伸出支撑的手部若发生**骨折**，会出现鼻烟窝的疼痛和肿胀（手舟骨是最常见出现骨折的腕骨）。

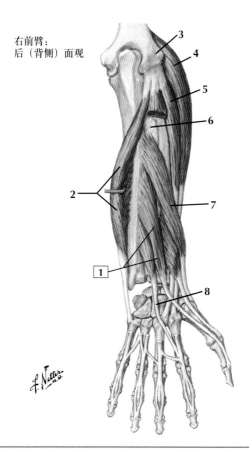

右前臂：
后（背侧）面观

3
4
5
6

2

7

1

8

1. 示指伸肌
   Extensor indicis muscle
2. 尺骨　Ulna
3. 鹰嘴　Olecranon

4. 肱骨内上髁
   Medial epicondyle of humerus
5. 桡骨　Radius
6. 拇短伸肌　Extensor pollicis
   brevis muscle

⊃ **起点**　**示指伸肌**起于尺骨后面和骨间膜。

⊃ **止点**　止于第 2 指的指背腱膜。

⊃ **作用**　伸第 2 指的所有关节。亦可辅助其他伸肌伸腕。

⊃ **神经支配**　桡神经（骨间后神经）（C7、C8）。

⊕ **注释**

示指伸肌形态狭长，位于拇长伸肌内侧，并与其平行走行。它可使示指独立于其他指进行伸指运动。

---

**🛡 临床拓展**

示指伸肌与指伸肌共同作用，可使示指进行独立伸直，即其他指屈曲的同时，示指伸直（指向某人的手势）。其他指较难完成同样的动作。

---

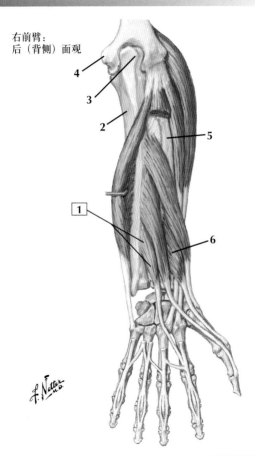

右前臂：
后（背侧）面观

4

3

2

5

1

6

1. 旋前圆肌
   Pronator teres muscle
2. 旋后肌
   Supinator muscle
3. 桡侧腕屈肌
   Flexor carpi radialis muscle
4. 拇长屈肌
   Flexor pollicis longus muscle
5. 指伸肌
   Extensor digitorum muscle
6. 旋前方肌
   Pronator quadratus muscle
7. 指深屈肌　Flexor digitorum
   profundus muscle
8. 尺侧腕屈肌
   Flexor carpi ulnaris muscle
9. 指浅屈肌　Flexor digitorum
   superficialis muscle
10. 尺骨　Ulna
11. 骨间膜
    Interosseous membrane

### ❶ 注释

　　前臂肌分为前、后两群。前群肌主要是屈腕、屈指肌（及 2 块旋前肌）。后群肌主要为伸腕、伸指肌（及 1 块旋后肌）。

　　前臂前群肌，或屈肌群，多数由正中神经及其分支支配。只有尺侧腕屈肌和指深屈肌的内侧半由尺神经及其分支支配。

　　前臂后群肌由桡神经及其分支支配。

### 🧰 临床拓展

　　肌肉极少单独活动，而是通过共同作用在某一关节上发挥功能。因此，重要的是根据它们的功能在肌群中来考虑它们（例如，伸肌群或屈肌群），并知道哪个神经和血管支配或供应该群肌肉。

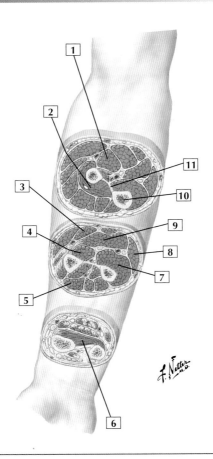

1. 拇短展肌（*切断*） Abductor
   pollicis brevis muscle *(cut)*
2. 屈肌支持带（腕横韧带）
   （*翻起*） Flexor retinaculum
   (transverse carpal ligament)
   *(reflected)*
3. 正中神经　Median nerve
4. 尺神经和尺动脉
   Ulnar nerve and artery
5. 掌深弓（动脉）
   Deep palmar (arterial) arch

⊃ **起点**　**拇短展肌**起于屈肌支持带、手舟骨结节及大多角骨。

⊃ **止点**　止于拇指近节指骨底的外侧面。

⊃ **作用**　可在腕掌关节和掌指关节外展拇指。

⊃ **神经支配**　正中神经返支（C8和T1）。

❶ **注释**

拇短展肌是构成位于拇指根部大鱼际的 3 块肌肉之一。
**鱼际肌**均由正中神经返支支配。

---

🔲 **临床拓展**

临床上通过让患者对抗阻力外展拇指来进行拇短展肌检
测。外展拇指是前臂旋后位状态下，在与掌面垂直的平面，
使拇指移向肘部，此时在鱼际部可找到其隆起的肌腹。

---

前（掌侧）面观

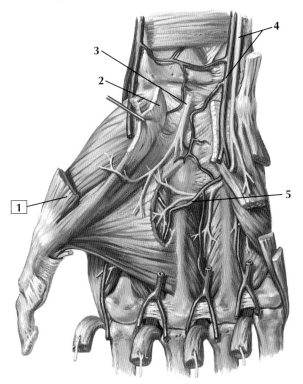

1. 拇短屈肌
   Flexor pollicis brevis muscle
2. 正中神经返支 Recurrent
   branch of median nerve
3. 桡动脉 Radial artery
4. 尺动脉 Ulnar artery
5. 尺神经 Ulnar nerve

➲ **起点** **拇短屈肌**有两个头。浅头起自屈肌支持带和大多角骨，深头起自腕管底部的小多角骨和头状骨。

➲ **止点** 拇短屈肌的两个头合成一个总腱止于第 1 掌骨的外侧及拇指近节指骨底，并和掌指关节桡侧籽骨融合。

➲ **作用** 使拇指近节指骨在掌指关节处屈曲，在腕掌关节间接使第 1 掌骨内旋。

➲ **神经支配** 正中神经返支（C8 和 T1）。

❶ **注释**

拇短屈肌是构成位于拇指根部大鱼际的 3 块肌肉之一。**鱼际肌**全部由正中神经返支支配。

---

🏥 **临床拓展**

正中神经返支在进入拇短屈肌的肌腹之前，位于手掌浅层。横贯手掌和鱼际的**割裂伤**可能损伤支配大鱼际所有 3 块肌肉的重要分支，因此手部割裂伤时需要仔细检查这些肌肉功能的完好性。

前（掌侧）面观

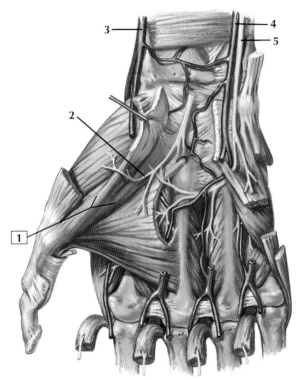

1. 拇对掌肌　Opponens pollicis muscle
2. 第 1 骨间背侧肌　1st dorsal interosseous muscle
3. 第 1、2 蚓状肌（*翻起*）　First 2 lumbrical muscles *(reflected)*

⊃ **起点**　**拇对掌肌**起自屈肌支持带和大多角骨。

⊃ **止点**　附着于第 1 掌骨外侧面。

⊃ **作用**　牵拉及旋转第 1 掌骨向内侧跨越手掌，使拇指与其他指相抵。

⊃ **神经支配**　正中神经返支（C8 和 T1）。

❶ **注释**

　　拇对掌肌是构成位于拇指根部大鱼际的 3 块肌肉之一。**鱼际肌**全部由正中神经返支支配。

### 🧰 临床拓展

　　临床检测拇对掌肌时，在拇指掌侧的根部给予一个阻力，同时要求患者用拇指尽力触及小指根部。如果手掌部的损伤发生在正中神经发出返支之前，会使所有鱼际肌丧失神经支配。如果正中神经损伤局限于腕部和／或手部，则由正中神经支配的前臂肌仍能进行正常活动。

前（掌侧）面观

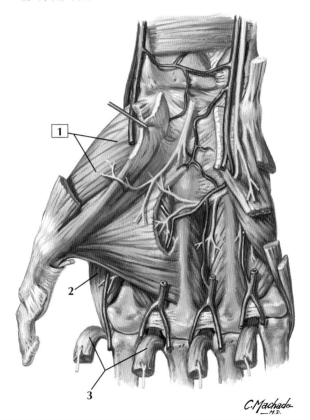

C.Machado
M.D.

1. 拇收肌　Adductor pollicis muscle
2. 桡动脉掌浅支　Superficial palmar branch of radial artery
3. 旋前方肌　Pronator quadratus muscle
4. 尺神经深支　Deep branch of ulnar nerve

**⊃ 起点**　拇收肌近端纤维构成斜头，起于第2、3掌骨和头状骨底。横头起于第3掌骨的前表面。

**⊃ 止点**　拇收肌的两个头在掌指关节内侧或尺侧的籽骨处汇合。它们附着在拇指近节指骨底。

**⊃ 作用**　拇指近节指骨向中指内收。

**⊃ 神经支配**　尺神经深支（C8和T1）。

**❶ 注释**

拇收肌不是鱼际肌。虽然它作用于拇指，但受尺神经支配。

---

**🔓 临床拓展**

临床上通过让患者内收拇指对抗阻力来测试拇内收肌的功能。要求患者先将拇指完全外展（与手掌成直角，掌心朝上），然后当患者试图将拇指移回内收位（平放在示指的侧面）时提供阻力。

---

前（掌侧）面观

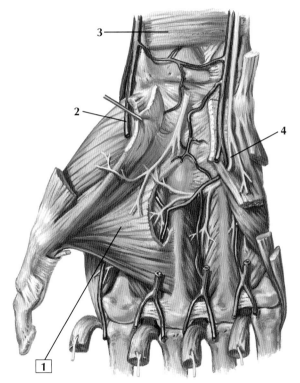

C.Machado
M.D.

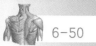

1. 小指展肌  Abductor digiti minimi muscle
2. 小指对掌肌  Opponens digiti minimi muscle
3. 拇收肌（*两个头*）  Adductor pollicis muscle *(both heads)*
4. 屈肌支持带（腕横韧带）
   Flexor retinaculum (transverse carpal ligament)
5. 腕掌侧韧带（*翻起*）  Palmar carpal ligament *(reflected)*
6. 桡侧腕屈肌腱  Flexor carpi radialis tendon
7. 桡动脉  Radial artery
8. 掌长肌腱  Palmaris longus tendon

---

⊃ **起点**  小指展肌起于豌豆骨和尺侧腕屈肌腱。

---

⊃ **止点**  附着于第 5 指近节指骨底的尺侧。

---

⊃ **作用**  外展第 5 指。

---

⊃ **神经支配**  尺神经深支（C8 和 T1）。

---

⊕ **注释**

　　小指展肌是构成**小鱼际肌**的 3 块肌肉中的一块，属于小指内在肌，3 块肌肉均受尺神经深支支配，并接受来自尺动脉深支的血液供应。

---

🗃 **临床拓展**

　　临床上通过让患者外展小指抵抗阻力来测试小指展肌功能。让患者掌面朝上，手指伸直并拢，外展小指（向内侧远离手掌和其他手指）并对抗阻力。

掌面观

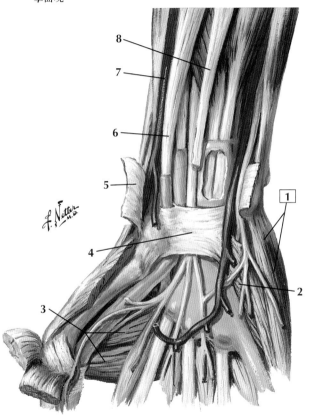

1. 小指短屈肌　Flexor digiti minimi brevis muscle
2. 尺动脉　Ulnar artery
3. 尺神经　Ulnar nerve
4. 正中神经　Median nerve
5. 大多角骨　Trapezium bone
6. 第 1 掌骨　1st metacarpal bone
7. 屈肌总腱鞘　Common flexor sheath
8. 蚓状肌　Lumbrical muscle
9. 掌浅弓　Superficial palmar (arterial) arch

---

➲ **起点**　**小指短屈肌**起于钩骨钩和屈肌支持带。

➲ **止点**　与小指展肌一样，止于小指近节指骨底的尺侧。

➲ **运动**　屈曲掌指关节第 5 指的近节指骨。

➲ **神经支配**　尺神经深支（C8 和 T1）。

🖐 **注释**

　　小指短屈肌是构成**小鱼际肌**的 3 块肌肉中的一块，属于小指内在肌，3 块肌肉均受尺神经深支支配，并接受来自尺动脉深支的血液供应。

> 📷 **临床拓展**
>
> 　　临床上通过让患者在掌指关节处弯曲小指以抵抗阻力来测试小指短屈肌的功能。当患者试图弯曲第 5 指时，需使其伸中间 3 根手指的指间关节呈伸直状态。

掌侧观

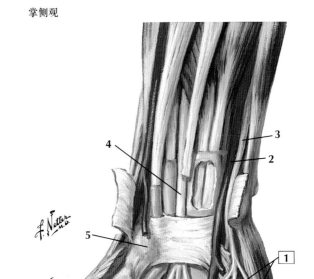

1. 小指对掌肌　Opponens digiti minimi muscle
2. 小指展肌（*切断*）　Abductor digiti minimi muscle *(cut)*
3. 桡动脉　Radial artery
4. 桡动脉掌浅支　Superficial palmar branch of radial artery
5. 拇对掌肌　Opponens pollicis muscle
6. 拇收肌　Adductor pollicis muscle
7. 指掌侧总动脉　Common palmar digital arteries

● **起点**　小指对掌肌起于钩骨的钩和屈肌支持带。

● **止点**　止于第 5 掌骨的掌侧面。

● **运动**　外展、屈曲并侧旋第 5 掌骨，增加手的握持力，并牵引小指对向拇指。

● **神经支配**　尺神经深支（C8 和 T1）。

**注释**

小指对掌肌是构成**小鱼际肌**的 3 块肌肉中的一块，属于小指内在肌，3 块肌肉均受尺神经深支支配，并接受来自尺动脉深支的血液供应。

**临床拓展**

临床上通过让患者将拇指和小指的指尖靠拢对指，然后用一指压在患者的大鱼际和小鱼际隆起处，此时试将拇指与小指拉开，来测试对掌肌肌力。

前（掌侧）面观

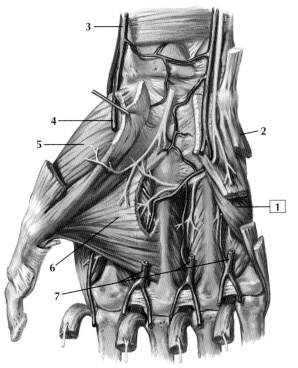

C.Machado
—M.D.

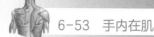

1. 第 1 和第 2 蚓状肌
   Lumbrical muscles 1 and 2
2. 第 3 和第 4 蚓状肌
   Lumbrical muscles 3 and 4
3. 指深屈肌腱
   Flexor digitorum profundus
   tendons

4. 指浅屈肌腱（*切断*）Flexor
   digitorum superficialis tendons *(cut)*
5. 指深屈肌腱　Flexor
   digitorum profundus tendons
6. 手舟骨　Scaphoid bone
7. 月骨　Lunate bone
8. 三角骨　Triquetrum bone
9. 豌豆骨　Pisiform bone

◯ **起点**　第 1 和第 2 蚓状肌起于指深屈肌的外侧 2 个肌腱。第 3 和第 4 蚓状肌起于指深屈肌的内侧 3 个肌腱。

◯ **止点**　附着于第 2~5 指（示指到小指）指背腱膜的外侧缘。

◯ **作用**　屈掌指关节和伸指间关节。

◯ **神经支配**　第 1 和第 2 蚓状肌由正中神经支配（C8 和 T1）。第 3 和第 4 蚓状肌由尺神经深支支配（C8 和 T1）。

❶ **注释**

　　蚓状肌跨近侧指间关节，它们能够防止指伸肌过伸关节。蚓状肌的附着点可能差异很大。

---

🔒 **临床拓展**

　　临床通过让患者在保持指间关节伸直的同时，屈曲尺侧 4 个掌指关节进行阻力对抗来测试蚓状肌的功能。

---

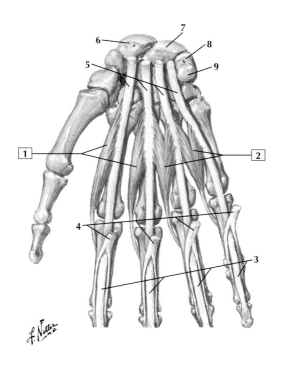

| 1. 骨间背侧肌 | 3. 桡骨　Radius |
|---|---|
| Dorsal interosseous muscles | 4. 小指展肌 |
| 2. 桡动脉　Radial artery | Abductor digiti minimi muscle |

**● 起点** 4 个**骨间背侧肌**呈双羽状，它们的两个头分别附着于掌骨的相邻两侧。

**● 止点** 骨间背侧肌止于近节指骨底和第 2~4 指背腱膜。

**● 作用** 从假想的中指中轴外展手指（如箭头所示）。此外，骨间背侧肌可屈掌指关节并辅助伸指间关节的 2 个远节指骨。

**● 神经支配** 尺神经掌深支（C8、T1）。

**● 注释**

第 1 骨间背侧肌最大。它位于拇指和示指掌骨间隙，有时也被称为"夹"肌。第 1 骨间背侧肌也与拇收肌一起作用于精确握持。拇指和小指没有骨间背侧肌，但有各自的外展肌。

---

**⊘ 临床拓展**

临床上测试骨间背侧肌的方法是将患者内收伸直并拢的手指握住，要求患者外展手指对抗阻力。

---

后（背侧）面观

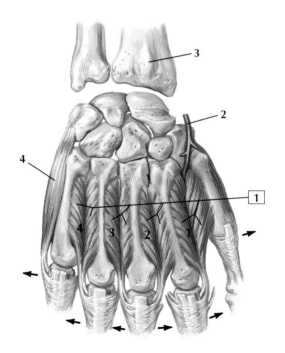

1. 骨间掌侧肌
   **Palmar interosseous muscles**
2. 小多角骨　Trapezoid bone
3. 头状骨　Capitate bone
4. 桡骨　Radius
5. 尺骨　Ulna
6. 豌豆骨　Pisiform bone
7. 钩骨钩
   Hook of the hamate bone

---

⊃ **起点**　3块骨间掌侧肌起于第2、第4和第5掌骨掌侧面。

---

⊃ **止点**　骨间掌侧肌的肌腱止于指背腱膜以及第2、第4和第5近节指骨底。

---

⊃ **作用**　骨间掌侧肌通过掌指关节内收手指，使手指向假想的中指中轴移动（如箭头所示），它们还辅助屈掌指关节的近节指骨和伸指间关节的2个远节指骨。

---

⊃ **神经支配**　尺神经深支（C8和T1）。

---

❶ **注释**

　3条单羽状骨间掌侧肌比4条骨间背侧肌小。

---

> 🩺 **临床拓展**
>
> 　骨间掌侧肌的临床测试是要求患者使两个相邻的手指内收夹住一张纸。当患者夹住纸时，检查者试图将纸抽离。当内收功能减弱时，患者在夹纸时会有困难。

前（掌侧）面观

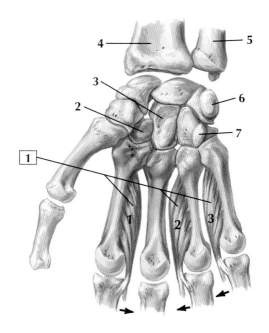

1. 蚓状肌（筋膜鞘内）　Lumbrical muscle in its fascial sheath
2. 屈肌总腱鞘（尺侧囊）内的第 5 指屈肌腱
　　Flexor tendons to 5th digit in common flexor sheath (ulnar bursa)
3. 小鱼际肌　Hypothenar muscles
4. 骨间背侧肌　Dorsal interosseous muscles
5. 骨间掌侧肌　Palmar interosseous muscles
6. 拇收肌　Adductor pollicis muscle
7. 第 3 指的指深屈肌腱和指浅屈肌腱
　　Profundus and superficialis flexor tendons to 3rd digit
8. 掌腱膜　Palmar aponeurosis
9. 指掌侧总动脉和神经　Common palmar digital artery and nerve

### ❶ 注释

　　拇指底部的肌肉构成了大鱼际肌，小指底部的内在
肌构成了小鱼际肌。

　　骨间掌侧肌是中间 3 指的内收肌，而骨间背侧肌是
中间 3 指的外展肌。骨间肌使掌指关节屈曲，并且由于
它们止于指背腱膜，可以伸近端和远端指间关节。

---

### 🏥 临床拓展

　　手掌中存在几个潜在的间隙，较易造成**感染**。鱼际间隙位
于拇收肌前方。掌中间隙位于长屈肌腱和蚓状肌中央肌群的
后方（深面）。

---

　　　　第 6 章　上肢／骨骼肌

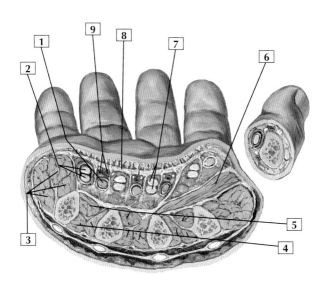

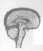

1. 肌皮神经（C5–C7）　Musculocutaneous nerve (C5–C7)
2. 腋神经（C5–C6）　Axillary nerve (C5–C6)
3. 桡神经（C5–C8, T1）　Radial nerve (C5–C8, T1)
4. 正中神经（C6–C8, T1）　Median nerve (C6–C8, T1)
5. 尺神经（C7–C8, T1）　Ulnar nerve (C7–C8, T1)
6. 胸背（肩胛下中）神经（C6–C8）
   Thoracodorsal (middle subscapular) nerve (C6–C8)
7. 胸长神经（C5–C7）　Long thoracic nerve (C5–C7)
8. 肩胛背神经（C5）　Dorsal scapular nerve (C5)

---

### ◑ 注释

　　臂丛由 C5-T1 脊神经的前支组成。它的分支支配肩部的肌肉，包括胸壁前、后壁浅层的肌肉和上肢的所有肌肉。

　　臂丛的 5 条根发出 3 个干，每个干又分为前、后两股，共 3 个前股和 3 个后股，最终合成 3 个束：外侧束、后束和内侧束（分别根据它们与腋动脉的关系而命名）。这 3 束发出 5 个终支。

　　脊神经**前支**发出的纤维组成臂丛神经的各个分支因人而异。因此在确定每个分支的神经组成时应尤为谨慎。这也是为什么不同教科书中对这些神经的描述略有差别。

---

### ⊡ 临床拓展

　　上臂丛（C5-C6）损伤（Erb 麻痹）主要影响肩部和手臂的肌肉，表现为伸肘和屈腕（手腕下垂），但能正常抓握。下臂丛（C7-T1）损伤（Klumpke 麻痹）主要影响前臂和手的肌肉；患者由于不能屈曲，抓力很弱。

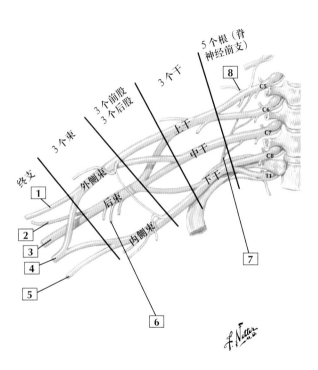

5 个根（脊神经前支）

3 个干

3 个前股
3 个后股

3 个束

铁支

1

2

3

4

5

6

7

8

C5

C6

C7

C8

T1

上干

中干

下干

外侧束

后束

内侧束

1. 肩胛背神经（C5）　Dorsal scapular nerve (C5)
2. 肩胛下神经下支（C5–C6）　Lower subscapular nerve (C5–C6)
3. 肱三头肌（外侧头）（切断）　Triceps brachii muscle (lateral head) *(cut)*
4. 肱三头肌腱　Triceps brachii tendon
5. 肘肌　Anconeus muscle
6. 桡侧腕长伸肌　Extensor carpi radialis longus muscle
7. 肱桡肌　Brachioradialis muscle
8. 前臂后皮神经　Posterior antebrachial cutaneous nerve
9. 桡神经（C5–C8, T1）　Radial nerve (C5–C8, T1)
10. 腋神经（C5–C6）　Axillary nerve (C5–C6)
11. 肩胛上神经（C5–C6）　Suprascapular nerve (C5–C6)

### ❶ 注释

　　臂丛的分支支配肩部和手臂的肌肉。这些分支主要包括肩胛背神经、肩胛上神经和肩胛下神经下支，还有臂丛 5 条终末支中的 2 支：腋神经和桡神经。

　　桡神经支配臂的伸肌并行于肱骨干后方，与肱深动脉伴行。在臂部，该神经支配肱三头肌和肘肌。

### 🏥 临床拓展

　　**桡神经**在肱骨干骨折时易受牵拉或撕裂，并容易被过紧的止血带压迫或被直接压迫（**周六夜麻痹**，Saturday night palsy），从而导致肘、腕关节和手指伸展及旋后功能减弱。当前臂的伸肌受到影响时容易出现**垂腕**。

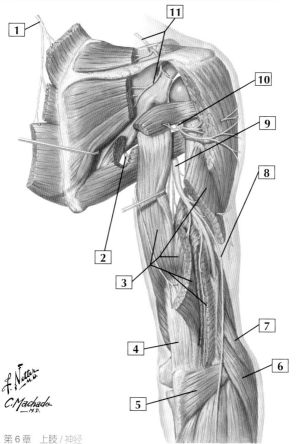

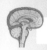

1. 肌皮神经　Musculocutaneous nerve
2. 桡神经（深支和浅支）
   Radial nerve (Deep branch; Superficial branch)
3. 正中神经　Median nerve
4. 大鱼际肌正中神经返（运动）支
   Recurrent (motor) branch of median nerve to thenar muscles
5. 正中神经指掌侧总神经
   Common palmar digital branches of median nerve
6. 尺神经浅支　Superficial branch of ulnar nerve
7. 正中神经　Median nerve
8. 尺神经　Ulnar nerve
9. 桡神经　Radial nerve

### ❶ 注释

　　臂、前臂和手的神经来源于**臂丛**的 5 个终支。肌皮神经支配位于臂前群的屈肘肌。桡神经支配位于臂后群的伸肘肌。

　　在前臂，桡神经也支配腕伸肌和指伸肌，正中神经支配大部分腕屈肌和指屈肌（尺神经支配 1½ 块肌）。

　　手的内在肌由正中神经和尺神经支配，但尺神经占主导地位（支配小鱼际肌、2 条蚓状肌、拇收肌和所有骨间肌）。

---

### 🔲 临床拓展

　　**正中神经损伤**会影响手腕和手指的屈曲，特别是影响拇指、示指和中指的使用。**尺神经损伤**可表现为爪形手，不能灵活使用环指和小指，以及失去第 2~5 指的外展和内收功能。

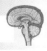

前面观

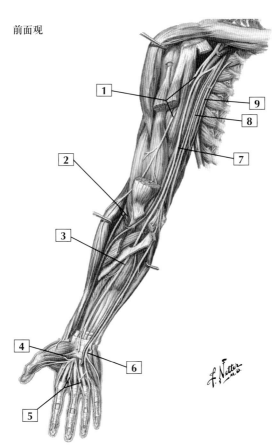

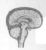

1. 正中神经分支到鱼际肌和第 1、2 蚓状肌　Branches of median nerve to thenar muscles and to 1st and 2nd lumbrical muscles
2. 尺神经深支到第 3、4 蚓状肌，所有骨间肌，小鱼际肌和拇收肌　Branches from deep branch of ulnar nerve to 3rd and 4th lumbrical muscles, all interosseous muscles, the hypothenar muscles, and the adductor pollicis muscle
3. 尺动脉掌深支和尺神经深支　Deep palmar branch of ulnar artery and deep branch of ulnar nerve
4. 正中神经（切断）　Median nerve *(cut)*
5. 尺神经　Ulnar nerve

### ⓘ 注释

　　正中神经和尺神经支配手部前面（掌侧）的内在肌。正中神经支配运动拇指的肌肉，包括大鱼际肌和第 1、2 蚓状肌。掌侧的其他内在肌均由尺神经深支支配。

---

**🛡 临床拓展**

　　手表面皮肤的感觉区这可因桡神经、正中神经和尺神经感觉支的分布不同而不同。**桡神经感觉测试在拇指和示指间背侧指蹼间隙进行，正中神经感觉测试在示指指尖掌面进行，尺神经感觉测试在小指指尖的掌面进行。**

　　手部的掌弓动脉为手掌提供丰富的血供，因此手掌**撕裂伤**经常出血严重，且止血困难。

---

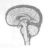

前（掌侧）面观

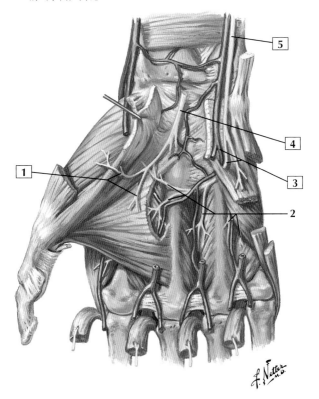

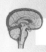

1. 锁骨上神经（来自颈丛）（内侧支、中间支、外侧支）
   Supraclavicular nerves (from cervical plexus) (Medial; Intermediate; Lateral)
2. 臂内侧皮神经　Medial brachial cutaneous nerve
3. 臂外侧上皮神经（来自腋神经）
   Superior lateral brachial cutaneous nerve (from axillary nerve)
4. 头静脉　Cephalic vein
5. 头静脉　Cephalic vein
6. 贵要静脉　Basilic vein
7. 肘正中静脉　Median cubital vein
8. 前臂外侧皮神经（肌皮神经末端）　Lateral antebrachial cutaneous nerve (terminal part of musculocutaneous nerve)
9. 贵要静脉　Basilic vein

### ❶ 注释

　　肩部的皮神经发自颈丛的锁骨上神经。手臂的皮神经发自腋神经和桡神经，或直接发自臂丛。

　　手臂主要的浅静脉是**头静脉**和**贵要静脉**，头静脉与贵要静脉通过走行于肘窝前方的肘正中静脉连接（连接形式的变异很常见）。

　　浅静脉通过穿支和深静脉相通。深静脉与肱动脉及其分支伴行。上肢的浅静脉和深静脉有**瓣膜**，帮助血液回流到心脏。

　　头静脉向近侧汇入腋静脉，贵要静脉向近侧汇入腋静脉或与腋静脉相连。

### 🔲 临床拓展

　　肘正中静脉常用于**静脉穿刺**取血。

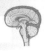

前面观

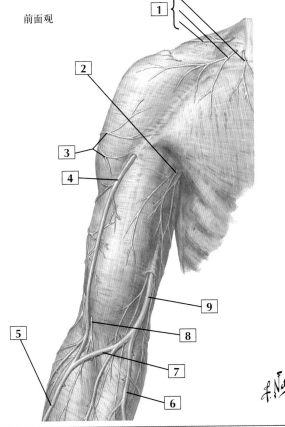

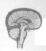
1. 前臂外侧皮神经（起自肌皮神经）　Lateral antebrachial cutaneous nerve (from musculocutaneous nerve)
2. 头静脉　Cephalic vein
3. 前臂正中静脉　Median antebrachial vein
4. 指掌侧固有神经和指掌侧固有静脉　Proper palmar digital nerves and palmar digital veins
5. 穿静脉　Perforating veins
6. 贵要静脉　Basilic vein
7. 前臂内侧皮神经的前支和后支　Anterior branch and Posterior branch of medial antebrachial cutaneous nerve
8. 贵要静脉　Basilic vein

## ❶ 注释

　　前臂皮神经发自肌皮神经、桡神经、尺神经，或直接发自于臂丛。

　　前臂的主要浅静脉是头静脉和贵要静脉。这些静脉通过肘正中静脉在肘窝内相通（右图显示了前臂正中静脉向近侧的头静脉和贵要静脉引流的常见变异）。

　　浅静脉通过穿支与深静脉相通。深静脉与桡动脉和尺动脉及其主要分支伴行。上肢的浅静脉和深静脉有**瓣膜**，帮助血液回流到心脏。

---

### 🛅 临床拓展

　　头静脉和贵要静脉起于手背；手的主要功能是抓取物体，此时掌弓的动脉血在手背部被挤压，流入手背静脉网，再从那里流入头静脉和贵要静脉。如果静脉是在手掌上，那么我们每次抓东西的时候就会挤压到它！

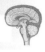

前（掌侧）面观

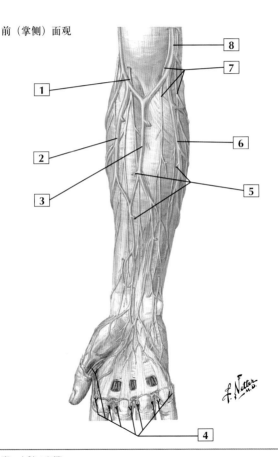

1. 肩胛背动脉　Dorsal scapular artery
2. 冈上肌（切断）　Supraspinatus muscle *(cut)*
3. 肩胛上横韧带和肩胛上切迹
   Superior transverse scapular ligament and suprascapular notch
4. 冈下肌（切断）　Infraspinatus muscle *(cut)*
5. 旋肩胛动脉　Circumflex scapular artery
6. 旋肱后动脉（在四边孔内）及其升、降支　Posterior humeral
   circumflex artery (in quadrangular space) and ascending and
   descending branches
7. 肩胛上动脉的冈下支　Infraspinous branch of suprascapular artery
8. 胸肩峰动脉的肩峰支　Acromial branch of thoracoacromial artery
9. 肩胛上动脉　Suprascapular artery

---

### ❶ 注释

　　肩关节周围具有丰富的血管网，主要由甲状颈干、
胸肩峰动脉、肩胛下动脉、旋肱前动脉和旋肱后动脉吻
合而成。这些吻合不仅提供了附着在肩胛骨上的 17 块
肌肉和一些肩部肌肉的血供，而且在腋动脉近端阻塞时
提供了上肢的**侧支循环**。

　　肩胛背动脉（来自甲状颈干）与肩胛上动脉的分支、
旋肱后动脉和肩胛下动脉的分支旋肩胛动脉在冈上窝和冈
下窝相吻合。

> ### 🔒 临床拓展
>
> 　　关节周围往往有丰富的**血管吻合**，供应各关节的肌肉，
> 并供应关节本身。临床上，如果近端动脉破裂，这些吻合是
> 非常重要的，因为邻近动脉仍然可以为远端组织供应血液。

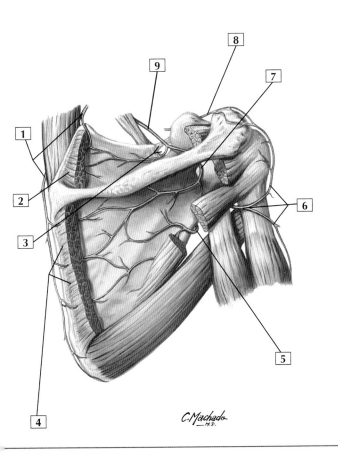

C. Machado
— M.D.

1. 胸肩峰动脉
   Thoracoacromial artery
2. 腋动脉
   Axillary artery
3. 旋肱后动脉　Posterior
   circumflex humeral artery
4. 肱动脉
   Brachial artery
5. 肱深动脉
   Profunda brachii (deep brachial)
   artery
6. 桡侧副动脉
   Radial collateral artery

7. 桡侧返动脉
   Radial recurrent artery
8. 桡动脉　Radial artery
9. 尺动脉　Ulnar artery
10. 骨间总动脉
    Common interosseous artery
11. 尺侧上副动脉　Superior
    ulnar collateral artery
12. 旋肩胛动脉
    Circumflex scapular artery
13. 肩胛下动脉
    Subscapular artery

**❶ 注释**

　　肱动脉是腋动脉的延续，它起自大圆肌的下缘。肱动脉发出肱深动脉营养臂后群肌。在肘窝处，肱动脉分为桡动脉和尺动脉。

　　肘关节周围有丰富的桡侧及尺侧返动脉和侧支动脉吻合。

　　桡神经与肱深动脉伴行。尺神经与尺侧上副动脉伴行。正中神经与肱动脉伴行。

**🛡 临床拓展**

　　与肩关节一样，肘关节具有丰富的**血管吻合**，营养肘关节的肌肉，也营养肘关节本身。

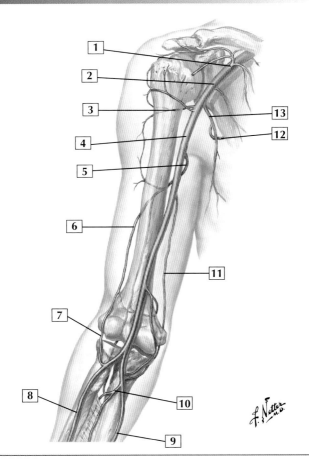

1. 桡动脉　Radial artery
2. 桡动脉的掌浅支　Superficial palmar branch of radial artery
3. 指掌侧固有神经和指掌侧固有动脉
   Proper palmar digital nerves and arteries
4. 指掌侧总神经和指掌侧总动脉
   Common palmar digital nerves and arteries
5. 掌浅（动脉）弓　Superficial palmar (arterial) arch
6. 尺动脉的掌深支和尺神经的掌深支
   Deep palmar branch of ulnar artery and deep branch of ulnar nerve
7. 尺动脉和尺神经　Ulnar artery and nerve

### ● 注释

　　掌浅弓是尺动脉的延续。它与桡动脉的掌浅支吻合。指掌侧总动脉起源于掌浅弓，又分出指掌侧固有动脉。

　　掌深弓位于手掌深面。它是桡动脉的末端，与尺动脉掌深支吻合。穿支连接掌浅弓和掌深弓。

---

**🔖 临床拓展**

　　**Allen 试验**用于腕部远端血管灌注检查。检查者将拇指轻轻放在患者的尺侧和桡侧动脉上，患者握紧拳头，使手掌皮肤"变白"。然后，检查者用拇指按压桡动脉，松开尺动脉，并要求患者松开握紧的拳头。正常情况下，皮肤应立即变成粉红色，表明尺动脉的血流通过掌弓吻合正常流动。然后，阻断尺动脉血流重复试验以评估桡动脉血流。

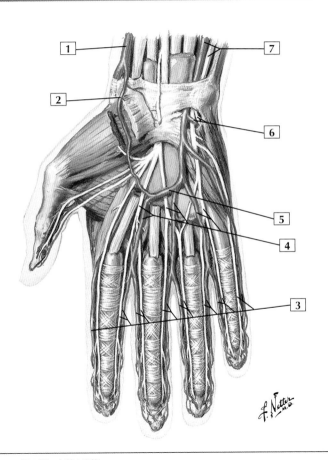

1. 胸肩峰动脉
   Thoracoacromial artery
2. 腋动脉　Axillary artery
3. 肱动脉　Brachial artery
4. 肱深动脉　Profunda brachii
   (deep brachial) artery
5. 桡动脉　Radial artery
6. 桡动脉掌浅支
   Superficial palmar branch of
   radial artery
7. 掌浅弓
   Superficial palmar arch
8. 掌指侧总动脉　Common
   palmar digital arteries
9. 尺动脉掌深支　Deep palmar
   branch of ulnar artery
10. 尺动脉　Ulnar artery
11. 骨间前动脉　Anterior
    interosseous artery
12. 骨间总动脉　Common
    interosseous artery
13. 肩胛下动脉
    Subscapular artery

## ⓘ 注释

　　腋动脉是锁骨下动脉的直接延续，这两条动脉的分支在肩胛骨及其周围形成主要的动脉吻合。主要的动脉吻合也存在于肘部、腕部周围和手掌部（掌弓）。

---

### 🎒 临床拓展

上肢的主要脉搏点：
- 肱动脉脉搏点：位于臂的内侧
- 肘部脉搏点（肱动脉）：位于肘窝肱二头肌腱内侧
- 桡动脉脉搏点：在腕部桡侧腕屈肌腱外侧
- 尺动脉脉搏点：在腕部豌豆骨的近外侧

---

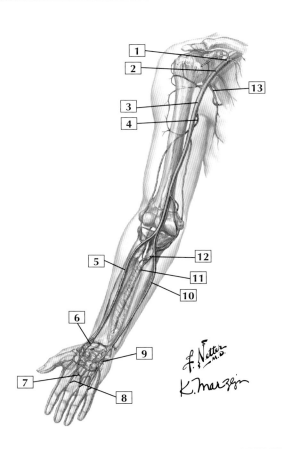

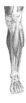

# 第 7 章

## 下肢

1. 髂后上棘
   Posterior superior iliac spine
2. 髂后下棘
   Posterior inferior iliac spine
3. 坐骨大切迹
   Greater sciatic notch

4. 髂骨体　Body of ilium
5. 坐骨体　Body of ischium
6. 坐骨结节　Ischial tuberosity
7. 耻骨结节　Pubic tubercle
8. 髋臼　Acetabulum
9. 髂嵴　Iliac crest

### ❶ 注释

　　髋骨由3块骨组成：髂骨、坐骨和耻骨。这3块骨在青春期之前由软骨相连，青春期中期开始融合，成年时完全融合。**髋臼**由3块骨共同融合而成。

　　融合的髋骨与股骨（大腿骨）和脊椎（脊柱）通过关节相连。尤其要提到的是，髂骨与骶骨以平面滑膜关节相连，因此，与肩关节相反，其活动性很小，稳定性很大。这种稳定性对于双腿站立、行走和奔跑十分重要。

　　髋臼形成一个C形关节区，内部由透明软骨填充。软骨被一个唇状边缘或者纤维软骨所环绕，这种结构起到了加深髋臼的作用。

---

### 🏥 临床拓展

　　髂嵴上的淤伤经常由运动损伤或直接外伤所造成，通常被称为**骨盆痛点**。

---

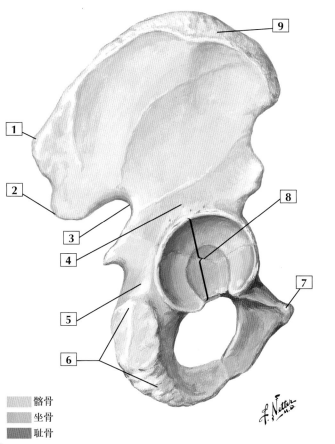

髂骨
坐骨
耻骨

1. 髂骨翼（髂窝）
   Ala of ilium (iliac fossa)
2. 弓状线　Arcuate line
3. 耻骨梳（耻骨肌线）
   Pecten pubis (pectineal line)
4. 耻骨联合面
   Symphyseal surface
5. 坐骨支　Ramus of ischium
6. 坐骨结节　Ischial tuberosity
7. 坐骨小切迹
   Lesser sciatic notch
8. 坐骨棘　Ischial spine
9. 耳状面（连接骶骨）
   Articular surface (for sacrum)
10. 髂粗隆　Iliac tuberosity

### 🔱 注释

　　髋骨由3块骨组成：髂骨、坐骨和耻骨。这3块骨在青春期之前由软骨相连，青春期中期开始融合，成年时完全融合。

　　前方，两块耻骨通过**耻骨联合**相关节，其由纤维软骨盘所分隔，此关节具有一定的活动度。

---

### 🩺 临床拓展

　　女性骨盆为适应分娩与男性骨盆存在结构上的差异，法医可以由此区分女性和男性骨盆。**女性骨盆**通常比男性骨盆更小、更轻、更薄。相较于男性而言，女性骨盆上口呈椭圆形，下口较大，盆腔较宽而浅，耻骨弓较宽；女性的闭孔通常为椭圆形或三角形，而男性的闭孔通常为圆形。

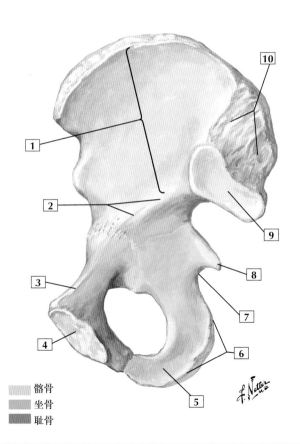

髂骨
坐骨
耻骨

1. 髋臼的月状（关节）面　Lunate (articular) surface of acetabulum
2. 关节软骨　Articular cartilage
3. 股骨头　Head of femur
4. 股骨头韧带（切断）　Ligament of head of femur *(cut)*
5. 股骨小转子　Lesser trochanter of femur
6. 坐骨结节　Ischial tuberosity
7. 髋臼横韧带　Transverse acetabular ligament
8. 闭孔膜　Obturator membrane
9. 髋臼唇（纤维软骨）　Acetabular labrum (fibrocartilaginous)
10. 髂前下棘　Anterior inferior iliac spine
11. 髂前上棘　Anterior superior iliac spine

### ⚓ 注释

　　髋关节是连接髋臼和股骨头之间的多轴球窝滑膜关节。髋臼唇进一步加深了髋臼窝，关节囊被 3 条韧带所加固。在髋臼内，股骨头韧带与股骨头相连，闭孔动脉的一条小分支从中走行。

　　髋关节参与外展与内收、屈曲与伸展、旋转与环转运动。

　　股骨头韧带包含起自闭孔动脉的髋臼支（股骨头圆韧带的动脉）。

　　髋部的血供来自旋股内侧动脉、旋股外侧动脉、臀上动脉、臀下动脉和闭孔动脉的分支。

### 🖥 临床拓展

　　约 1.5‰ 的新生儿出生时患有先天性髋关节脱位；女孩的发生率高于男孩。

关节打开:
外侧面观

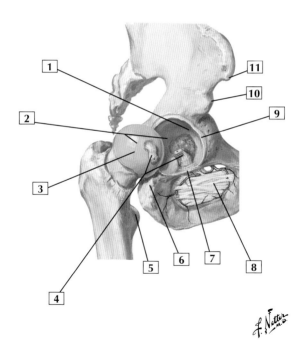

1. 髂股韧带（Bigelow Y 韧带）
   Iliofemoral ligament (Y ligament of Bigelow)
2. 髂耻囊 Iliopectineal bursa
3. 耻股韧带
   Pubofemoral ligament
4. 髂股韧带 Iliofemoral ligament

5. 坐股韧带
   Ischiofemoral ligament
6. 坐骨棘 Ischial spine
7. 坐骨结节 Ischial tuberosity
8. 股骨小转子
   Lesser trochanter of femur

### 🔇 注释

髋关节是连接髋臼和股骨头之间的多轴球窝滑膜关节。髋臼唇进一步加深了髋臼窝，关节囊被 3 条韧带所加固。

**髂股韧带**是加固髋关节最重要的韧带，它形成一个倒转的"Y"形（Bigelow Y 韧带），从而限制了关节的过度伸展和外旋。耻股韧带限制伸展和外展，坐股韧带限制伸展和内旋。只要关注这些韧带的附着点，就可以理解它们是如何限制关节某一特定方向的运动了。

髋关节参与外展与内收、屈曲与伸展、旋转与环转运动。

---

#### 📷 临床拓展

髂股韧带是髋关节韧带中强度最大的，坐股韧带是 3 条韧带中强度最小的。

---

　　　　　　　　　　　　第 7 章　下肢 / 骨关节

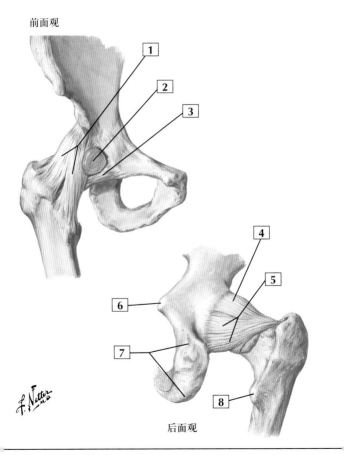

前面观

后面观

1. 大转子　Greater trochanter
2. 股骨体（干）　Body (shaft)
3. 外上髁　Lateral epicondyle
4. 外侧髁　Lateral condyle
5. 内侧髁　Medial condyle
6. 内上髁　Medial epicondyle
7. 收肌结节　Adductor tubercle
8. 粗线（内侧唇、外侧唇）　Linea aspera (Medial lip; Lateral lip)
9. 小转子　Lesser trochanter
10. 转子间嵴　Intertrochanteric crest
11. 股骨颈　Neck
12. 股骨头　Head

## 🛈 注释

　　股骨，或称大腿骨，是人体最长的骨。人站立时，股骨将身体的重量由髋骨传递到胫骨。

　　股骨头与髋骨在髋臼处以关节相连。股骨颈是常见的骨折部位。大转子是髋部的顶点，是几块臀肌（髋部的大腿外展肌群）的附着点。小转子是髂腰肌腱的附着点，髂腰肌是髋部强壮的大腿屈肌。

---

### 📷 临床拓展

　　**股骨颈骨折**很常见，在青年人中通常由于创伤所致，在老年人中通常由于骨质疏松和相关的跌倒所致。并发症与骨折的不愈合相关，尤其是囊内骨折，最终可能导致股骨头的缺血性坏死。

---

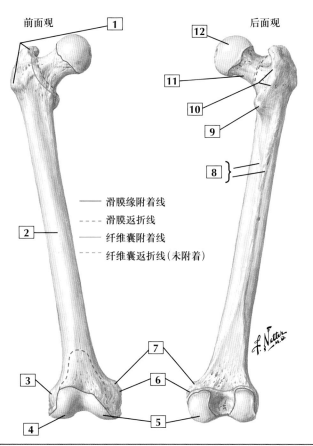

前面观

后面观

—— 滑膜缘附着线

----- 滑膜返折线

—— 纤维囊附着线

----- 纤维囊返折线（未附着）

1. 外侧髁　Lateral condyle
2. 腓骨尖、腓骨头、腓骨颈
   Apex, Head, and Neck of fibula
3. 腓骨　Fibula
4. 外踝　Lateral malleolus
5. 内踝　Medial malleolus
6. 胫骨　Tibia
7. 胫骨粗隆　Tibial tuberosity
8. 内侧髁　Medial condyle
9. 上关节面（内侧和外侧关节面）
   Superior articular surfaces (medial and lateral facets)
10. 外踝窝　Malleolar fossa of lateral malleolus

### ❶ 注释

胫骨与股骨的髁突以关节相连，是腿部的承重骨。

腓骨相对胫骨更小，位于胫骨的后外侧，主要起到附着肌肉的作用。

胫骨粗隆是髌韧带的附着点，大腿前区的股四头肌起到伸膝的作用，股四头肌的肌腱附着于髌骨，髌骨通过髌韧带附着于胫骨。

近端的胫腓关节是平面滑膜关节，允许骨间有限的滑动。远端的胫腓关节是纤维关节（韧带联合），几乎不能活动。

### 📷 临床拓展

胫骨干骨折是最常见的长骨骨折，由于小腿内侧缘皮下即为胫骨，胫骨干骨折通常为开放性损伤（骨折处可见皮肤穿破）。

前面观

后面观

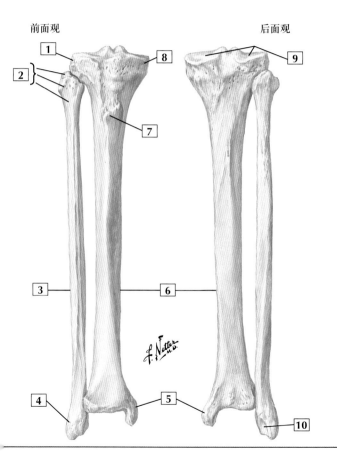

1. 前交叉韧带
   Anterior cruciate ligament

2. 腘肌腱
   Popliteus tendon

3. 腓侧副韧带
   Fibular collateral ligament

4. 外侧半月板
   Lateral meniscus

5. 膝横韧带
   Transverse ligament of knee

6. 胫侧副韧带
   Tibial collateral ligament

7. 外侧半月板　Lateral
   meniscus

8. 前交叉韧带
   Anterior cruciate ligament

9. 后交叉韧带
   Posterior cruciate ligament

10. 后交叉韧带
    Posterior cruciate ligament

## ❶ 注释

　　膝关节是全身最大、最复杂的关节。它是股骨和胫骨的内、外侧髁之间的双轴滑膜关节，同时也包含了髌骨和股骨之间的鞍状关节。

　　膝关节参与屈伸运动。当处于屈曲位时，它同时参与一定的滑动和旋转运动。当膝关节完全伸展时，股骨相对胫骨向内侧轻微旋转，绷紧韧带，使关节稳定。

　　半月板、交叉韧带和膝横韧带都是囊内韧带。膝横韧带连接并稳定半月板。

　　膝关节的血供大部分来自腘动脉的关节支。

### 📷 临床拓展

　　后交叉韧带比前交叉韧带更短、强度更大，因此它比前交叉韧带更不易撕裂。

右侧膝关节屈位：前面观

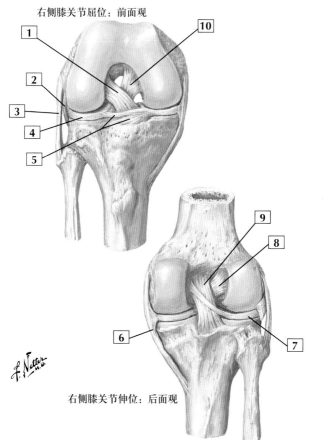

右侧膝关节伸位：后面观

1. 外侧半月板　Lateral meniscus
2. 髂胫束（融入关节囊）Iliotibial tract blended into capsule
3. 髌韧带（肌腱）Patellar ligament (tendon)
4. 前交叉韧带　Anterior cruciate ligament
5. 滑膜　Synovial membrane
6. 内侧半月板　Medial meniscus
7. 腘斜韧带　Oblique popliteal ligament
8. 半膜肌腱　Semimembranosus tendon
9. 后交叉韧带　Posterior cruciate ligament
10. 腘肌腱　Popliteus tendon
11. 腓侧副韧带　Fibular collateral ligament

### ❶ 注释

　　膝关节周围环绕着一层薄纤维囊，被周围附着的肌肉和囊内、囊外韧带所加固。囊内韧带包括前交叉韧带、后交叉韧带、内侧半月板、外侧半月板和膝横韧带。囊外韧带包括内侧副韧带、外侧副韧带、髌韧带、腘弓状韧带和腘斜韧带。

　　在两条交叉韧带中，前交叉韧带强度较小，当膝关节完全伸展时达到最紧张的状态，防止关节过度伸展。它通常在胫骨内旋使得关节过度伸展时被撕裂。后交叉韧带在膝关节屈曲时达到最紧张的状态，防止股骨相对胫骨过度前移或胫骨相对股骨过度后移。两条交叉韧带在膝关节活动时总是保持一定程度的紧张。

　　胫侧副韧带附着于内侧半月板，限制小腿的伸展和外展；腓侧副韧带限制小腿的伸展和内收。

#### 🛡 临床拓展

　　附着于内侧半月板的胫侧副韧带**断裂**可导致内侧半月板**撕裂**。内侧半月板比外侧半月板更大。

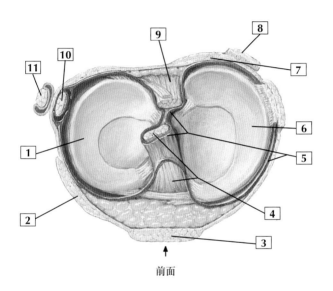

前面

1. 腘肌腱
   Popliteus tendon
2. 腓侧副韧带
   Fibular collateral ligament
3. 前交叉韧带
   Anterior cruciate ligament
4. 腘弓状韧带
   Arcuate popliteal ligament
5. 胫侧副韧带（深、浅两部）
   Tibial collateral ligament
   (superficial and deep parts)
6. 后交叉韧带
   Posterior cruciate ligament
7. 髌上滑膜囊
   Suprapatellar synovial bursa
8. 髌韧带　Patellar ligament

## 🖐 注释

　　膝关节周围环绕着一层薄纤维囊，被周围附着的肌肉和囊内、囊外韧带所加固。囊内韧带包括前交叉韧带、后交叉韧带、内侧半月板、外侧半月板和膝横韧带。囊外韧带包括内侧副韧带、外侧副韧带、髌韧带、腘弓状韧带和腘斜韧带。

　　在两条交叉韧带中，前交叉韧带强度较小，当膝关节完全伸展时达到最紧张的状态，防止关节过度伸展。后交叉韧带在膝关节屈曲时达到最紧张的状态，防止股骨相对胫骨过度前移或胫骨相对股骨过度后移。

### 📷 临床拓展

　　前交叉韧带**断裂**是一种常见的运动损伤，通常与运动时的急转弯有关，这时足部着地，而膝关节在伸展时向内侧扭转。**前抽屉试验**可用于评估这种损伤。如果前交叉韧带受损，胫骨会前移超过 5mm，提示前抽屉试验阳性。前交叉韧带通常可限制膝关节的过度伸展；后交叉韧带在膝关节过度屈曲时达到最紧张的状态。

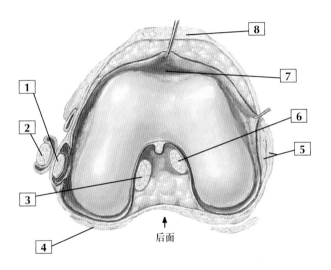

后面

1. 距骨（距骨头、距骨滑车）
   Talus (Head; Trochlea)
2. 跟骨（跟骨体、跟骨结节）
   Calcaneus (Body; Tuberosity)
3. 骰骨　Cuboid bone
4. 足舟骨　Navicular bone
5. 楔骨　Cuneiform bones

6. 籽骨　Sesamoid bone
7. 跟骨（跟骨结节、载距突）
   Calcaneus (Tuberosity;
   Sustentaculum tali)
8. 趾骨　Phalangeal bones
9. 跖骨　Metatarsal bones
10. 足舟骨　Navicular bone

### ❶ 注释

　　足骨包括 7 块跗骨，其中只有**距骨**与小腿骨以关节相连。5 块跖骨的近端与跗骨以关节相连，其远端与趾骨以关节相连。与拇指相似，第 1 趾（姆趾）只有两节趾骨；第 2~5 趾有近节、中节、远节趾骨。

　　**距骨**滑车（踝骨）与胫骨和腓骨以关节相连，距骨头与足舟骨相连。**跟骨**在上面与距骨相连，在前面与骰骨相连。

### 🔾 临床拓展

　　跟骨是最常发生骨折的跗骨。大多数**跟骨骨折**发生于足跟用力着地时，这时距骨被压入跟骨。跟骨的骨密度小于距骨，这也是跟骨更易发生骨折的原因。

外侧面观

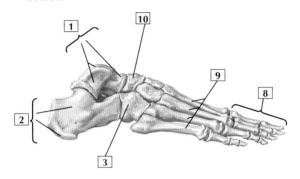

内侧面观

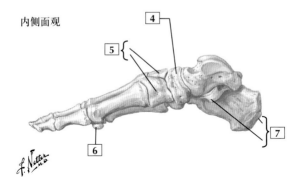

1. 胫腓前韧带和胫腓后韧带
   Anterior and Posterior tibiofibular ligaments
2. 腓侧上支持带　Superior fibular (peroneal) retinaculum
3. 腓侧下支持带　Inferior fibular (peroneal) retinaculum
4. 腓骨短肌腱　Fibularis (peroneus) brevis tendon
5. 分歧韧带（跟舟韧带、跟骰韧带）Bifurcate ligament
   (Calcaneonavicular ligament; Calcaneocuboid ligament)
6. 踝外侧（副）韧带的组分（距腓后韧带、跟腓韧带、距腓前韧带）Components of lateral(collateral)ligament of ankle
   (Posterior talofibular ligament; Calcaneofibular ligament；Anterior talofibular ligament)

---

### 📙 注释

踝（距小腿）关节是胫骨、腓骨和距骨滑车之间的单轴铰链式滑膜关节（屈戍关节），允许足部进行**背屈**（伸展）和**跖屈**运动。踝关节的薄纤维囊被内侧（三角）韧带所加固，它由 4 部分组成；外侧副韧带由 3 部分组成。

在跗骨关节中，距跟（距下）关节是距骨和跟骨之间的平面滑膜关节，允许足部进行**内翻**和**外翻**运动。

距跟舟关节是距骨头、跟骨和足舟骨之间的部分球窝滑膜关节（距跟舟关节与跟骰关节联合形成跗横关节），它由跳跃韧带支撑，在足部的滑动和旋转运动中起到十分重要的作用。

---

#### 🩺 临床拓展

外侧副韧带薄弱，经常发生扭伤，它与足的内翻运动相对抗。在内翻的**踝关节损伤**中，外侧副韧带的一个或多个部分可能发生撕裂，这时韧带通常从前向后撕裂，距腓前韧带最先撕裂。

右足：外侧面观

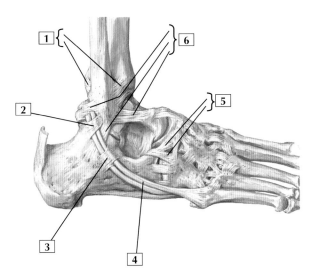

1. 踝内侧（三角）韧带（胫距后部、胫跟部、胫舟部、胫距前部） Medial collateral (deltoid) ligament of ankle (Posterior tibiotalar part; Tibiocalcaneal part; Tibionavicular part; Anterior tibiotalar part)
2. 距舟背侧韧带 Dorsal talonavicular ligament
3. 足舟骨 Navicular bone
4. 第1跖骨粗隆 Tuberosity of 1st metatarsal bone
5. 内侧楔骨 Medial cuneiform bone
6. 跟舟足底（跳跃）韧带
   Plantar calcaneonavicular (spring) ligament
7. 足底长韧带 Long plantar ligament
8. 跟腱（Achilles腱）（*切断*） Calcaneal (Achilles) tendon *(cut)*
9. 胫骨 Tibia

### ❶ 注释

踝（距小腿）关节是胫骨、腓骨和距骨滑车之间的单轴铰链式滑膜关节（屈戌关节），允许足部进行**背屈**（伸展）和**跖屈**运动。踝关节的薄纤维囊被内侧（三角）韧带所加固，它由4部分组成；外侧副韧带由3部分组成。

内侧（三角）韧带由4部分组成，它限制了足的外翻。内侧韧带辅助维持足内侧纵弓；跟舟足底（跳跃）韧带为距骨头提供强有力的足底支撑（维持**足弓**）。

### 🩺 临床拓展

许多**踝关节损伤**是由扭转导致的，致使距骨在冠状面上发生旋转，撞击外踝或内踝，导致踝部的骨折并使对侧的支撑韧带受到张力牵拉。

右足：内侧面观

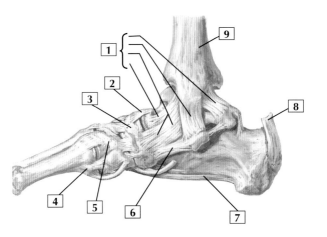

1. 跖骨深横韧带
   Deep transverse metatarsal ligaments

2. 足底韧带（盘状）
   Plantar ligaments (plates)

3. 跖骨足底韧带
   Plantar metatarsal ligaments

4. 腓骨长肌腱 Fibularis (peroneus) longus tendon

5. 足底长韧带
   Long plantar ligament

6. 跟舟足底（跳跃）韧带
   Plantar calcaneonavicular (spring) ligament

7. 籽骨 Sesamoid bones

8. 趾间（IP）关节
   Interphalangeal (IP) joint

### ❶ 注释

　　跗跖关节是平面滑膜关节，其关节囊被足底、背侧和骨间韧带加固，可以做轻微滑动。

　　跖趾关节为多轴髁状滑膜关节，为关节囊所包绕，被足底韧带和侧副韧带加固，允许足部进行屈伸运动、一定的内收和外展运动以及环转运动。足底（盘状）韧带是足底承重面的一部分。

　　趾间关节是单轴铰链式滑膜关节（屈戌关节），同样为关节囊所包绕，被足底韧带和侧副韧带加固，允许足部进行屈伸运动。

### 📷 临床拓展

　　足部的直接创伤可导致跖骨和趾骨**骨折**。跖骨和趾骨骨折通常采取固定治疗，固定后广泛的韧带附着使关节稳定，防止了碎裂骨片的移位。

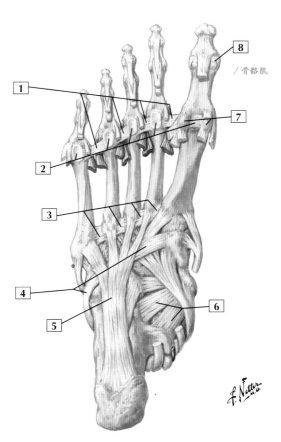

/ 骨骼肌

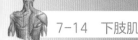

1. **腰大肌  Psoas major muscle**
2. 腰方肌
   Quadratus lumborum muscle
3. 髂耻囊
   Iliopectineal bursa

4. 髂股韧带（Bigelow Y 韧带）
   Iliofemoral ligament (Y
   ligament of Bigelow)
5. 股骨大转子
   Greater trochanter of femur

⟩ **起点**  **腰大肌**起自全部 5 节腰椎的横突和 T12-L5 椎体的侧面及椎间盘。

⟩ **止点**  腰大肌在向下走行时逐渐变细，越过骶髂关节前方与髂肌汇合，止于股骨小转子。

⟩ **作用**  腰大肌和髂肌在髋部使大腿屈曲，它们是躯干在髋部重要的屈肌。腰大肌单独作用时，使躯干向腰大肌的同侧侧屈。腰大肌还可以在人处于坐位时保持躯干平衡。

⟩ **神经支配**  L1-L3 腰神经前支。

**❶ 注释**

　　因为腰大肌和髂肌共同发挥作用，它们通常合称为**髂腰肌**。它们在使躯干对抗重力屈曲的过程中起到尤为关键的作用，例如在腿伸直（髋关节伸展）做仰卧起坐时。
　　约半数的人在腰大肌前表面有一块较小的肌肉，即**腰小肌**。

---

> **📷 临床拓展**
>
> 　　临床中检查腰大肌（髂腰肌）的方法如下，让患者在髋关节处屈大腿，检查其抗阻力情况（同时在膝关节处屈小腿）。

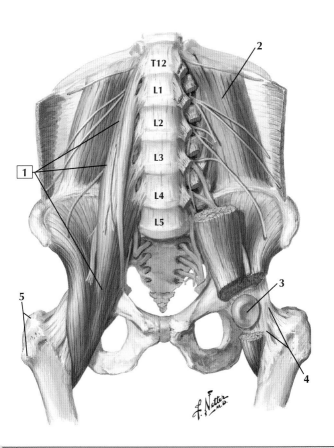

1. **髂肌 Iliacus muscle**
2. 生殖股神经（L1–L2）
   Genitofemoral nerve (L1–L2)
3. 腹横肌（*切断*） Transverse
   abdominis muscle (*cut*)
4. 股神经（L2–L4）
   Femoral nerve (L2–L4)
5. 耻骨上支和下支 Superior
   and inferior pubic rami

**⊃ 起点** 扇形的**髂肌**起自髂骨翼（髂窝）内表面。

**⊃ 止点** 髂肌纤维与腰大肌纤维混合，止于股骨小转子。

**⊃ 作用** 髂肌与腰大肌共同作用，二者通常被合称为髂腰肌。髂腰肌在髋部使大腿屈曲，对于其同侧躯干而言是重要的屈肌。

**⊃ 神经支配** 股神经（L2、L3 和 L4）。

**⊕ 注释**

髂肌受股神经下行进入大腿时发出的分支支配。

---

**🎒 临床拓展**

临床中检查髂肌（髂腰肌）的方法如下，让患者在髋关节处屈大腿，检查其抗阻力情况（同时在膝关节处屈小腿）。

---

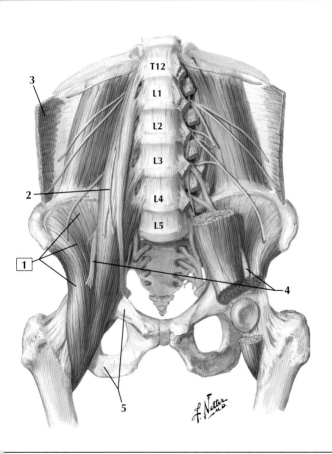

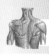

1. **阔筋膜张肌 Tensor fasciae latae muscle**
2. 臀大肌
   Gluteus maximus muscle
3. 髂胫束
   Iliotibial tract
4. 股外侧肌
   Vastus lateralis muscle

5. 股二头肌（长头、短头）
   Biceps femoris muscle (Long and Short heads)
6. 腓骨头 Head of fibula
7. 髌骨 Patella
8. 股直肌
   Rectus femoris muscle

**⊃ 起点** 阔筋膜张肌起自髂前上棘和髂嵴前部。

**⊃ 止点** 附着于髂胫束，髂胫束止于胫骨外侧髁。

**⊃ 作用** 使大腿在髋部进行屈曲、外展和内旋。阔筋膜张肌和臀大肌共同维持髋关节的稳定，同时可以维持膝关节伸展状态下的稳定。

**⊃ 神经支配** 臀上神经（L4 和 L5）。

**⊕ 注释**

　　阔筋膜张肌的主要功能是屈髋。当单腿站立时，阔筋膜张肌和臀大肌共同控制骨盆的前倾和后倾运动。阔筋膜张肌维持股骨头处于髋臼中，从而起到稳定髋关节的作用，也可以维持膝关节伸展状态下的稳定。

---

**🛠 临床拓展**

　　阔筋膜张肌协助髂腰肌和股直肌完成大腿在髋部的屈曲运动。如果髂腰肌瘫痪，阔筋膜张肌可能出现代偿性肥大。
　　跑步者的**髂胫束**（也称为"束带"）跨越股骨外侧髁的部分可能发生炎症。

---

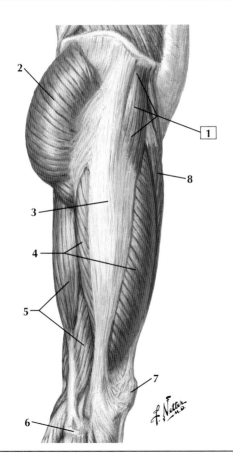

1. **缝匠肌　Sartorius muscle**
2. 阔筋膜张肌
   Tensor fasciae latae muscle
3. 股内侧肌
   Vastus medialis muscle
4. 股直肌腱（参与形成股四头肌腱）Rectus femoris tendon (becoming part of quadriceps femoris tendon)
5. 髌韧带　Patellar ligament

➲ **起点** 缝匠肌起自髂前上棘。

➲ **止点** 止于胫骨体内侧面上部，与股薄肌、半腱肌的止点相邻。

➲ **作用** 缝匠肌跨越髋关节和膝关节，是大腿在髋关节的屈肌、外展肌、外旋肌和小腿在膝关节的屈肌。缝匠肌和其他起自骨盆的肌肉共同维持骨盆的平衡。

➲ **神经支配** 股神经（通常是 L2 和 L3 的前支）。

➲ **注释**

"*Sartorius*" 在拉丁语中是 "裁缝" 的意思，通过像裁缝一样盘腿坐着即可领会缝匠肌的功能。

---

**🛡 临床拓展**

缝匠肌是人体**最长的肌肉**。缝匠肌跨越两个关节，它可以控制这两个关节（髋关节和膝关节）的活动。然而，尽管其很长，缝匠肌并不是特别强壮的肌肉。

---

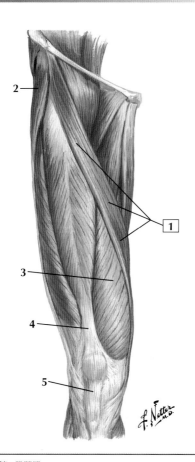

1. **股直肌**
   **Rectus femoris muscle**

3. **腹股沟韧带**
   Inguinal ligament

2. **耻骨肌** Pectineus muscle

**⊃ 起点** **股直肌**起自两个独立的头，一个直头附着于髂前下棘和一个返折头附着于髋臼上方的髂骨。

**⊃ 止点** 股直肌起点的肌腱联合形成梭形的肌腹，附着于**股四头肌腱**。股四头肌腱附着于髌骨底，延续为髌韧带，止于胫骨粗隆。

**⊃ 作用** 通过髌韧带作用于膝关节，是小腿在膝关节的伸肌。股直肌也跨越髋关节，它同时辅助髂腰肌使大腿在髋关节进行屈曲运动。

**⊃ 神经支配** 股神经（L2、L3 和 L4）。

**🛈 注释**

股直肌和其他 3 块股肌共同形成股四头肌。这些肌肉是膝关节强有力的伸肌。在构成股四头肌的 4 块肌肉中，只有股直肌同时跨越髋关节和膝关节。

---

**📷 临床拓展**

股直肌与构成股四头肌的其他 3 块肌肉协同作用。临床上检查股四头肌的方法如下：让患者伸小腿、屈膝并抗阻力，当这个过程中大腿在髋部也发生了屈曲时，即可以观察到股直肌的收缩，这说明股直肌可能会在需要用力踢腿的运动中受损。股直肌的起点（尤其是髂前下棘）容易受损。

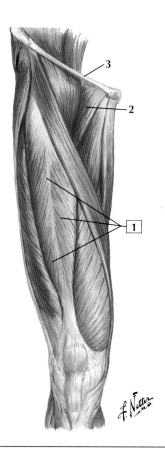

1. **股外侧肌**
   **Vastus lateralis muscle**

2. 股薄肌　Gracilis muscle

3. 长收肌
   Adductor longus muscle

4. 耻骨结节　Pubic tubercle

5. 髂腰肌　Iliopsoas muscle

**⊃ 起点** **股外侧肌**起自股骨后方，从大转子开始沿着股骨粗线外侧唇向下走行。

**⊃ 止点** 大部分股外侧肌附着于髌骨外侧和股直肌腱形成股四头肌腱。髌韧带止于胫骨粗隆。

**⊃ 作用** 股外侧肌使小腿在膝关节处伸展。

**⊃ 神经支配** 股神经（L2、L3 和 L4）。

**❶ 注释**

　　股外侧肌是构成膝关节处股四头肌伸肌复合体的 4 块肌肉之一。它覆盖了整个大腿外侧。

> **🔦 临床拓展**
>
> 　　股外侧肌与构成股四头肌的其他 3 块肌肉协同作用。临床中检查股四头肌的方法如下：让患者伸小腿、屈膝并抗阻力。股外侧肌是股四头肌中最大的肌肉。

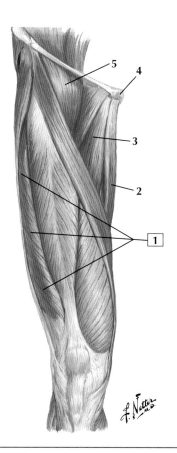

1. **股中间肌**
   **Vastus intermedius muscle**
2. 股外侧肌
   Vastus lateralis muscle
3. 股内侧肌
   Vastus medialis muscle
4. 股直肌腱（切断）
   Rectus femoris tendon *(cut)*

5. 髌骨　Patella
6. 缝匠肌腱　Sartorius tendon
7. 髌韧带　Patellar ligament
8. 前内侧肌间隔
   Anteromedial intermuscular
   septum
9. 股薄肌　Gracilis muscle

---

⊃ **起点**　股中间肌起自股骨干的前面和外侧面，以及外侧肌间隔。

⊃ **止点**　附着于髌骨上缘的背侧面，形成股四头肌腱的一部分。髌韧带止于胫骨粗隆。

⊃ **作用**　股中间肌使小腿在膝关节处伸展。

⊃ **神经支配**　股神经（L2、L3 和 L4）。

❶ **注释**

　　股四头肌为膝关节的伸肌群，股中间肌是构成股四头肌的 4 块肌肉之一。叩击上述伸肌群的髌韧带引出**膝跳反射**，可检查 L3 和 L4 脊髓节段。

> 📷 **临床拓展**
>
> 　　股中间肌与构成股四头肌的其他 3 块肌肉协同作用。临床中检查股四头肌的方法如下：让患者屈膝、伸小腿并抗阻力。

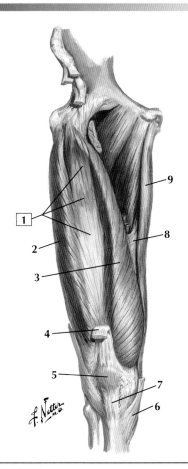

**1. 股内侧肌** Vastus medialis muscle

**2. 髂胫束** Iliotibial tract

**⊃ 起点** 股内侧肌起自股骨的转子间线和粗线的内侧唇，以及内侧肌间隔。

**⊃ 止点** 附着于股四头肌腱内侧缘，部分股内侧肌的肌纤维直接附着于髌骨内侧。髌韧带止于胫骨粗隆。

**⊃ 作用** 使小腿在膝关节处伸展。

**⊃ 神经支配** 股神经（L2、L3 和 L4）。

**❶ 注释**

　　股内侧肌是构成股四头肌的 4 块肌肉之一，股四头肌起到伸膝的作用。与股外侧肌相似，股内侧肌的部分腱膜纤维参与构成膝关节囊。

> **📷 临床拓展**
>
> 　　股内侧肌与构成股四头肌的其他 3 块肌肉协同作用。临床上检查股四头肌的方法如下：让患者伸小腿、屈膝并抗阻力。很难将股四头肌群中除股直肌外的其余 3 块股肌的运动分离开来。

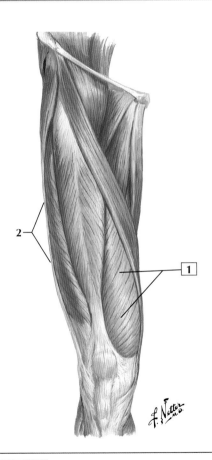

1. **耻骨肌 Pectineus muscle**
2. 髂腰肌（*切断*）
   Iliopsoas muscle *(cut)*
3. 股外侧肌
   Vastus lateralis muscle
4. 股内侧肌
   Vastus medialis muscle

⊃ **起点** **耻骨肌**起自耻骨梳。

⊃ **止点** 止于小转子下方股骨干的耻骨肌线。

⊃ **作用** 在髋关节处使大腿内收和屈曲，同时协助大腿进行内旋运动。

⊃ **神经支配** 股神经（L2 和 L3），有时是闭孔神经的分支。

⊃ **注释**

　　耻骨肌位于髂腰肌的内侧，形成**股三角**底的一部分。耻骨肌通常是扁平的四边形肌肉。

　　耻骨肌的不同寻常之处在于，它是大腿内侧群的肌肉（内收肌群），但是却主要受股神经的支配，而股神经通常更多地支配大腿前群肌肉（膝关节处的伸肌群）。

---

**📷 临床拓展**

　　由于耻骨肌可能受到双重神经支配（股神经和闭孔神经），它确实是一块"夹"在大腿两群肌肉（前方的伸肌群和内收肌群）之间的肌肉。**股管**位于耻骨肌表面。

---

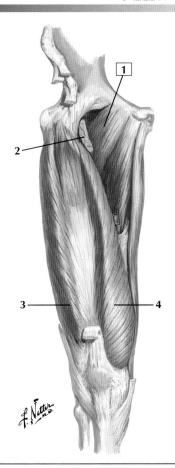

**1. 长收肌**
**Adductor longus muscle**

2. 大转子　Greater trochanter
3. 耻骨结节　Pubic tubercle

⊃ **起点**　**长收肌**起自耻骨结节下方的耻骨体。

⊃ **止点**　止于股骨粗线。

⊃ **作用**　使大腿内收、屈曲和内旋。

⊃ **神经支配**　闭孔神经前支（L2、L3和L4）。

❶ **注释**

　　长收肌在3块收肌中位于最前方，和耻骨肌位于同一平面。

---

### 🧰 临床拓展

　　内收肌群的检查方式如下：使患者处于仰卧位（面朝上躺），下肢伸展，让其下肢内收，同时检查者握住患者的脚踝以提供运动的阻力。当患者下肢内收时，可以看到并触及内收肌群的肌腹。

　　**腹股沟损伤**在运动员中很常见，通常涉及大腿前内侧肌群（特别是内收肌群）近端附着点（起点）的拉伤或撕裂。

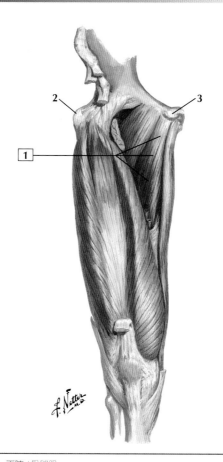

1. **短收肌**
   Adductor brevis muscle
2. 大收肌
   Adductor magnus muscle
3. 股动、静脉（切断）
   Femoral artery and vein *(cut)*

4. 大收肌腱
   Adductor magnus tendon
5. 髌内侧支持带
   Medial patellar retinaculum
6. 股直肌（切断）
   Rectus femoris muscle *(cut)*
7. 股神经　Femoral nerve

➲ **起点** 短收肌起自耻骨体和耻骨下支。

➲ **止点** 止于耻骨肌线和股骨粗线近端。

➲ **作用** 使大腿在髋关节内收、屈曲和内旋。

➲ **神经支配** 闭孔神经（L2、L3和L4）。

① **注释**

　　短收肌、长收肌和大收肌是髋部主要的内收肌。它们在一定程度上受到股薄肌和耻骨肌的辅助作用。

　　股动脉和闭孔动脉的分支为这些内收肌供血。

---

🔲 **临床拓展**

　　内收肌群的检查方式如下：使患者处于仰卧位（面朝上躺），下肢伸展，让其下肢内收，同时检查者握住患者的脚踝以提供运动的阻力。当患者下肢内收时，可以看到并触及内收肌群的肌腹。

　　**腹股沟损伤**在运动员中很常见，通常涉及大腿前内侧肌群（特别是内收肌群）近端附着点（起点）的拉伤或撕裂。

---

　　　　　　　　第 7 章　下肢 / 骨骼肌

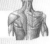

深层解剖

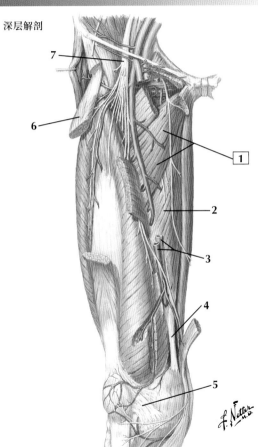

1. **闭孔外肌** Obturator externus muscle
2. **长收肌**（*切割并翻起*） Adductor longus muscle *(cut and reflected)*
3. **耻骨肌**（*切割并翻起*） Pectineus muscle *(cut and reflected)*
4. **股方肌** Quadratus femoris muscle
5. **耻骨肌**（*切割并翻起*） Pectineus muscle *(cut and reflected)*
6. **短收肌**（*切割并翻起*） Adductor brevis muscle *(cut and reflected)*
7. **长收肌**（*切割并翻起*） Adductor longus muscle *(cut and reflected)*
8. **阔筋膜张肌** Tendon of adductor magnus muscle

---

➲ **起点** 扁平、三角形的**闭孔外肌**覆盖于骨盆的外表面。它起于闭孔和闭孔膜的边缘。

---

➲ **止点** 闭孔外肌的肌纤维在股骨颈后汇聚走行，止于股骨转子间窝。

---

➲ **作用** 使髋部大腿侧向旋转，并有助于股骨头稳定于骨盆髋臼中。

---

➲ **神经支配** 闭孔神经（L3 和 L4）。

---

➲ **注释**

臀大肌和臀中肌协助闭孔外肌外旋髋关节。

闭孔外肌位于大腿内侧深面，仅在耻骨肌翻开时可见。

---

🔒 **临床拓展**

尽管闭孔外肌与内侧的内收肌群相结合，但它实际上属于髋部大腿外旋肌群。在临床检查时，该肌很难与其他外旋肌（某些臀肌）分开。

深层

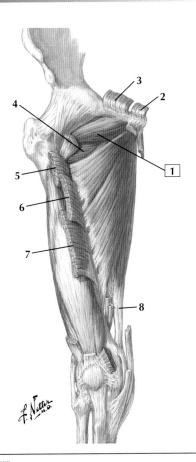

## 1. 大收肌　Adductor magnus muscle

⟶ **起点**　这块大的三角形肌肉起自耻骨下支、坐骨支和坐骨结节。

⟶ **止点**　止于臀肌粗隆、股骨粗线、内侧髁上线和股骨收肌结节。止于内侧髁上线的部分称为**内收肌部分**。止于股骨收肌结节的部分称为**腘绳肌部分**。

⟶ **作用**　是髋部强大的大腿内收肌，上部肌束可使大腿屈和内旋，下部肌束可使大腿伸和外旋。

⟶ **神经支配**　内收肌部分由闭孔神经（L2、L3 和 L4）支配。腘绳肌部分受坐骨神经（L4）的胫骨部分支配。

ⓘ **注释**

**大收肌**最上端形成的明显肌束称为**小收肌**。
肌肉的下端可见收肌腱裂孔，股血管通过裂孔进入腘窝。

---

> ⊕ **临床拓展**
>
> 　大收肌，或其他一个或多个内收肌，有助于保持下肢重心（防止做"劈叉"），当其用力收缩时很容易拉伸或撕裂，导致**腹股沟损伤**。

---

深层

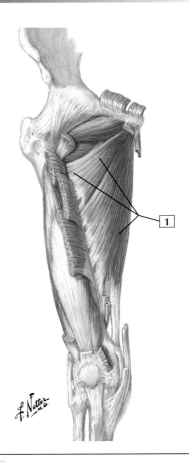

1

1. 股薄肌　Gracilis muscle
2. 股中间肌　Vastus intermedius muscle

➲ **起点**　股薄肌起自耻骨体和下支。

➲ **止点**　止于胫骨上部的内侧，内侧髁下方。

➲ **作用**　使大腿内收，膝关节屈曲；当膝关节屈曲时，可以有内旋作用。

➲ **神经支配**　闭孔神经（L2 和 L3）。

➲ **注释**

　　股薄肌是一块细长扁平肌肉。它穿过髋关节和膝关节，并作用于这两个关节。在膝关节下方，其肌腱向前弯曲并扩展，止点临近缝匠肌和半腱肌的止点。这 3 块肌肉的肌腱的走行形状被称为 "**鹅足**"，因为止点的部分像一只鹅的脚。

> 🛄 **临床拓展**
>
> 　　股薄肌、缝匠肌和半腱肌有助于稳定伸直的膝关节内侧（而阔筋膜张肌和髂胫束稳定伸直的膝关节外侧）。股薄肌是内收肌群中力量最弱的肌肉。

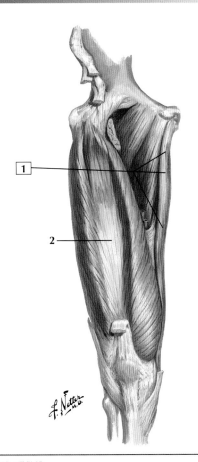

1

2

1. **臀大肌**
   **Gluteus maximus muscle**
2. 大收肌
   Adductor magnus muscle
3. 半腱肌
   Semitendinosus muscle

4. 半膜肌
   Semimembranosus muscle
5. 腓肠肌（两个头）
   Gastrocnemius muscle (both heads)

⊃ **起点** **臀大肌**起于髂骨的臀后线，骶骨和尾骨的背面，以及骶结节韧带。

⊃ **止点** 大部分臀大肌纤维汇入髂胫束，下方部分肌纤维附着于股骨上的臀肌粗隆。

⊃ **作用** 臀大肌是大腿在髋关节一个强有力的伸肌和外旋肌。它的上方肌纤维可以协助大腿的外展，而下方肌纤维则使大腿内收。

⊃ **神经支配** 臀下神经（L5、S1 和 S2）。

❶ **注释**

**臀大肌**是人体最大的肌肉，也是臀部最有力的伸肌。它虽然在站立和行走时起作用，但当躯干从屈曲位置直立时，也是臀部一块强有力的重要伸肌。当人体从坐姿起身或爬楼梯时，臀大肌在臀部伸展中是最重要的。

> 🔋 **临床拓展**
>
> **臀大肌检查**：患者平卧，膝关节伸直。检查者手握踝关节下端，轻微抬高下肢，并要求患者后伸髋部，以抵抗这种阻力。

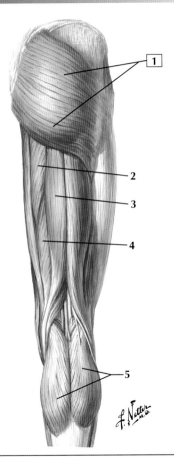

1. 臀中肌（臀肌腱膜覆盖）
   Gluteus medius muscle (covered by gluteal aponeurosis)
2. 股二头肌（长头）Biceps femoris muscle (Long head)
3. 股二头肌（短头）Biceps femoris muscle (Short head)
4. 腘血管和胫神经 Popliteal vessels and tibial nerve
5. 股薄肌 Gracilis muscle

⊃ **起点** 臀中肌起源于髂骨臀前线和臀后线之间的外表面。

⊃ **止点** 止于股骨大转子。

⊃ **作用** 臀中肌是髋关节的强大外展肌和内旋肌。当另一条腿离开地面时，它也能稳定骨盆。

⊃ **神经支配** 臀上神经（L5 和 S1）。

⊕ **注释**

臀中肌是一块宽而厚的扇形肌肉，它和臀小肌是髋关节的主要外展肌和内旋肌。

---

**🔋 临床拓展**

臀中肌和臀小肌的检查：患者取仰卧位并伸直下肢。检查者侧握踝关节，并要求患者外展肢体以抵抗这种阻力。内侧旋转测试采用仰卧位，让患者在屈髋屈膝位时向内旋转大腿以抵抗阻力。

---

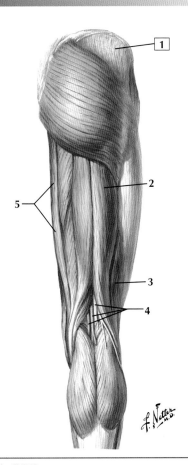

1. **臀小肌**
   Gluteus minimus muscle
2. **臀中肌**（*切断*）
   Gluteus medius muscle (*cut*)
3. **股方肌**
   Quadratus femoris muscle
4. **髂胫束**　Iliotibial tract

5. **大收肌中的小收肌部**
   Adductor minimus part of
   adductor magnus muscle
6. **大收肌**
   Adductor magnus muscle
7. **半膜肌**
   Semimembranosus muscle

---

**➲ 起点**　**臀小肌**起源于髂骨的臀前线和臀下线间的外表面。

---

**➲ 止点**　止于股骨大转子。

---

**➲ 作用**　臀小肌可使髋关节外展和内旋。当另一条腿离开地面时，它和臀中肌一起稳定骨盆。

---

**➲ 神经支配**　臀上神经（L5 和 S1）。

---

**❶ 注释**

臀小肌位于臀中肌深面。这两块肌肉被臀上神经和血管的深支分开。它们对于行走时稳定髋关节很重要。

---

> **🛡 临床拓展**
>
> 臀中肌和臀小肌的检查：患者取仰卧位并伸直下肢。检查者侧握踝关节，并要求患者外展下肢以抵抗这种阻力。内旋检查采用仰卧位，让患者在屈髋屈膝位时内旋大腿以抵抗阻力。

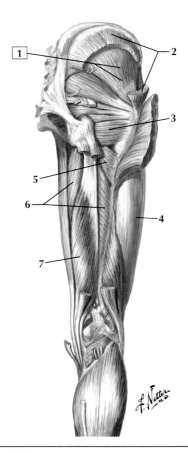

1. 梨状肌　Piriformis muscle

2. 股二头肌（长头，*已切断*）
Biceps femoris muscle (Long head *cut*)

3. 股二头肌（短头，*已切断*）
Biceps femoris muscle (Short head *cut*)

4. 腘肌　Popliteus muscle

**➲ 起点**　**梨状肌**起源于第2、3、4节骶骨和骶结节韧带的前表面。

**➲ 止点**　圆形肌腱止于股骨头转子。

**➲ 作用**　梨状肌可使屈曲的髋关节外展，并帮助稳定髋关节。它还可以使伸展的大腿外旋。

**➲ 神经支配**　S1和S2骶神经前支。

**⬇ 注释**

梨状肌是一块锥状肌肉，起自骨盆，穿**坐骨大孔**到达其止点。骶神经丛主要分布于骨盆内的梨状肌表面。在臀区，坐骨神经可能穿过梨状肌；更多是在肌腹下方穿出。

---

**🏥 临床拓展**

由于梨状肌与坐骨神经关系密切，梨状肌**肥大**或**痉挛**可压迫坐骨神经，引起剧烈疼痛。这在经常使用该肌肉的运动员中最为常见（如冰球运动员、滑冰运动员、攀岩运动员、自行车运动员）。

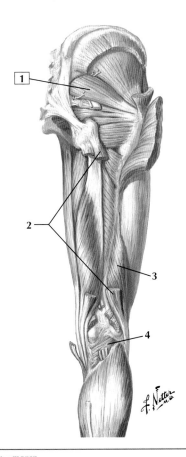

1. 上孖肌
   Superior gemellus muscle

2. 下孖肌
   Inferior gemellus muscle

3. 股骨大转子
   Greater trochanter of femur

4. 臀大肌（切断）
   Gluteus maximus muscle *(cut)*

5. 髂胫束　Iliotibial tract

6. 股二头肌（短头）　Biceps
   femoris muscle (short head)

---

⊃　**起点**　上孖肌起自坐骨棘。下孖肌起自坐骨结节。

⊃　**止点**　两个孖肌肌腱和闭孔内肌的肌腱汇合共同止于股骨大转子的内侧。

⊃　**作用**　两个孖肌都能外旋伸直的大腿和外展屈曲的大腿。它们帮助股骨头稳定于髋臼。

⊃　**神经支配**　上孖肌由闭孔神经支配（L5 和 S1）。下孖肌由支配股方肌的神经分支支配（L5 和 S1）。

❶　**注释**

　　这两块小的肌肉平行于臀区闭孔内肌腱，尽管每块肌肉大小不一，但上孖肌通常较小。

---

> ☗　**临床拓展**
>
> 　　两个孖肌和闭孔内肌形成了"髋部三头肌"（髋三头肌），它上方是梨状肌，下方是股方肌。这 3 块肌肉可作为一个功能单位。

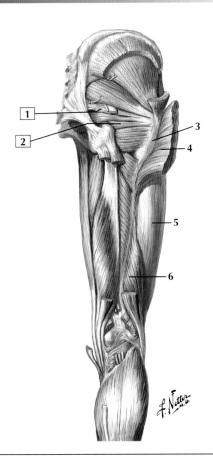

1. 闭孔内肌
   **Obturator internus muscle**

2. 梨状肌　Piriformis muscle

3. 臀上神经
   Superior gluteal nerve

4. 臀下神经（走行至臀大肌）
   Inferior gluteal nerve (passing to
   gluteus maximus muscle)

5. 阴部神经（走行至会阴）
   Pudendal nerve (to perineum)

6. 坐骨结节　Ischial tuberosity

7. 坐骨神经（切断）
   Sciatic nerve (cut)

8. 股骨大转子
   Greater trochanter of femur

---

⊃ **起点**　**闭孔内肌**起自骨盆侧的闭孔膜和环绕闭孔的骨盆。

⊃ **止点**　止于股骨大转子内表面。

⊃ **作用**　可外旋伸直的大腿，外展弯曲的大腿。也可以稳定髋臼中的股骨头。

⊃ **神经支配**　闭孔神经（L5 和 S1）。

❶ **注释**

　　闭孔内肌起自骨盆内的广泛区域，但它很快逐渐变成狭窄的肌腹和肌腱。离开骨盆后穿过**坐骨小孔**，到达止点。它的上下两边是两个孖肌。

---

> 🔲 **临床拓展**
>
> 　　闭孔内肌与两块孖肌一起形成了"髋部三头肌"（髋三头肌）。这 3 块肌肉作为一个功能单位。在坐骨的后缘有一个滑膜囊，可使肌腱很容易地在这个骨性区域上滑动。

---

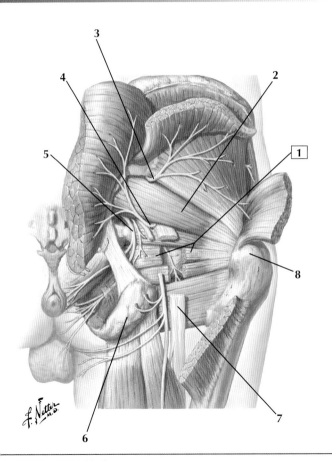

1. 股方肌
   **Quadratus femoris muscle**
2. 臀中肌 *(切断)*
   **Gluteus medius muscle *(cut)***
3. 臀小肌
   **Gluteus minimus muscle**
4. 臀大肌 *(切断)*
   **Gluteus maximus muscle *(cut)***

5. 骶棘韧带
   **Sacrospinous ligament**
6. 骶结节韧带
   **Sacrotuberous ligament**
7. 股二头肌（长头） **Biceps femoris muscle (Long head)**

---

⭕ **起点** 股方肌起自坐骨结节的外侧。

⭕ **止点** 止于股骨转子间嵴的方结节下端。

⭕ **作用** 使大腿外旋。

⭕ **神经支配** 至股方肌的神经（L5 和 S1）。

🔸 **注释**

恰如其名，小而平的股方肌是四边形的。

梨状肌、闭孔内肌、上下孖肌和股方肌在臀部起着**短外旋肌**的作用。这些肌肉都止于转子窝附近，帮助股骨外旋。它们还通过稳定髋臼中的股骨头来稳定髋关节。

---

📷 **临床拓展**

　　**大转子囊**保护大转子附近的肌肉，大转子囊的炎症（**大转子囊炎**）很常见。当患者在髋关节处外展和外旋大腿以抵抗阻力时，疼痛尤其剧烈。

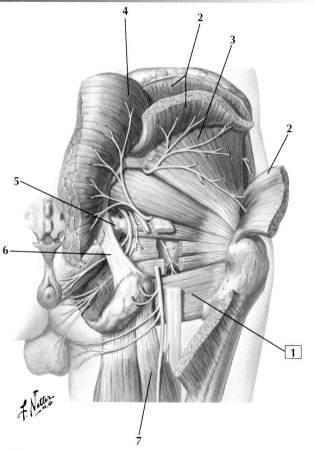

7-35 臀肌和大腿肌：后面观

1. 半腱肌
   Semitendinosus muscle

2. 臀大肌
   Gluteus maximus muscle

3. 大收肌
   Adductor magnus muscle

4. 半膜肌
   Semimembranosus muscle

5. 腘血管和胫神经　Popliteal
   vessels and tibial nerve

6. 腓肠肌（内侧头和外侧头）
   Gastrocnemius muscle (Medial
   and Lateral heads)

---

⊃ **起点**　半腱肌起自骨盆的坐骨结节。

---

⊃ **止点**　半腱肌的突出肌腱止于胫骨上部的内侧面。

---

⊃ **作用**　使膝关节屈曲，同时在膝关节屈曲时使胫骨内旋。它也是大腿髋关节的伸肌。当髋关节和膝关节同时屈曲时，半腱肌可以伸展大腿。

---

⊃ **神经支配**　坐骨神经 - 胫神经（L5、S1 和 S2）。

---

⊙ **注释**

　　半腱肌是构成**腘绳肌**的三块肌肉之一。这条细长的肌有一条长腱。

　　半腱肌的止点肌腱与股薄肌和缝匠肌的肌腱在膝关节内侧结合共同构成"鹅足"。

---

> 🔹 **临床拓展**
>
> 　　腘绳肌检查：患者仰卧，髋、膝关节屈曲90°，然后进一步屈曲膝关节以抵抗阻力。**腘绳肌拉伤**是常见的运动损伤，因为这些肌肉附着于两个关节上。建议在剧烈运动前拉伸这些肌肉。

　　　　　　　　　　　　　　　　　第7章　下肢/骨骼肌

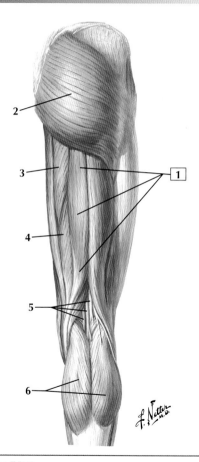

F. Netter M.D.

1. 半膜肌
   Semimembranosus muscle
2. 半腱肌（*拉起*）
   Semitendinosus muscle
   *(retracted)*
3. 股薄肌  Gracilis muscle
4. 坐骨结节  Ischial tuberosity
5. 闭孔内肌
   Obturator internus muscle
6. 股外侧肌后方的髂胫束
   Vastus lateralis muscle deep to
   iliotibial tract
7. 腓总神经
   Common fibular nerve
8. 跖肌  Plantaris muscle

◆ **起点**  半膜肌以粗肌腱起于坐骨结节。

◆ **止点**  止于胫骨内侧髁的后内侧。止点肌腱也可使膝关节囊向外侧扩张，形成大部分**腘斜韧带**。少数筋膜扩张可加强髌骨内侧支持带。

◆ **作用**  使已屈的膝关节旋内。还可以在髋关节处伸展大腿。髋关节和膝关节屈曲时可以使大腿伸展。

◆ **神经支配**  坐骨神经 - 胫神经（L5、S1 和 S2）。

◆ **注释**

半膜肌是构成**腘绳肌**的三块肌肉之一。虽然肌肉在它的起端和止端是腱性的，但中间部分是长而扁平的，类似薄膜。

---

> 🔲 **临床拓展**
>
> **腘绳肌检查：**患者仰卧，髋、膝关节屈曲 90P ，然后进一步屈曲膝关节以抵抗阻力。腘绳肌拉伤是常见的运动损伤。尤其是在脚后跟着地和肌肉最大限度伸展（膝关节伸展和髋关节屈曲）时。

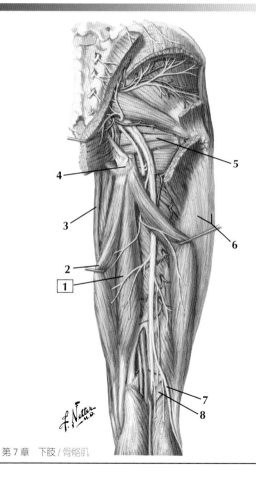

| 1. 股二头肌短头 Biceps femoris muscle: Short head | 3. 股方肌 Quadratus femoris muscle |
|---|---|
| 2. 股二头肌长头 Biceps femoris muscle: Long head | 4. 梨状肌 Piriformis muscle |

**⊃ 起点** 股二头肌长头起自坐骨结节，**短头**起自股骨粗线和外侧髁上端。

**⊃ 止点** 股二头肌的两个头汇合在一起，共同止于腓骨头的外侧。汇合前，肌腱被膝关节处的腓侧副韧带分隔开。

**⊃ 作用** 使膝关节屈曲，在屈曲时使胫骨外旋。长头亦可使大腿做伸的运动（短头无此作用）。

**⊃ 神经支配** 长头由坐骨神经-胫神经（L5、S1和S2）支配。短头由坐骨神经-腓总神经（L5、S1和S2）支配。

**⊕ 注释**

股二头肌长头是构成**腘绳肌**的3块肌肉之一。与其他两块腘绳肌相似，股二头肌长头可伸髋、屈膝。也可使膝关节外旋。

股二头肌短头不跨髋、膝关节，也不受胫神经的支配。

> **🔒 临床拓展**
>
> 腘绳肌检查：患者仰卧位，髋、膝关节屈曲90°，然后进一步屈曲膝关节以抵抗阻力。

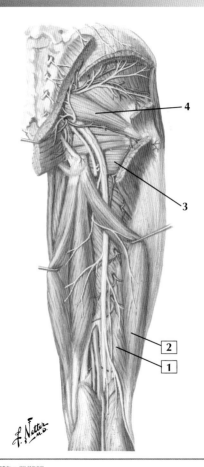

## 7-38　小腿肌

1. 缝匠肌
   Sartorius muscle

2. 阔筋膜张肌
   Tensor fasciae latae muscle

3. 股外侧肌
   Vastus lateralis muscle

4. 股二头肌（短头、长头）
   Biceps femoris muscle (Short head；Long head)

5. 大收肌
   Adductor magnus muscle

6. 股薄肌
   Gracilis muscle

7. 半腱肌
   Semitendinosus muscle

8. 股薄肌
   Gracilis muscle

---

### 🛈 注释

　　大腿肌可分为 3 群。前群包括股四头肌，可伸膝关节；内侧群包含大腿内收肌群；后群为腘绳肌，可屈膝关节、伸髋关节。

　　一般来说，前群受**股神经**支配；内侧群受**闭孔神经**支配；后群受**坐骨神经**支配（主要为胫神经）。这种分类归纳可帮助快速记忆肌肉及其神经支配，但各群均有例外。

---

### 🛅 临床拓展

　　大腿前侧、膝关节内侧和小腿内侧的**感觉**由股神经传导。大腿内侧感觉由闭孔神经传导。大腿中后部、膝关节、小腿后外侧和足底的感觉由坐骨神经传导。

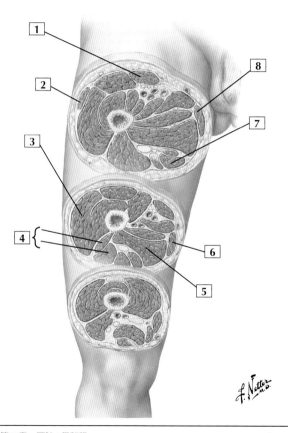

1. 腓骨长肌和肌腱　Fibularis longus muscle and tendon
2. 腓肠肌（外侧头）Gastrocnemius muscle (Lateral head)
3. 腓骨头　Head of fibula
4. 腓总神经　Common fibular nerve
5. 髂胫束　Iliotibial tract
6. 髌韧带　Patellar ligament
7. 胫骨前肌　Tibialis anterior muscle
8. 趾长伸肌　Extensor digitorum longus muscle

**⭕ 起点**　**腓骨长肌**起自腓骨头部和腓骨外上 2/3。

**⭕ 止点**　腓骨长肌以长肌腱走行于外踝后方，斜穿过足底，止于第 1 跖骨和内侧楔骨底。

**⭕ 作用**　腓骨长肌使足外翻，是踝关节处较弱的跖屈肌。

**⭕ 神经支配**　腓浅神经（L5、S1 和 S2）。

**❶ 注释**

横贯足跖面的斜行肌腱有助于维持纵向和横向足弓。

**🔒 临床拓展**

　　腓骨长肌检查：让患者足外翻以对抗阻力。患者踝关节**过度外翻**时，可刺激其小腿外侧肌肉（腓骨长肌和腓骨短肌），引起疼痛、肿胀以及神经血管束的压迫。

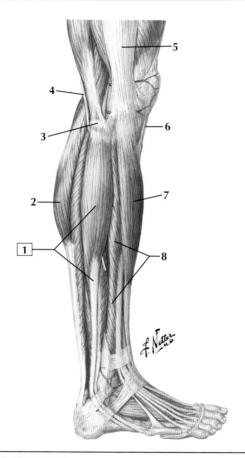

1. 腓骨短肌和肌腱  Fibularis
   brevis muscle and tendon

2. 股二头肌（长头和短头）
   Biceps femoris muscle (Long
   and Short heads)

3. 胫骨前肌
   Tibialis anterior muscle

4. 腓浅神经（*切断*）
   Superficial fibular nerve *(cut)*

5. 伸肌上支持带
   Superior extensor retinaculum

6. 伸肌下支持带
   Inferior extensor retinaculum

7. 腓骨短肌腱
   Fibularis brevis tendon

➲ **起点**  腓骨短肌起源于腓骨外表面远端 2/3。

➲ **止点**  腓骨短肌的肌纤维竖直向下走行，末端为肌腱，经过外踝后方转向前止于第 5 跖骨粗隆。

➲ **作用**  腓骨短肌使足外翻，是踝关节处较弱的跖屈肌。

➲ **神经支配**  腓浅神经（L5、S1 和 S2）。

ℹ **注释**

   行走时，腓骨短肌通过限制内翻协助足部平衡承重。

> 🔒 **临床拓展**
>
>   腓骨短肌检查：让患者的足外翻对抗阻力。患者踝关节过度外翻时，可刺激其小腿外侧肌肉（腓骨长肌和腓骨短肌），引起疼痛、肿胀以及神经血管束的压迫。

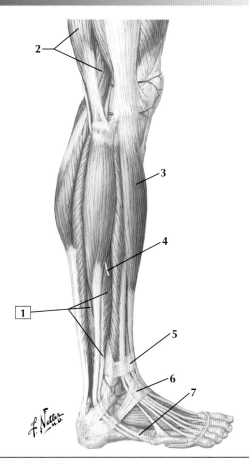

1. 胫骨前肌
   Tibialis anterior muscle
2. 腓浅神经（切断）
   Superficial fibular nerve *(cut)*

3. 腓骨短肌
   Fibularis brevis muscle
4. 胫骨　Tibia

**➲ 起点** **胫骨前肌**起自外侧髁和胫骨外上半部以及骨间膜。

**➲ 止点** 胫骨前肌止于内侧楔骨的内侧和下表面以及第1跖骨的基底。

**➲ 作用** 胫骨前肌可伸踝关节（背屈）和使足内翻。

**➲ 神经支配** 腓深神经（L4和L5）。

**❶ 注释**

　　胫骨前肌是小腿前群最大的肌肉。一般来说，该群肌肉可伸姆趾和伸足趾。它们的血液供应主要来自胫前动脉及其分支。

---

**🏥 临床拓展**

　　胫骨前肌检查：患者足背屈以抵抗阻力。该肌腱和肌腹在小腿前部很明显。

　　前筋膜室综合征是由于小腿前群肌肉过度收缩，疼痛可辐射至踝关节和足背。

---

前面观

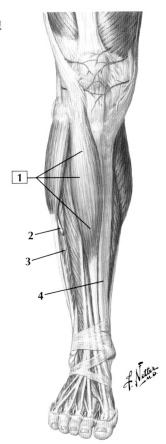

1.踇长伸肌　Extensor hallucis longus muscle

⊃ **起点**　起源于腓骨前面中间部分和骨间膜。

⊃ **止点**　止于踇趾远节的基底部背侧。

⊃ **作用**　伸踇趾，协助足背屈。

⊃ **神经支配**　腓深神经（L5 和 S1）。

❶ **注释**

踇长伸肌的肌腹大部分被胫骨前肌和趾长伸肌覆盖。

在足背也有一小块**踇短伸肌**（见图 7-43）。它由腓深神经支配，肌腱止于踇趾的近节趾骨。

---

**🔋 临床拓展**

**踇长伸肌检查**：让患者背屈（伸）踇趾以抵抗阻力。可以观察到肌腱延伸到踇趾。

**前筋膜室综合征**是由于小腿前群肌肉过度收缩，疼痛可辐射至踝关节和足背。

在足背，踇长伸肌腱外侧，可触及**足背动脉**搏动。

---

前面观

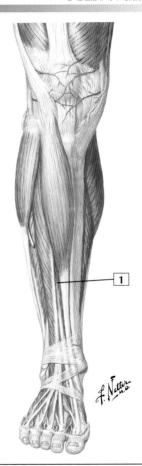

1

1. 趾长伸肌　Extensor digitorum longus muscle
2. 腓骨　Fibula
3. 伸肌上支持带　Superior extensor retinaculum
4. 伸肌下支持带　Inferior extensor retinaculum
5. 蹞短伸肌　Extensor hallucis brevis muscle

---

⊃ **起点**　趾长伸肌起源于胫骨外侧髁、腓骨体前表面上端大部分和骨间膜。

⊃ **止点**　趾长伸肌腱经上、下伸肌支持带深面向下走行，分为 4 个肌腱，止于第 2~5 趾的中节、远节趾骨底。

⊃ **作用**　趾长伸肌伸第 2~5 趾的近节趾骨，是踝关节的背屈肌。

⊃ **神经支配**　腓深神经（L5 和 S1）。

◑ **注释**

　　趾长伸肌位于小腿前外侧，常变异。尽管常分成 4 条肌腱，它也可能分成多个肌腱到脚趾。
　　在足背也有**趾短伸肌**。它分为 3 个肌腱止于第 2、3、4 趾。此肌帮助趾长伸肌伸展脚趾。它也受腓深神经支配。

---

🔳 **临床拓展**

　　趾长伸肌检查：通过让患者背屈（伸）4 个外侧足趾对抗阻力。前筋膜室综合征是由于小腿前群肌肉过度收缩，疼痛可辐射至踝关节和足背。

---

前面观

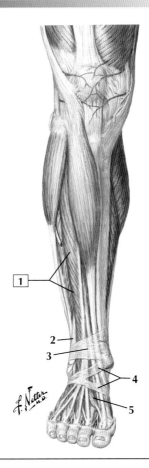

1. **腓肠肌**
   **Gastrocnemius muscle**
2. 胫神经　Tibial nerve
3. 腓总神经
   Common fibular nerve
4. 小隐静脉
   Small saphenous vein
5. 比目鱼肌　Soleus muscle
6. 跟腱（Achilles 腱）
   Calcaneal (Achilles) tendon

---

⊃ **起点** **腓肠肌**有两个头。外侧头起自股骨外侧髁的外侧。内侧头起自内侧髁的后部及其上方股骨腘面。

---

⊃ **止点** 腓肠肌两个头汇合形成中缝腱。中缝扩展成宽的腱膜，与比目鱼肌的肌腱相连，形成跟腱。跟腱附着在跟骨的后表面。

---

⊃ **作用** 腓肠肌使足跖屈，膝关节屈曲，走路时抬高脚跟。

---

⊃ **神经支配** 胫神经（S1 和 S2）。

---

⚑ **注释**

腓肠肌腱与比目鱼肌的肌腱汇合形成跟腱（Achilles腱）。

---

> 🩺 **临床拓展**
>
> 　　**腓肠肌检查**：患者仰卧，伸小腿并使足跖屈以抵抗阻力。此时小腿的肌腹应很明显。
> 　　**跟腱炎**会引起剧烈的疼痛，常发生于在山坡或不平的地面上跑步的人。当脚跟触地和足跖屈抬高足部时，肌腱会受到重复的压力。**跟腱断裂**是一种严重的损伤。

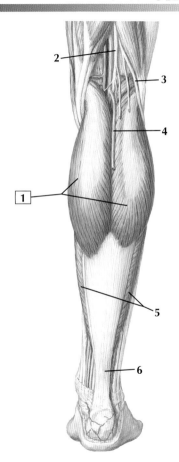

1. 比目鱼肌　Soleus muscle
2. 腘血管和胫神经　Popliteal vessels and tibial nerve
3. 跖肌腱　Plantaris muscle tendon
4. 比目鱼肌止于跟骨的肌腱
   Soleus muscle inserting into calcaneal tendon
5. 胫后动静脉和胫神经
   Posterior tibial artery and vein and tibial nerve

---

➲ **起点**　**比目鱼肌**起自腓骨头后部、腓骨体后面近端 1/3、比目鱼肌线，以及胫骨内侧缘。

---

➲ **止点**　比目鱼肌末端是增厚的腱膜，腱膜在与腓肠肌连接处变厚、变窄，最后汇合为跟腱止于跟骨的后面。

---

➲ **作用**　比目鱼肌可以屈踝关节（跖屈），是重要的**体位肌**。它一直都处于收缩状态，即使在安静站立的时候，此特点有助于保持平衡。

---

➲ **神经支配**　胫神经（S1 和 S2）。

---

🖐 **注释**

比目鱼肌上端大部分被腓肠肌覆盖。

---

📷 **临床拓展**

**比目鱼肌检查**：患者仰卧，屈髋屈膝，然后足跖屈以抵抗阻力。

**跟腱炎**会引起剧烈的疼痛，常发生于在山坡或不平的路面上跑步的人。当脚跟触地和足跖屈抬高足部时，肌腱会受到重复的压力。**跟腱断裂**是一种严重的损伤。

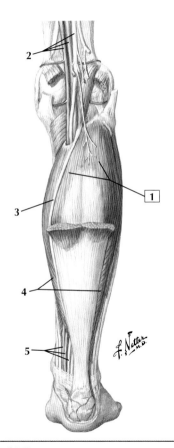

2

1

3

4

5

1. 跖肌　Plantaris muscle
2. 腓总神经（切断）
   Common fibular nerve (cut)
3. 跖肌腱
   Plantaris muscle tendon
4. 腓骨长肌腱
   Fibularis longus tendon

5. 腓骨短肌腱
   Fibularis brevis tendon
6. 腓骨上支持带
   Superior fibular retinaculum
7. 屈肌支持带
   Flexor retinaculum

---

⊃ **起点**　跖肌起自股骨外侧髁上线的下端和腘斜韧带。

---

⊃ **止点**　跖肌长而细的肌腱斜行于腓肠肌和比目鱼肌之间，止于跟骨的后部，常与跟腱融合。

---

⊃ **作用**　跖肌以很弱的力协助腓肠肌屈踝关节和膝关节。

---

⊃ **神经支配**　胫神经（S1 和 S2）。

---

⨁ **注释**

　　腓肠肌、比目鱼肌和跖肌构成了小腿后部的浅表肌群。胫神经和胫后血管走行于此 3 块肌的深处。

---

> 📷 **临床拓展**
>
> 　　有小部分人（5%~10%）没有跖肌，且其在人类中是逐渐退化的。这块小肌腱可用于移植，特别是在手部肌腱损伤无法修复的重建手术中。

---

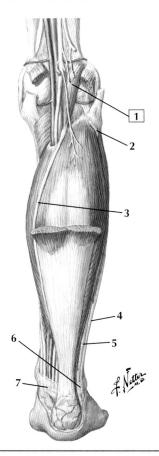

1. 腘肌  **Popliteus muscle**
2. 跖肌  **Plantaris muscle**

3. 跟骨结节
   Calcaneal tuberosity

⊃ **起点** 腘肌起自股骨外侧髁的外表面和膝关节囊。此肌的肌腱与膝关节外侧半月板相连。

⊃ **止点** 腘肌止于胫骨后面，比目鱼肌线上方。

⊃ **运动** 腘肌可屈膝并使小腿内旋。当下肢承重时，腘肌将胫骨上端的股骨外旋以**"解锁"**膝关节。

⊃ **神经支配** 胫神经（L4、L5和S1）。

⊕ **注释**

薄而平的三角形腘肌构成了腘窝底的远端部分。

---

**🔧 临床拓展**

腘肌腱和胫骨外侧髁之间有一个小黏液囊。腘肌腱穿过该囊并走行于膝关节的腓侧副韧带深处。当膝关节未绷紧时，腘肌协助腘绳肌完成屈膝动作。

---

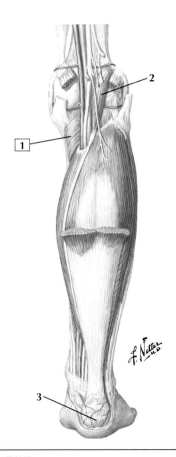

1. 蹈长屈肌（*拉起*）Flexor hallucis longus muscle*(retracted)*
2. 胫后动脉 Posterior tibial artery
3. 腓动脉 Fibular artery
4. 胫神经 Tibial nerve
5. 腓动脉 Fibular artery
6. 蹈长屈肌腱 Flexor hallucis longus tendon

**⊃ 起点** 蹈长屈肌起自腓骨后面下 2/3 和骨间膜下半部。

**⊃ 止点** 蹈长屈肌腱与趾长屈肌、胫骨后肌的肌腱一起进入足部。它止于蹈趾远节趾骨的底部。

**⊃ 作用** 蹈长屈肌使蹈趾远节趾骨屈曲，屈踝关节（跖屈），并在行走或跑步时帮助前推足部。

**⊃ 神经支配** 胫神经（S2 和 S3）。

**① 注释**

蹈长屈肌帮助维持足的内侧纵弓。

---

**🛡 临床拓展**

蹈长屈肌检查：让患者屈蹈趾，尤其是在有阻力时。做此动作时，检查者可以触摸到蹈趾根部的肌腱。

---

第 7 章 下肢 / 骨骼肌

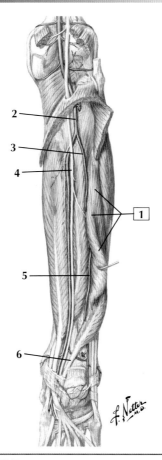

2

3

4

1

5

6

1. 趾长屈肌　Flexor digitorum longus muscle
2. 胫后动脉　Posterior tibial artery
3. 胫骨后肌腱　Tibialis posterior tendon
4. 趾长屈肌腱　Flexor digitorum longus tendon
5. 踇长屈肌腱　Flexor hallucis longus tendon
6. 胫骨后肌　Tibialis posterior muscle

⊃ **起点**　**趾长屈肌**起自比目鱼肌线以下的胫骨后表面中部和覆盖胫骨后肌的筋膜。

⊃ **止点**　在足底，趾长屈肌腱分为 4 个分支止于外侧 4 个足趾的远节趾骨基底部。

⊃ **作用**　趾长屈肌可弯曲 4 个外侧足趾，特别是远节趾骨，使其在人行走时能够抓住地面。在踝关节处，该肌肉还能使足部跖屈，帮助内翻，并帮助支撑纵向足弓。

⊃ **神经支配**　胫神经（S2 和 S3）。

◑ **注释**

位于胫侧，起自胫骨后面，长腱经内踝后方、屈肌支持带深方进入足底，分为 4 条肌腱止于第 2～5 趾的远节趾骨底。

---

**🔒 临床拓展**

趾长屈肌是通过让患者跖屈趾抵抗阻力来检查的。在这个过程中，可以触摸到远端足底 4 个外侧足趾的肌腱。

---

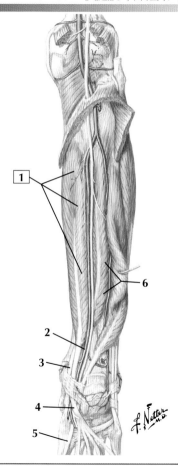

1. 胫骨后肌
   **Tibialis posterior muscle**
2. 趾长屈肌  Flexor digitorum
   longus muscle
3. 腘肌  Popliteus muscle

4. 腓骨短肌腱
   **Fibularis brevis tendon**
5. 腓骨长肌腱
   **Fibularis longus tendon**

---

**⭢ 起点**  胫骨后肌起自骨间膜的后面、胫骨的后面且较比目鱼肌线低，以及腓骨的后面。

---

**⭢ 止点**  胫骨后肌止于足舟骨粗隆、骰骨、楔骨和第2~4跖骨的底部。

---

**⭢ 作用**  在踝关节处，胫骨后肌使足部跖屈。当足部不承受重量时，可使足内翻。

---

**⭢ 神经支配**  胫神经（L4和L5）

---

**ⓘ 注释**

　　当足部负重时，胫骨后肌和其他几块肌肉有助于分散足部的重量并保持平衡。

---

**🩹 临床拓展**

　　可以通过让患者倒转足部抵抗阻力来检查胫骨后肌。术语"**胫骨应力综合征**"是指沿胫骨干内侧远端2/3的疼痛，是运动员常见的综合征，主要原因是在跑步过程中，胫骨后肌腱反复牵拉，使足部抬离地面，肌肉的应力发生在靠近胫骨和骨间膜的部位。

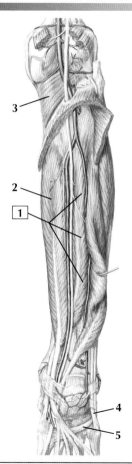

3

2

1

4

5

1. 胫骨前肌
   Tibialis anterior muscle
2. 趾长伸肌　Extensor
   digitorum longus muscle
3. 腓骨短肌
   Fibularis brevis muscle
4. 腓肠肌外侧头
   Gastrocnemius muscle
   (Lateral head)
5. 蹞长屈肌
   Flexor hallucis longus muscle

6. 趾长屈肌　Flexor digitorum
   longus muscle
7. 胫骨后肌
   Tibialis posterior muscle
8. 大隐静脉
   Great saphenous vein
9. 胫骨　Tibia
10. 胫前动、静脉和腓深神经
    Anterior tibial artery and
    veins and deep fibular nerve

### ❶ 注释

　　与大腿相似，小腿也有 3 个肌间室。前间室包括踝关节伸肌和足趾伸肌。侧面的间室包含了足外翻肌。后间室包含的肌肉主要是踝关节屈肌、足趾屈肌和足内翻肌。

　　前间室肌受腓深神经支配和胫前动脉供血。外侧间室肌由腓浅神经支配和腓动脉供血。后间室肌由胫神经支配和胫后动脉供血。

---

#### 🛡 临床拓展

　　腓总神经的感觉区域在小腿的外侧和前外侧以及足背。腓深神经的感觉可以在蹞趾和第 2 趾侧之间皮肤检查。在这个图中，还应注意小腿皮下的小隐静脉（腓肠肌表面）和胫骨内侧的大隐静脉。

---

小腿中份上部横断面

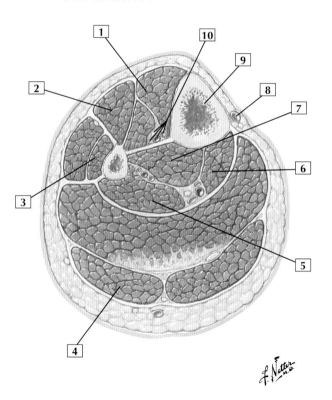

1. 蹈展肌及其肌腱 Abductor hallucis muscle and tendon
2. 屈肌腱的纤维鞘 Fibrous sheaths of flexor tendons
3. 蹈长屈肌腱 Flexor hallucis longus tendon
4. 足底内侧动脉和神经的浅支 Superficial branches of medial plantar artery and nerve
5. 小趾展肌 Abductor digiti minimi muscle
6. 跟骨结节 Tuberosity of calcaneus

---

⊃ **起点** 蹈展肌起自跟骨内侧结节、屈肌支持带和足底腱膜。

⊃ **止点** 止于蹈趾近节趾骨底。

⊃ **作用** 蹈展肌在跖趾关节能使蹈趾外展，并屈足趾。

⊃ **神经支配** 足底内侧神经（S2 和 S3）。

⊃ **注释**

蹈展肌和蹈短屈肌分居足底浅层的内侧和外侧。均由足底内侧神经支配。

---

📷 **临床拓展**

足底筋膜炎（足跟骨刺综合征）是足跟疼痛的一个常见原因，尤其是慢跑者，是由蹈腱膜与跟骨连接处的炎症引起。

---

　　　　　　　　　第7章 下肢/骨骼肌

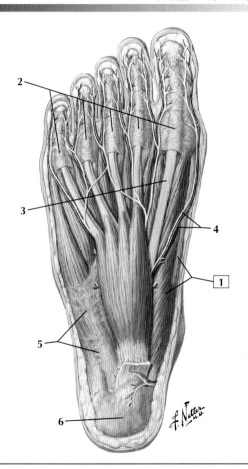

1. **趾短屈肌  Flexor digitorum brevis muscle**
2. **趾短屈肌腱覆盖在趾长屈肌腱浅层  Flexor digitorum brevis tendons overlying flexor digitorum longus tendons**
3. **小趾短屈肌  Flexor digiti minimi brevis muscle**
4. **胫神经和胫后动脉的跟内侧支**
   **Medial calcaneal branches of tibial nerve and posterior tibial artery**

---

⊃ **起点**  趾短屈肌起自跟骨内侧结节、足底腱膜和肌间隔。

⊃ **止点**  趾短屈肌产生4根肌腱，在趾长屈肌腱的表面。在趾肌腱鞘内，短肌腱分裂，使趾长屈肌腱穿过至远节趾骨。短肌腱插入到外侧4趾的中节趾骨的两侧。

⊃ **作用**  屈第2~5趾。

⊃ **神经支配**  足底内侧神经（S2和S3）。

⓵ **注释**

　　足部的趾长屈肌和趾短屈肌的排列与手的指浅屈肌和指深屈肌的排列相似。

---

**🩺 临床拓展**

　　一般来说，与手部的肌肉不同，足底的肌肉作为一个整体来保持平衡，维持足弓（以及支持韧带），并推动足离开地面。

---

　　　　　　　　　　　　第7章  下肢/骨骼肌

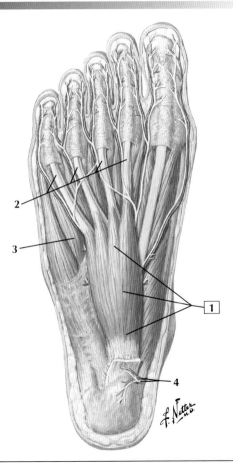

1. 小趾展肌
   Abductor digiti minimi muscle
2. 蚓状肌 Lumbrical muscles

3. 足底内侧神经
   Medial plantar nerve
4. 足底腱膜 ( *切断* )
   Plantar aponeurosis *(cut)*

⊃ **起点** **小趾展肌**起自跟骨内外侧结节、足底腱膜和肌间隔。

⊃ **止点** 小趾展肌腱和小趾屈肌腱共同止于第5趾 ( 或小趾 ) 的近节趾骨基底部外侧。

⊃ **作用** 屈和外展小趾。

⊃ **神经支配** 足底外侧神经 ( S2 和 S3 )

❶ **注释**

一些小趾展肌的纤维经常止于第5跖骨底部的粗隆上。这些纤维可构成单独的肌肉，称为第5跖骨展肌。

> 🏥 **临床拓展**
>
> 小趾展肌可使小趾外展，与脚底的其他肌肉作为一个整体一起工作，以推动足部离开地面，并协助保持平衡。临床上，很难区分出单个小的足部肌肉的具体动作。

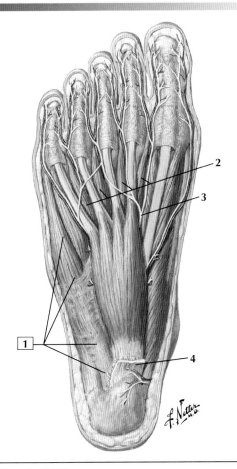

1. 蹞短屈肌　Flexor hallucis brevis muscle
2. 足底外侧神经的浅支　Superficial branch of lateral plantar nerve
3. 趾长屈肌腱　Flexor digitorum longus tendon
4. 趾短屈肌（*切断*）　Flexor digitorum brevis muscle *(cut)*

**⊃ 起点**　蹞短屈肌起自骰骨和外侧楔骨足底面。

**⊃ 止点**　蹞短屈肌的肌腹分为两个部分，内侧部与蹞展肌合并，共有一个内侧籽骨，止于近节趾骨基底部的内侧。外侧部与蹞收肌的两个头合并，共有一个外侧籽骨，止于近节趾骨基底部的外侧。

**⊃ 作用**　在跖趾关节处，蹞短屈肌可屈蹞趾近端趾骨。

**⊃ 神经支配**　足底内侧神经（S2 和 S3）。

**❶ 注释**

　　蹞短屈肌腱与蹞趾的两个籽骨相连。

---

**🛄 临床拓展**

　　蹞短屈肌是一种较大的足趾屈肌，其与足底的其他一些肌肉共同作用，使足心离开地面，帮助保持平衡。驱动"**足心悬空**"很重要，是使足部离开地面的最后一步。临床上很难区分单个小足底肌肉的具体动作。

---

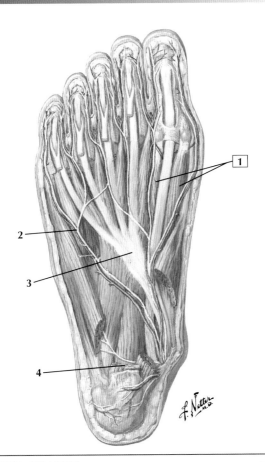

1. 足底方肌
   Quadratus plantae muscle
2. 姆长屈肌腱
   Flexor hallucis longus tendon
3. 足底内侧动脉和神经的浅支
   Superficial branches of medial
   plantar artery and nerve

4. 足底外侧动脉和神经
   Lateral plantar artery and nerve
5. 胫骨后肌腱
   Tibialis posterior tendon
6. 姆长屈肌腱
   Flexor hallucis longus tendon

---

➲ **起点** 足底方肌有两个头，较大的内侧头起自跟骨的内侧表面；外侧头起自跟骨的外侧缘。

➲ **止点** 足底方肌的两部分会合成为一条平坦的肌束，止于趾长屈肌腱的后外侧缘。

➲ **作用** 辅助趾长屈肌使外侧4个足趾的末节趾骨屈曲。

➲ **神经支配** 足底外侧神经（S2和S3）。

❶ **注释**

　　足底方肌是独一无二的，在手上没有类似的肌肉。它的主要作用是改变趾长屈肌的作用，趾长屈肌倾向于斜拉足。足底方肌修正了这个斜向运动。

**🔲 临床拓展**

　　就像足底的许多肌肉一样，足底方肌有助于足趾的屈曲，保持足弓和平衡。

---

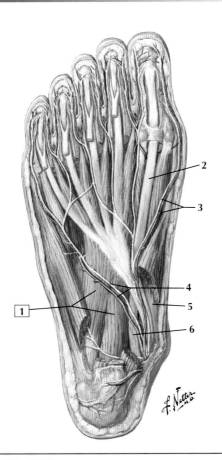

1. 小趾短屈肌　Flexor digiti minimi brevis muscle

2. 籽骨　Sesamoid bones

3. 蹬展肌（*切断*）
Abductor hallucis muscle *(cut)*

4. 蹬长屈肌腱
Flexor hallucis longus tendon

⊃ **起点**　**小趾短屈肌**起自第5跖骨底和跖长韧带。

⊃ **止点**　止于小趾近节趾骨基底。

⊃ **作用**　屈小趾近节趾骨。

⊃ **神经支配**　足底外侧神经（S2和S3）浅支。

❶ **注释**

小趾短屈肌与骨间肌相似。它的止点腱可与小趾外展肌腱外侧融合。

---

**📋 临床拓展**

小趾短屈肌是一块小趾的屈肌，很难独立于其他的趾屈肌进行检查。这些肌肉通常作为足趾的屈肌单位。

---

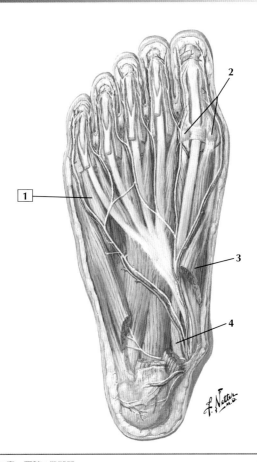

1. 足蚓状肌 Lumbrical muscles
2. 小趾短屈肌 Flexor digiti minimi brevis muscle
3. 小趾展肌（*切断*） Abductor digiti minimi muscle *(cut)*

**起点** **足蚓状肌**起自趾长屈肌腱。第 1 或最内侧的蚓状肌起自附着于第 2 趾的趾长屈肌腱的内侧。第 2 蚓状肌来自它两侧的两个趾长屈肌腱，另外两块蚓状肌来自它们两侧的趾长屈肌腱。

**止点** 蚓状肌的肌腱穿过跖骨深横韧带下方，移行于趾长伸肌在近节趾骨背侧表面。

**运动** 屈跖趾关节近节；伸近端和远端趾间关节。

**神经支配** 内侧 1 块：足底内侧神经（S3 和 S3）；外侧 3 块：足底外侧神经（S2 和 S3）。

**注释**

足部蚓状肌的活动方式与手部蚓状肌类似，起于指深屈肌腱。

**临床拓展**

临床上很难分离蚓状肌的活动。4 块蚓状肌的 3 块受足底外侧神经支配。

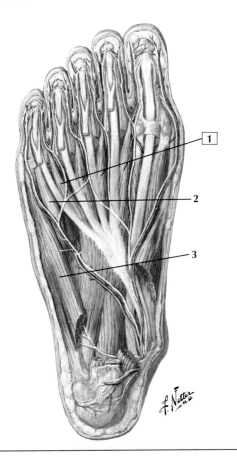

1. 蹈收肌（横头和斜头）
   Adductor hallucis muscle (transverse and oblique heads)
2. 趾足底总神经　Common plantar digital nerves
3. 跖足底动脉　Plantar metatarsal arteries
4. 腓骨长肌腱　Fibularis longus tendon
5. 腓骨短肌腱　Fibularis brevis tendon
6. 足底外侧动脉和神经　Lateral plantar artery and nerve
7. 足底内侧动脉和神经　Medial plantar artery and nerve
8. 蹈长屈肌腱（切断）　Flexor hallucis longus tendon *(cut)*

⊃ **起点**　**蹈收肌**斜头：起自第2、3、4跖骨基底部；蹈收肌横头：起自第3、4、5趾的跖趾韧带。

⊃ **止点**　蹈收肌的两个头汇合，中央肌腱与蹈短屈肌腱合并，共享外侧籽骨。蹈收肌腱位于蹈趾近节趾骨基底部的外侧。

⊃ **作用**　可使蹈趾内收，跖趾关节近节蹈趾骨屈曲。有助于维持足底横弓。

⊃ **神经支配**　足底外侧神经（S2和S3）深支。

❶ **注释**

蹈收肌横头不是起自骨，而是起自足底韧带。

> 📷 **临床拓展**
>
> 穿太紧鞋子的人经常会发生蹈囊炎（蹈趾外翻）。在这种畸形中，第1跖骨呈内侧移位（内翻），近端趾骨发生部分脱位和外侧移位（外翻），外侧籽骨也向外侧移位。

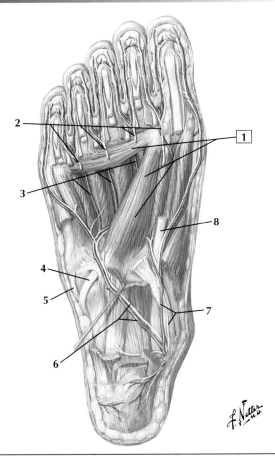

1. 骨间背侧肌
   **Dorsal interossei muscles**

2. 骰骨　Cuboid bone

3. 足舟骨
   Navicular bone

4. 第 1 跖骨
   1st metatarsal bone

5. 跟趾近节趾骨
   Proximal phalanx of great toe

6. 第 4 趾远节趾骨
   Distal phalanx of 4th toe

7. 第 4 趾中节趾骨
   Middle phalanx of 4th toe

8. 第 4 趾近节趾骨
   Proximal phalanx of 4th toe

---

⊃ **起点**　这 4 块羽肌以两个头起自于跖骨相邻两侧。

⊃ **止点**　第 1 块骨间背侧肌止于第 2 趾近节趾骨的内侧。第 2~4 骨间背侧肌止于第 2~4 足趾的外侧面。

⊃ **作用**　以穿过第 2 趾的假想纵轴为基准外展脚趾，还可以屈跖趾关节和伸趾间关节。

⊃ **神经支配**　足底外侧神经（ S2 和 S3 ）。

❶ **注释**

　　足底和骨间背侧肌构成了足部的第 4 层肌肉。与手肌相似，骨间背侧肌可外展手指（足趾）和伸远节趾骨。

---

**🧰 临床拓展**

可以通过让患者伸趾以抵抗阻力来检查骨间背侧肌。

---

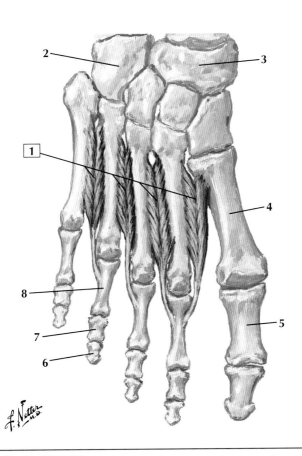

1. 骨间足底肌
   **Plantar interossei muscles**

2. 跨趾远节趾骨
   Distal phalanx of great toe

3. 籽骨　Sesamoid bones

4. 楔骨（外侧、中间、内侧）
   Cuneiform bones (Lateral, Intermediate, Medial)

5. 足舟骨　Navicular bone

6. 骰骨　Cuboid bone

---

⊃ **起点**　这 3 块骨间足底肌起自于第 3、4、5 跖骨的基底部和内侧。

---

⊃ **止点**　骨间足底肌止于相应足趾近节趾骨基底部的内侧，并止于趾长伸肌腱的趾背腱膜。

---

⊃ **作用**　骨间足底肌向足的中轴线内收第 3、4、5 趾。还可以屈跖趾关节和伸趾间关节。

---

⊃ **神经支配**　足底外侧神经（S2 和 S3）。

---

❶ **注释**

　　与手肌相似，骨间足底肌使趾内收并屈近节趾骨，同时伸远节趾骨。

---

> 🩺 **临床拓展**
>
> 　　检查足底肌的方法是将手指放在足趾之间，让患者内收足趾，感受手指的挤压阻力（肌肉力量）。

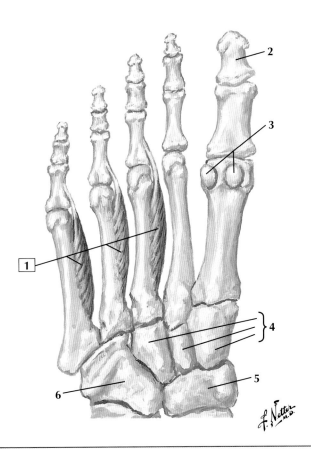

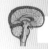

1. 肋下神经
   Subcostal nerve (T12)
2. 髂腹下神经
   Iliohypogastric nerve
3. 髂腹股沟神经
   Ilioinguinal nerve
4. 股外侧皮神经 Lateral
   femoral cutaneous nerve
5. 股神经 Femoral nerve
6. 闭孔神经 Obturator nerve
7. 腰骶干 Lumbosacral trunks

### 🔱 注释

腰丛的神经来源于L1-L4前支。这些神经，连同肋下神经（T12）支配腰下部，并发出分支至大腿前部和内侧（股神经和闭孔神经）。

股神经起于L2、L3和L4，支配伸膝关节的肌。闭孔神经起于L2、L3、L4，支配大腿内侧肌群，也就是髋关节的内收肌群。

类似于颈丛（C1-C4）和臂丛（C5-T1），腰丛是躯体神经丛，支配骨骼肌和传递来自皮肤、肌肉和关节的感觉。与所有的躯体神经相似，自主神经系统的交感神经节后纤维也在这些神经中走行，并支配血管平滑肌、立毛肌和汗腺。

---

### 🔒 临床拓展

下肢的肌肉与上肢的肌肉一样，来自多节段性肌节，而且接受多个脊髓水平的神经支配。这些神经都来自各自脊神经的前支。

---

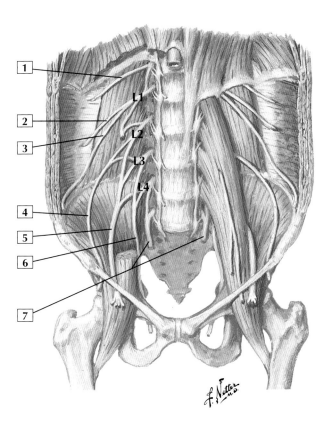

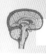

1. 臀下动脉和神经　Inferior gluteal artery and nerve
2. 阴部神经（S2, S3, S4）　Pudendal nerve (S2, S3, S4)
3. 股后皮神经　Posterior cutaneous nerve of thigh
4. 坐骨神经（L4, L5, S1, S2, S3）　Sciatic nerve (L4, L5, S1, S2, S3)
5. 胫神经（L4, L5, S1, S2, S3）　Tibial nerve (L4, L5, S1, S2, S3)
6. 腓总神经（L4, L5, S1, S2）　Common fibular nerve (L4, L5, S1, S2)
7. 半膜肌　Semimembranosus muscle
8. 股二头肌（*长头拉开*）
   Biceps femoris muscle (Long head *retracted*)
9. 梨状肌　Piriformis muscle
10. 臀上动脉和神经　Superior gluteal artery and nerve

---

### 🔵 注释

　　臀区和大腿后部的神经起自骶丛，主要来自L4-S4的前支。

　　臀区主要的神经是臀上神经和臀下神经。骶丛最大的神经是坐骨神经，由L4-S3的前支组成。**坐骨神经**支配着大腿后部所有肌肉。它的两个分支，胫神经和腓总神经，支配膝关节以下所有肌肉。

---

> **📷 临床拓展**
>
> 　　臀肌内注射是在臀部外上象限进行的，以避免伤及坐骨神经，坐骨神经在臀中部的梨状肌下方或穿过梨状肌下行。

---

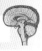

深层解剖

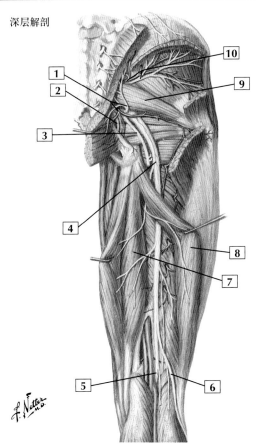

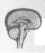
1. 腓总神经（L4, L5, S1, S2） Common fibular nerve (L4, L5, S1, S2)
2. 腓浅神经 Superficial fibular nerve
3. 足背内侧皮神经 Medial dorsal cutaneous nerve
4. 足背中间皮神经 Intermediate dorsal cutaneous nerve
5. 足背外侧皮神经（腓肠神经的分支）
   Lateral dorsal cutaneous nerve (branch of sural nerve)
6. 趾背神经 Dorsal digital nerves
7. 伸肌下支持带（部分切断）
   Inferior extensor retinaculum *(partially cut)*
8. 胫骨前肌 Tibialis anterior muscle
9. 胫骨 Tibia
10. 腓深神经 Deep fibular nerve

---

### ❶ 注释

　　腓总神经是坐骨神经的直接延续，在腓骨头周围分为浅支和深支。

　　腓浅神经支配小腿外侧肌群，负责足的外翻。腓深神经支配小腿前群和足背的肌肉，这些肌肉负责踝关节的背屈和伸趾。

---

> **📷 临床拓展**
>
> 　　**腓总神经**损伤是下肢最常见的神经损伤，其在腓骨头周围，容易受到压迫损伤，通常是由直接创伤造成的。当受伤时，患者可能会出现**足下垂**（踝关节背屈无力）和足外翻无力。与之对应的上肢尺神经，它经过肱骨内上髁后方，也容易受到损伤。

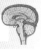

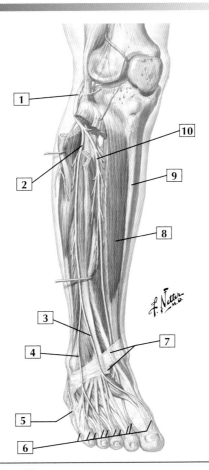

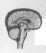

1. 胫神经（L4, L5, S1, S2, S3）　Tibial nerve (L4, L5, S1, S2, S3)
2. 腓肠内侧皮神经（*切断*）　Medial sural cutaneous nerve *(cut)*
3. 腓总神经　Common fibular nerve
4. 腓肠外侧皮神经（*切断*）　Lateral sural cutaneous nerve *(cut)*
5. 胫神经　Tibial nerve
6. 足底内侧神经　Medial plantar nerve
7. 足底外侧神经　Lateral plantar nerve
8. 足底外侧神经的浅支　Superficial branch of lateral plantar nerve
9. 趾足底总神经　Common plantar digital nerves

### ⓘ 注释

　　胫神经是坐骨神经的直接延续，支配小腿后部的肌肉，足底的足内肌。小腿后部肌肉的主要作用是使踝关节跖屈和屈趾。有些肌肉也可以参与足内翻。

---

### 🏥 临床拓展

　　由于胫骨神经位于小腿后部深层，因此相对不易受到直接损伤。当肿胀程度足以压迫胫神经时，可在后部肌肉（筋膜室综合征）炎症过程中造成损伤。

　　胫神经的损伤可能会导致跖屈功能丧失，足内翻减弱，导致**缓慢步态**。足底的撕裂伤可能会损伤胫神经的末梢分支，损伤支配足内肌的足底内侧和外侧神经。

---

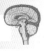

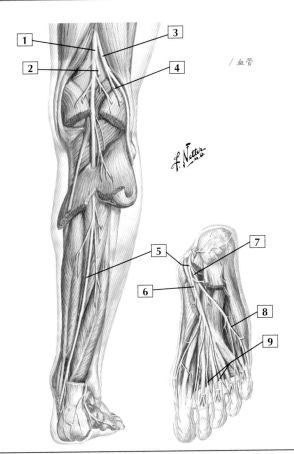

/ 血管

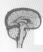
1. 股外侧皮神经　Lateral femoral cutaneous nerve
2. 隐静脉裂孔（卵圆窝）　Saphenous opening (fossa ovalis)
3. 股前皮神经（源自股神经）
   Anterior femoral cutaneous nerves (from femoral nerve)
4. 腓肠外侧皮神经的分支（来自腓总神经）　Branches of lateral
   sural cutaneous nerve (from common fibular nerve)
5. 跖背静脉　Dorsal metatarsal veins
6. 足背静脉弓　Dorsal venous arch
7. 大隐静脉　Great saphenous vein
8. 隐神经（股神经终支）
   Saphenous nerve (terminal branch of femoral nerve)
9. 闭孔神经的皮支　Cutaneous branches of obturator nerve
10. 大隐静脉　Great saphenous vein
11. 股静脉　Femoral vein

### ❶ 注释

　　大腿和小腿的皮神经是股神经、闭孔神经和坐骨神
经的分支。股外侧皮神经直接起于腰丛。

　　**大隐静脉**起于足背静脉网，沿小腿、膝和大腿的内
侧上行注入股静脉。沿途有大量的浅静脉注入大隐静脉。
大隐静脉及其属支的穿支与股动脉和胫动脉伴行的深静
脉相通。

　　下肢的浅静脉和深静脉与上肢的静脉相似，具有**静
脉瓣**，帮助静脉血抵抗重力回流到心。

### 📷 临床拓展

　　大隐静脉可以收集下肢静脉血，并可用作**血管移植**
（例如冠状动脉旁路手术）。下肢浅静脉可能会发生**静脉曲
张**（扩张），通常是由于瓣膜功能不全所致，可使得静脉
血在静脉中逆流。

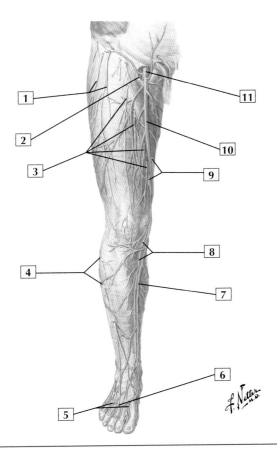

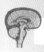

1. 臀中皮神经（来自 S1、S2、S3 后支）
   Middle cluneal nerves (from posterior rami of S1, S2, S3)
2. 股后皮神经的分支
   Branches of posterior femoral cutaneous nerve
3. 大隐静脉　Great saphenous vein
4. 小隐静脉　Small saphenous vein
5. 腓肠神经　Sural nerve
6. 腓肠外侧皮神经（来自腓总神经）
   Lateral sural cutaneous nerve (from common fibular nerve)
7. 臀下皮神经（来自股后皮神经）
   Inferior cluneal nerves (from posterior cutaneous nerve of thigh)
8. 臀上皮神经（L1、L2、L3 后支）
   Superior cluneal nerves (from posterior rami of L1, L2, L3)

### 🔃 注释

　　腓肠神经由胫神经和腓总神经的皮神经结合而成，
与小隐静脉相伴行。

　　**小隐静脉**有许多属支。小隐静脉及其属支与胫动脉
伴行的深静脉属支相交通。小隐静脉注入膝后的腘静脉。

　　下肢浅静脉和深静脉与上肢静脉相似，具有**静脉瓣**，
帮助静脉血抵抗重力回流到心（见图 7-68）。

> **🏥 临床拓展**
>
> 　　不活动和静脉淤滞会对下肢静脉回流造成严重的后果，
> 可导致**深静脉血栓**形成。而栓子可以经过心，并滞留在肺
> 的毛细血管网中，导致肺动脉栓塞。

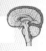

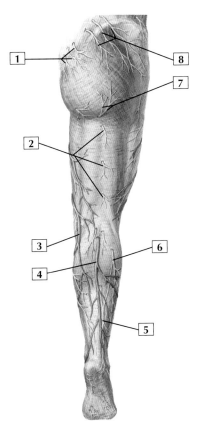

1. 大隐静脉　Great saphenous vein
2. 穿静脉（Sherman 静脉）　Perforating vein (Sherman's vein)
3. 胫后动静脉　Posterior tibial artery and vein
4. 穿静脉（Cockett 静脉）　Perforating veins (Cockett's veins)
5. 足背静脉弓　Dorsal venous arch
6. 胫后动、静脉和胫神经
　　Posterior tibial artery and vein and tibial nerve
7. 穿静脉　Perforating vein
8. 小隐静脉　Small saphenous vein
9. 后浅静脉弓　Superficial posterior venous arch
10. 小隐静脉　Small saphenous vein
11. 腘动脉和静脉　Popliteal artery and vein

> **📷 临床拓展**
>
> 　　几乎在人体的每个地方，都有一组浅静脉和深静脉。在四肢尤为明显。四肢的静脉含有瓣膜，瓣膜帮助静脉血回流到心。静脉淤血（停滞）可导致血栓形成，通常在静脉瓣的位置，特别是在下肢（**深静脉血栓形成**）。深静脉血栓形成也可发生在其他部位，但最常累及下肢静脉。穿静脉可以分流血栓周围的静脉血，也可能由于静脉淤滞和血栓形成而自身被阻塞。深静脉血栓形成的临床危险因素包括术后不活动、肌肉不收缩、血管创伤、感染、瘫痪、恶性肿瘤和怀孕。

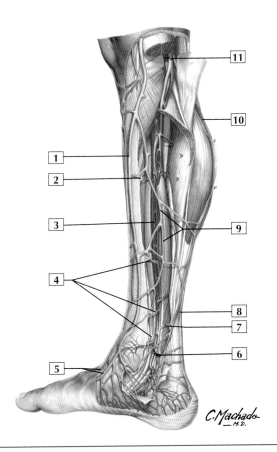

1. 股动脉　Femoral artery
2. 股深动脉　Deep artery of thigh
3. 膝上外侧动脉　Superior lateral genicular artery
4. 胫前动脉　Anterior tibial artery
5. 腓动脉（*投影*）Fibular artery *(phantom)*
6. 胫后动脉（*投影*）Posterior tibial artery *(phantom)*
7. 膝下内侧动脉（*部分投影*）
   Inferior medial genicular artery *(partially in phantom)*
8. 腘动脉（*投影*）Popliteal artery *(phantom)*
9. 旋股内侧动脉　Medial circumflex femoral artery
10. 闭孔动脉　Obturator artery

### ❶ 注释

　　股动脉是髂外动脉的延续。股深动脉为大腿深层的肌肉提供血液。

　　旋股内、外侧动脉的分支在髋关节周围提供了丰富的吻合。同样，膝关节周围有丰富的吻合，由膝内侧动脉和膝外侧动脉组成。

　　当股动脉穿过收肌裂孔时，在膝后面（腘窝），延续为**腘动脉**。膝以下，腘动脉分为胫前动脉和胫后动脉。

---

### 📷 临床拓展

　　大腿和膝附近的**动脉搏动**可通过按压股三角的股动脉近端或膝后方腘窝内的腘动脉感觉到（由于其位置较深，感觉动脉搏动比较困难）。

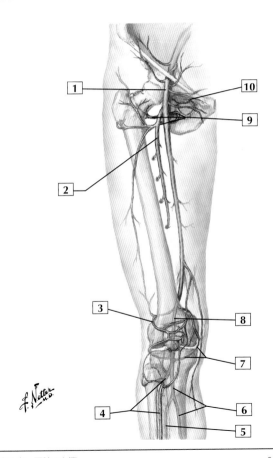

1. 膝上外侧动脉  Superior lateral genicular artery
2. 胫前动脉  Anterior tibial artery
3. 外踝前动脉  Anterior lateral malleolar artery
4. 趾背动脉  Dorsal digital arteries
5. 弓状动脉  Arcuate artery
6. 跗骨内侧动脉  Medial tarsal artery
7. 足背动脉  Dorsalis pedis artery
8. 腓动脉（穿支）  Fibular artery (perforating branch)
9. 胫前动脉  Anterior tibial artery
10. 膝下内侧动脉  Inferior medial genicular artery

### 注释

胫前动脉是腘动脉的一个分支，支配小腿的前部和足背。与支配小腿前部肌肉的腓深神经伴行。

在踝关节，有踝动脉、跗动脉和弓状动脉组成的丰富吻合网。

### 临床拓展

在下肢远端通常可以在两个部位触摸到脉搏。**胫后动脉**的脉搏在内踝和跟骨肌腱之间触摸到。足背动脉是胫前动脉的延续，它的脉搏可以在足背触摸到，足背动脉从伸肌支持带出来，走行在姆长伸肌腱的外侧。

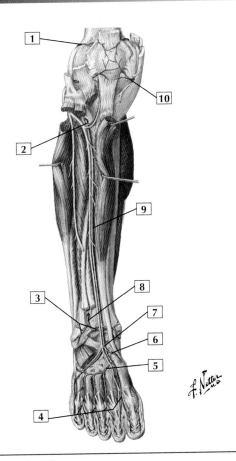

1. 腘动脉和胫神经　Popliteal artery and tibial nerve
2. 胫后动脉　Posterior tibial artery
3. 足底内侧动脉和神经　Medial plantar artery and nerve
4. 足底外侧动脉和神经　Lateral plantar artery and nerve
5. 腓动脉（穿支、交通支）
   Fibular artery (Perforating branch and Communicating branch)
6. 腓动脉　Fibular artery
7. 腓动脉　Fibular artery
8. 胫前动脉　Anterior tibial artery
9. 膝下外侧动脉　Inferior lateral genicular artery
10. 膝上外侧动脉　Superior lateral genicular artery

**❶ 注释**

　　胫后动脉是腘动脉的延续，在膝下方发出腓动脉，深入到姆长屈肌。

　　当胫后动脉下行经内踝进入足底，分为足底内侧动脉和足底外侧动脉。

　　胫神经大致伴胫后动脉走行。

---

**📷 临床拓展**

　　**胫动脉搏动**在内踝和跟骨肌腱之间能够触摸到。胫后动脉伴随胫神经和趾长屈肌腱穿过跟骨的内侧面到达足底。

　　动脉粥样硬化也会影响下肢的动脉，造成动脉狭窄或闭塞（**周围血管疾病**）。

---

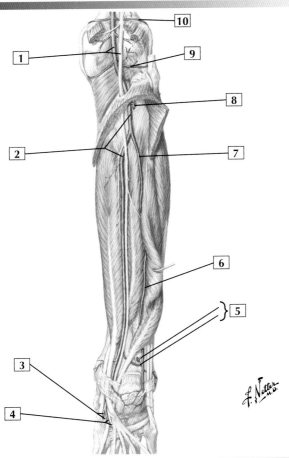

## 7-72 足底的动脉

1. 趾长屈肌腱（*切断*）　Flexor digitorum longus tendon *(cut)*
2. 趾足底总神经和动脉　Common plantar digital nerves and arteries
3. 足心动脉　Plantar metatarsal arteries
4. 足底深弓和足底外侧神经深支
   Deep plantar arterial arch and deep branches of lateral plantar nerve
5. 足底外侧动脉和神经　Lateral plantar artery and nerve
6. 足底内侧动脉和神经　Medial plantar artery and nerve
7. 足底内侧动脉和神经的深支
   Deep branches of medial plantar artery and nerve
8. 足底内侧动脉和神经的浅支
   Superficial branches of medial plantar artery and nerve
9. 足底内侧动脉浅支的趾足底固有动脉　Proper plantar digital
   branch of superficial branch of medial plantar artery
10. 足底内侧神经的趾足底固有神经
    Proper plantar digital branches of medial plantar nerve

### ❶ 注释

　　足底内、外侧动脉是胫后动脉的延续。足底外侧动脉比内侧支粗大，是足底动脉弓的主要部分，与其他足底动脉分支和足背动脉相吻合。足心动脉起于足底动脉弓，并发出趾足底固有动脉。

---

### 📷 临床拓展

　　由于足底动脉弓的血管吻合丰富，足底穿刺伤或撕裂伤可出现大量出血。此外，由于在足底有紧密的深腔室，包含肌腱、肌肉和韧带，对撕裂伤出血的控制可能会比较困难。

---

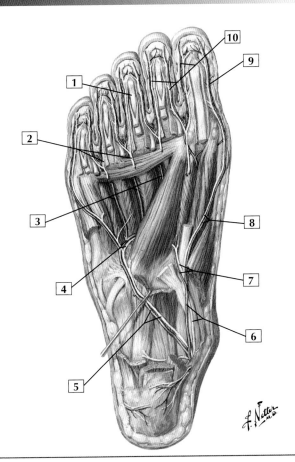

1. 股动脉　Femoral artery
2. 股深动脉　Deep femoral (profunda femoris) artery
3. 膝上内侧和外侧动脉　Superior medial and lateral genicular arteries
4. 胫后动脉（投影）　Posterior tibial artery (phantom)
5. 胫前动脉　Anterior tibial artery
6. 腓动脉　Fibular artery
7. 趾背动脉　Dorsal digital arteries
8. 弓状动脉　Arcuate artery
9. 足背动脉　Dorsalis pedis artery (dorsal artery of foot)
10. 腘动脉　Popliteal artery
11. 旋股内侧动脉　Medial circumflex femoral artery

### ❶ 注释

　　股动脉是髂外动脉的直接延续。旋股内、外侧动脉和闭孔动脉在髋关节周围形成一个吻合网。腘动脉的膝支在膝关节周围形成一个丰富的吻合网。胫后动脉延伸至足底并分为足底内、外侧动脉。

---

### 🛡 临床拓展

下肢主要的动脉搏动点包括：
- 股动脉搏动点，在腹股沟韧带下方
- 膝后深处的腘动脉搏动点（难以发现）
- 胫后动脉搏动点，位于踝关节内侧、内踝后方
- 足背动脉搏动点，在姆长屈肌外侧

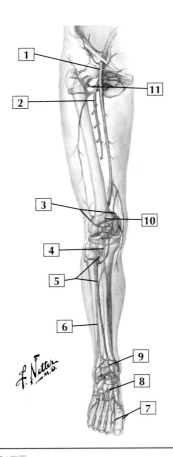